# 당뇨병 영양관리와 식품교환표

## e-식품교환량ver.2 영양정보

농촌진흥청, 제9차 개정판 국가표준 식품성분표 I, II (2017년) 활용

UUP

# 당뇨병 영양관리와 식품교환표

e-식품교환량ver.2 영양정보

■

- 2019년 12월 24일 1판 1쇄 발행
- 2024년 1월 5일 1판 2쇄 발행
- 지은이 홍순명
- 펴낸이 오연천
- 펴낸곳 UUP(울산대학교출판부) 680-749 울산광역시 남구 대학로 93(무거동) 울산대학교 출판부
- 전화 (052)259-2488 팩스 (052)277-3011 ▪ 홈페이지 http://uup.ulsan.ac.kr
- 출판등록 제370-1996-000001호(1996.3.13)
- ₩ 15,000

■



ISBN 978.89.7868.786.7(93590)

# 머리말

내가 매일 먹는 식사는 바로 나의 건강이다. 건강하고 기쁜 삶을 위하여 누구나 영양관리를 잘 하여야 한다. 특히 당뇨병의 예방과 당뇨병의 혈당 조절과 합병증 예방을 위해서는 영양관리가 필수적이다.

대한당뇨병학회와 한국영양학회에서는 당뇨병의 영양관리를 위하여 식품교환표를 제공하고 있다. 이러한 식품교환표는 당뇨병뿐만 아니라 비만의 체중조절, 대사증후군, 심혈관질환 등과 같이 질병의 식사관리 등에 활용이 되고 있으며 일반인들도 활용하고 있다. 병원이나 영양상담센터 등에서 당뇨병 식사요법에서는 식품교환표를 활용하여 환자와 보호자에 대한 영양교육 및 상담을 실시하고 있다. 식품교환표는 식품들을 곡류군, 어육류군, 채소군, 지방군, 우유군, 과일군으로 나누어 각 군마다 에너지, 탄수화물, 단백질, 지방 등을 정하여 그에 해당하는 식품을 제시하고 식품교환량을 표시하여 알기 쉽게 영양관리에 활용할 수 있도록 하였다.

그러나 일부 식품들에 국한하여 식품군별 식품교환량이 제시되고 있어서 식사요법 등 영양관리에 적용하기가 매우 제한되어 있다. 이러한 문제를 해결하기 위하여 2004년에 식품교환군별 식품교환량을 전산으로 계산하여 산출하는 프로그램을 개발하여 인터넷상에서 e-식품교환량을 참고 자료로 활용할 수 있도록 하였다. 본서는 당뇨병의 영양관리에 대한 내용과 농촌진흥청의 9차 식품성분표(2017)을 활용하여 식품교환표에 맞는 e-식품교환량ver.2를 개발하여 제시하였다. 본 서의 e-식품교환량ver.2는 당뇨병 뿐만 아니라 비만 및 다이어트에 관심이 있는 사람들에게 건강한 영양관리를 위하여 개발하게 되었으며, 영양교육 상담을 담당하는 영양사, 임상영양사 뿐만 아니라 의사, 약사, 간호사, 운동관련 전문가 등 다이어트에 관여하는 전문가와 일반인들이 활용할 수 있도록 저서를 집필하게 되었다. 그리고 부록으로 2020년 한국인 영양소 섭취기준도 수록하였다.

이 저서가 나오기까지 도움을 주신 농촌진흥청의 농촌자원개발연구소 최정숙 선생님, 울산대학교 교직원들과 식품영양전공 제자 조희선, 조지예와 많은 제자들에게도 고마움을 전합니다. 그리고 여러면에서 도움을 아끼지 않으신 서정희, 허은정 교수님, 저의 가족들과 친지 분들께 진심으로 감사를 드립니다. 마지막으로 한결 같이 심혈을 기울여서 디자인과 편집을 해주신 출판부의 김혜지 선생님과 직원들에게 깊은 감사를 드립니다.

2024년 1월

홍 순명

# 목차

## 제4장 당뇨병의 합병증 / 63



## 제5장 비만도 평가 / 71



## 제6장 혈압과 영양생화학적 검사 / 77



## 제7장 당뇨병 영양관리의 필수 영양정보 : 식품교환표 / 87



## 제8장 식품교환표를 활용한 식단작성 / 125

## 제2부 식품교환군별 e-식품교환량ver.2의 영양정보

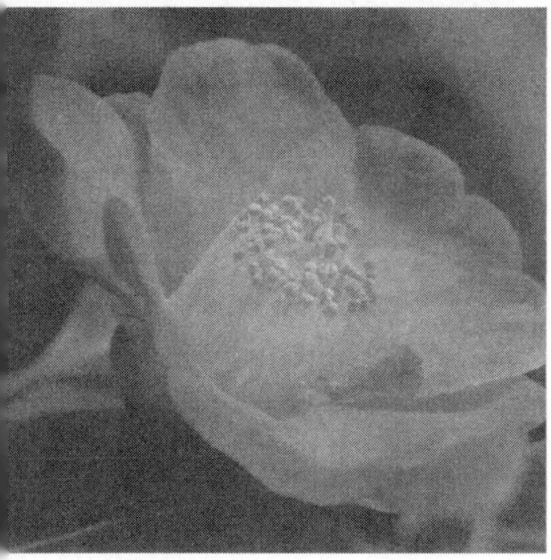

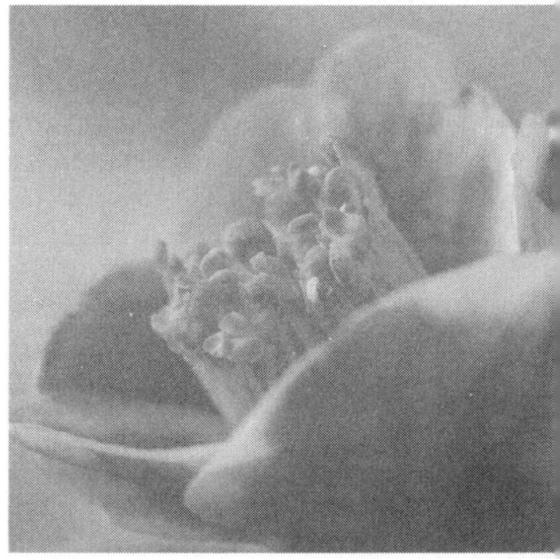

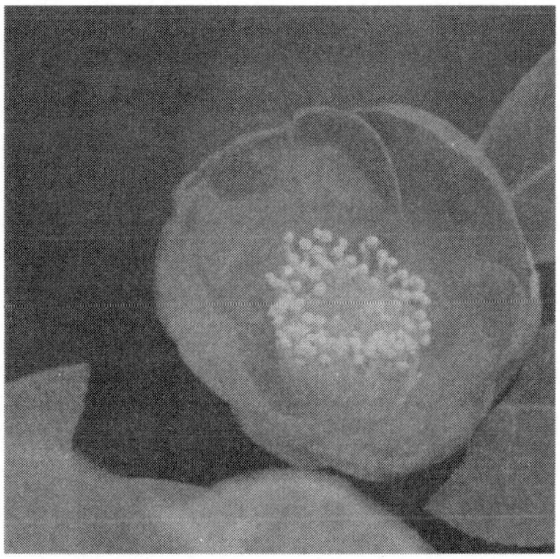

# 제1부 당뇨병 영양관리

제1장 당뇨병의 영양문제와 인슐린
제2장 당뇨병의 영양관리
제3장 에너지 대사와 당뇨병의 케톤체 생성
제4장 당뇨병의 합병증
제5장 비만도 평가
제6장 혈압과 영양생화학적 검사
제7장 당뇨병 영양관리의 필수 영양정보 : 식품교환표
제8장 식품교환표를 활용한 식단작성

# 제 1 장
# 당뇨병의 영양문제와 인슐린

## 1. 당뇨병의 현황

우리가 섭취하는 식사는 신체 내에서 소화 흡수되어 우리 몸에 필요한 영양소를 제공하고 있다. 그러나 최근에는 저영양이나 과영양 등 영양불균형으로 인하여 식사로 인한 질병이 발생하고 있다. 이미 질병이 발생한 경우에도 적절한 식사를 통한 영양섭취는 매우 중요하다. 전 세계적으로 비만이나 대사증후군 등 질병의 발병율이 증가되고 있으며, 식사의 섭취가 매우 중요하다는 연구 발표가 되고 있다. 우리나라의 경우에도 비만, 당뇨병, 심혈관질환 등 여러 가지 영양관련 질병의 발생이 증가하고 있다. 이미 질병이 있는 환자의 치료에서도 영양의 중요성은 증대되고 있다.

### 1) 당뇨병의 유병률

대한당뇨병학회에서 발표한 한국 당뇨병 팩트 시트 2022에 따르면 <그림1-2>에서 보는 바와 같이 당뇨 유병률은 매년 점진적으로 증가해 2018년 30세 이상에서 13.8%에서 2020년 16.7%에 달했다. 특히 코로나19로 인한 비대면 생활, 비만인구의 증가 등도 영향을 미쳐 MZ세대 즉 '젊은 당뇨' 역시 많이 발생하여 당뇨 환자 600만에 달하고 있다.

당뇨병 진단기준은 4개 경우 중 하나 이상에 해당되는 경우로 ① 의사로부터 당뇨병을 진단받은 경우 ② 당뇨병약제로 치료 중인 경우 ③ 공복혈당이 126 mg/dL 이상인 경우 ④ 당화혈색소가 6.5% 이상인 경우이다.(대한당뇨병학회, 당뇨병 팩트시트 2022).

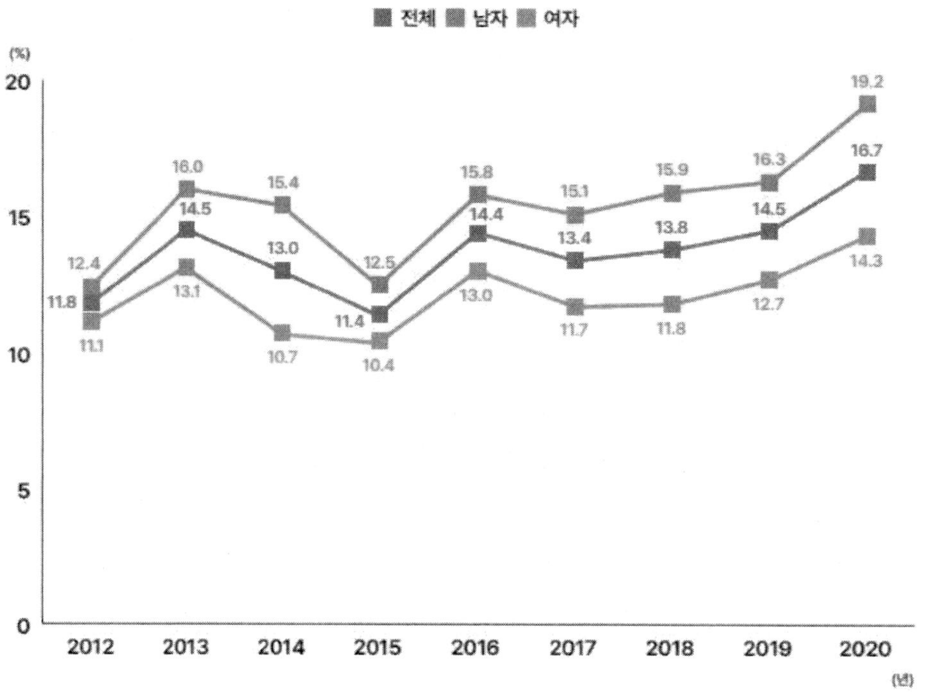


〈그림1-1〉 최근 9년간 당뇨병 유병률 및 인구 변화(대한당뇨병학회, 당뇨병 팩트시트 2022)

<그림 1-2>에서 보면 2020년 기준 30세 이상 성인 6명 중 1명(16.7%) 이 당뇨병을 가지고 있으나 공복혈당만을 진단에 사용할 경우 당뇨병 유병률은 14.5%로 7명 중 1명이 당뇨병을 가지고 있었으며, 65세 이상 성인에서는 10명 중 3명(30.1%)이다.

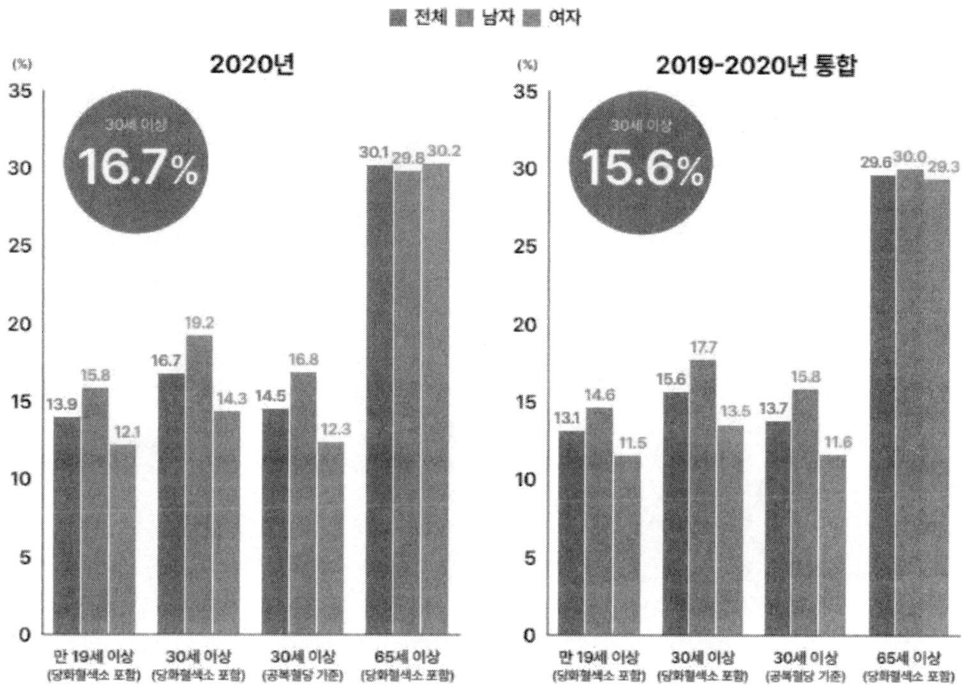


당뇨병 진단기준: 4개 경우 중 하나 이상에 해당되는 경우 ① 의사로부터 당뇨병을 진단받은 경우 ② 당뇨병약제로 치료 중인 경우 ③ 공복혈당이 126 mg/dL 이상인 경우 ④ 당화혈색소가 6.5% 이상인 경우

〈그림1-2〉 한국 당뇨병의 유병률(당뇨병 팩트시트 2022)

<그림1-3>에서 보면 당뇨병 연령별 분포 (2019-2020년 통합)는 전체 당뇨병 유병자는 70대가 28.6%, 60-69세가 27.7%, 50~59세가 26.2%로 높았다. 남성 당뇨병 유병자는 50대가 30.0%로 가장 많은 비율을 차지하였으며, 여성 당뇨병 유병자는 70세 이상이 39.7%로 가장 많은 비율을 차지하였다.

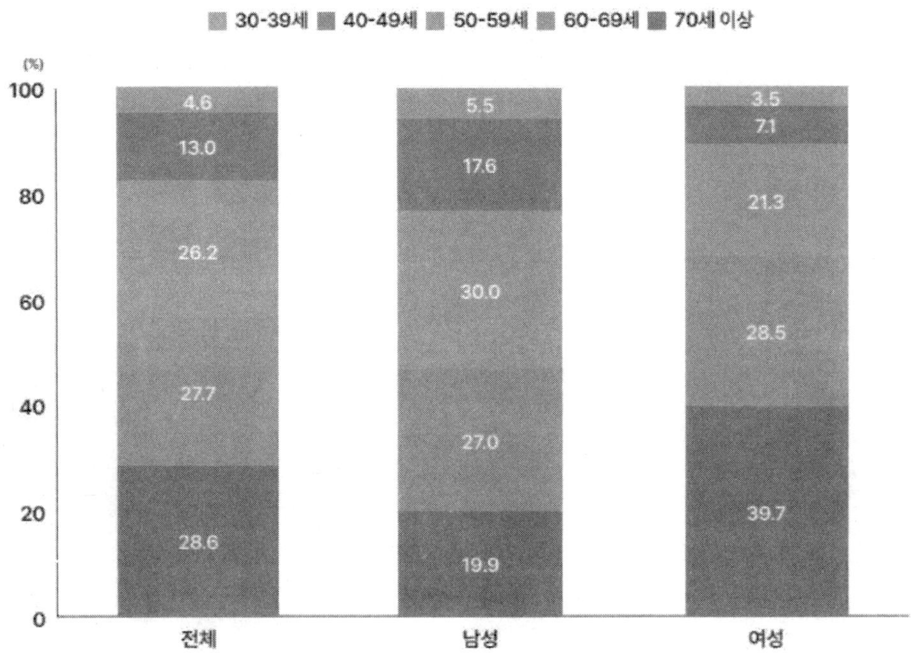


당뇨병 진단기준: 4개 경우 중 하나 이상에 해당되는 경우 ① 의사로부터 당뇨병을 진단받은 경우 ② 당뇨병약제로 치료 중인 경우 ③ 공복혈당이 126 mg/dL 이상인 경우 ④ 당화혈색소가 6.5% 이상인 경우

〈그림1-3〉 당뇨병 연령별 분포 (2019-2020년 통합)(당뇨병 팩트시트 2022)

당뇨병 전 단계는 당뇨병이 아니면서 공복혈당이 100-125 mg/dL 또는 당화혈색소 5.7-6.4%인 경우를 말하는데 당뇨병으로 진행될 수 있는데 이러한 당뇨병 전단계의 인구도 늘어나고 있다. 30세 이상 성인 약 10명 중 4명(44.3%)이 당뇨병전단계에 해당하고 65세 이상 성인에서는 2명 중 1명(50.4%)으로 나타났다.

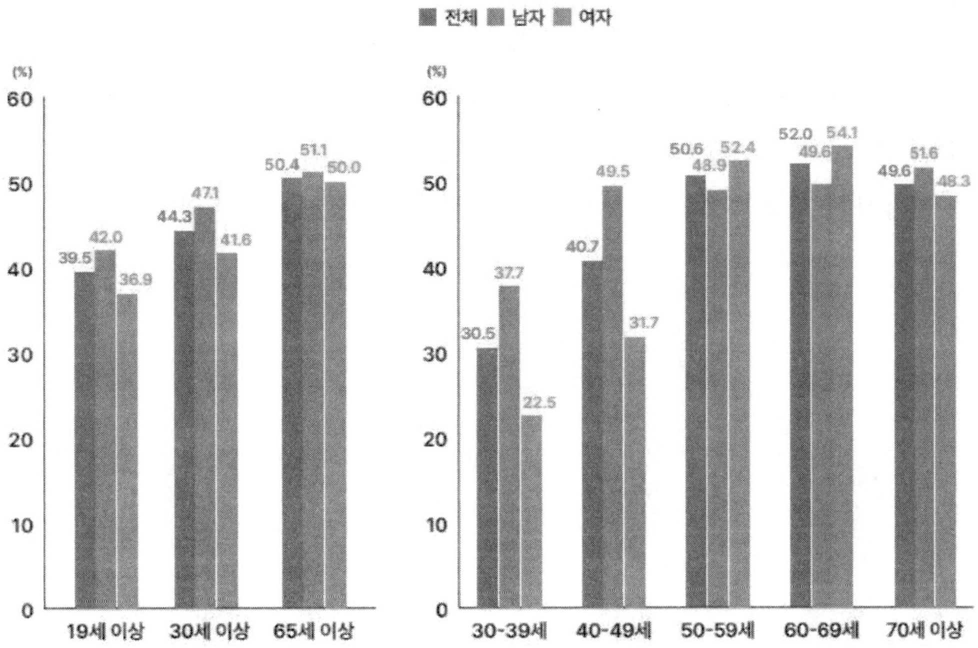


당뇨병전단계: 당뇨병이 아니면서 공복혈당이 100-125 mg/dL 또는 당화혈색소 5.7-6.4%인 경우

〈그림1-4〉당뇨병 전단계 유병률 (2019-2020년 통합)(당뇨병 팩트시트 2022)

### 2) 당뇨병 관리 수준 (2019~2020년 통합)

우리나라 당뇨병 환자의 관리 추이를 나타내는 지표인 당뇨병 인지율은 65.82%이었으며, 치료율은 61.4%이었고, 유병자 기준으로 조절률은 24.5% 이었다. 우리나라에서는 당뇨병의 인지율이 낮고 조절률도 매우 낮아서 당뇨병의 관리가 매우 시급하며 당뇨병에 대한 이해와 식사요법이 매우 필요하다.

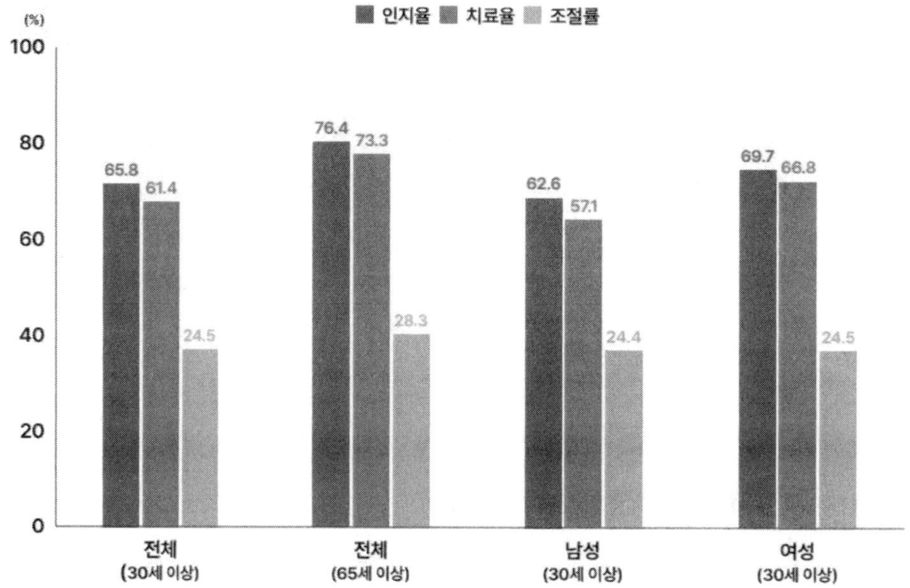


당뇨병 유병자 : 공복혈당 126mg/dL이상이거나 의사로부터 당뇨병을 진단받았거나 당뇨병약제로 치료중이거나 당화혈색소가 6.5%이상인 경우
당뇨병 인지율: 당뇨병 유병자(당화혈색소 기준) 중 의사로부터 당뇨병 진단을 받은 분율
당뇨병 치료율: 당뇨병 유병자(당화혈색소 기준) 중 현재 당뇨병약제로 치료중인 분율
당뇨병 조정률: 당뇨병 유병자(당화혈색소 기준) 중 당화혈색소가 6.5% 미만인 분율

〈그림 1-5〉 당뇨병 관리 수준 (2019-2020년 통합)(당뇨병 팩트시트 2022)

### 3) 당뇨병과 동반질환

당뇨병 유병자 중 절반이 비만을 동반하였고, 2단계 이상의 비만을 보이는 경우는 12.9%이었으며, 체질량지수 35 kg/m$^2$ 이상의 3단계 비만에 해당하는 경우도 1.9%이었다.

복부비만을 동반한 당뇨병 유병자가 약 63.3%이었으며, 복부비만율은 남성이 62.2% , 여성은 64.6%이었다.

> ●당뇨병 유병자:
> 공복혈당이 126 mg/dL 이상이거나 의사로부터 당뇨병을 진단받았거나 당뇨병약제로 치료 중이거나 당화혈색소가 6.5% 이상인 경우
>
> ●비만(체질량지수 기준)(kg/m$^2$):
> ① <18.5 저체중 ② 18.5-22.9 정상체중 ③ 23.0-24.9 비만 전단계 ④ 25.0-29.9 1단계 비만 ⑤ 30.0-34.9 2단계 비만 ⑥ 35.0 이상 3단계 비만

30세 이상 당뇨병 유병자 중 58.6%가 고혈압을 동반하였고, 65세 이상에서는 10명 중 7명에 해당하였으며, 30세 이상 당뇨병 유병자 2명 중 1명에서만 혈압 조절 목표를 달성하였다.

30세 이상 당뇨병 유병자의 76.1%에서 고콜레스테롤혈증을 동반하나, 53.5%만이 LDL 콜레스테롤 수치가 조절되었다.

> ●고콜레스테롤혈증 유병률:
> 혈중 LDL 콜레스테롤이 100 mg/dL 이상이거나 콜레스테롤강하제를 복용한 분율(%)
>
> ●고콜레스테롤혈증 조절률: 혈중 LDL 콜레스테롤이 100 mg/dL 미만인 분율(%)

30세 이상 당뇨병 유병자에서 고혈압과 고콜레스테롤혈증을 모두 동반한 경우 43.6%에 해당하며, 남성은 41.5%, 여성은 46.2%이었다.

## 2. 당뇨병 이란?

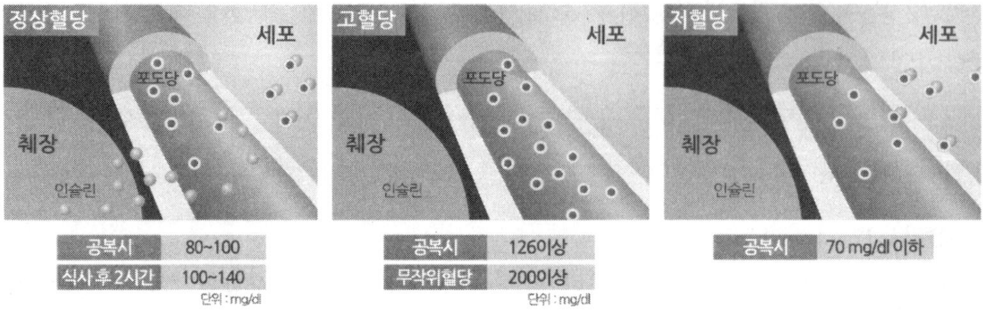


〈그림1-6〉 혈당에 따른 분류

당뇨병이란 췌장에서 나오는 인슐린(insulin) 호르몬이 절대적 혹은 상대적으로 부족하거나 세포내 인슐린 수용체(receptor)의 수가 감소하거나 민감성(sensitivity)이 저하하여 혈액 속의 포도당인 혈당 농도가 정상보다 높아지는 질병을 말한다.

당이 소변에 나오지 않더라도 혈당이 높은 고혈당 증후군(hyperglycemic syndrome)이다. 소변으로 당이 배출되는 경우는 혈액 100mL당 혈당이 약 160~180mg인 경우에만 소변으로 당이 배출되므로 반드시 혈당검사를 하여 당뇨병의 진단을 하여야 한다. 당뇨병은 완치가 어렵고 합병증의 발병이 쉽게 나타나므로 식사에 의한 영양관리를 하는 것이 매우 중요하다.

당뇨병은 라틴어로 **다이아비티스 멜리터스(Diabetes mellitus)**라고 한다. Diabetes는'높은 곳에서 낮은 곳으로 물을 흘려보내는 관' 이란 뜻이고, mellitus는 '달다' 라는 뜻이다. 즉 '물이 관을 따라 흐르듯이 단물이 몸 속에서 계속해서 흐른다' 는 것을 의미한 것이다.

### 1) 당뇨병의 (Diabetes Mellitus) 분류

① 제1형 당뇨병(type 1 diabetes mellitus, T1DM)

② 제2형 당뇨병(type 2 diabetes mellitus, T2DM)

③ 임신성 당뇨병(Gestational diabetes mellitus, GDM)

④ 기타 당뇨병(Other types)

### 2) 당뇨병의 고위험군

① 공복혈당 장애(IFG, Impaired fasting glucose)

– 공복 시 혈당 : 110~125mg/dL

② 내당능 장애(IGT, Impaired glucose tolerance)

– 당 부하 검사 2시간 후 혈당치 : 140~199mg/dL

**당뇨병 전단계-내당능장애 (Impaired Glucose Tolerance : IGT)**

내당능장애란 WHO의 진단기준으로 당뇨병과 정상의 중간에 들어가는 장애의 총칭이다. 내당능장애에서 제 2형 당뇨병(NIDDM)으로 이행되는 경우는 매년 1~5% 정도로 그다지 많지 않다.

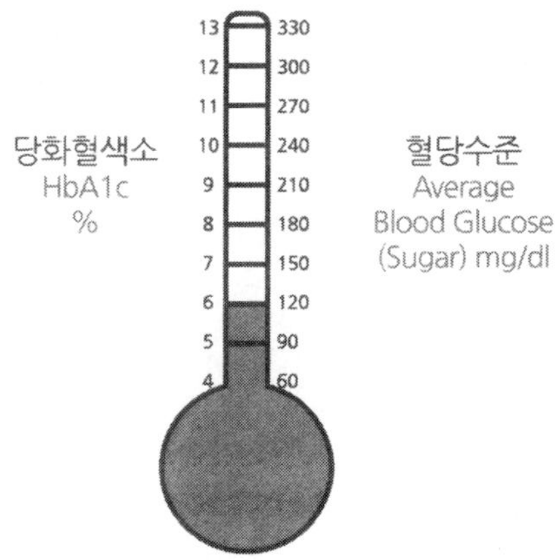


〈그림1-7〉 당화혈색소와 혈당과의 관계

●2형 당뇨병의 위험인자

- 과체중 또는 비만(체질량지수 23 kg/m2 이상)
- 복부비만(허리둘레 남성 90 cm, 여성 85 cm 이상)
- 직계가족(부모, 형제자매)에 당뇨병이 있는 경우
- 공복혈당장애나 내당능장애의 과거력
- 임신당뇨병이나 4 kg 이상의 거대아 출산력
- 고혈압(140/90 mm Hg 이상 또는 약물 복용)
- HDL콜레스테롤 35 mg/dL 미만 또는 트라이글리세라이드 250 mg/dL 이상
- 인슐린저항성(다낭난소증후군, 흑색가시세포증 등)
- 심혈관질환(뇌졸중, 관상동맥질환 등)
- 약물(글루코코티코이드, 비정형 항정신병약 등)

출처 : 대한당뇨병학회, 2023 당뇨병 진료지침 제8판

## 3. 당뇨병의 진단

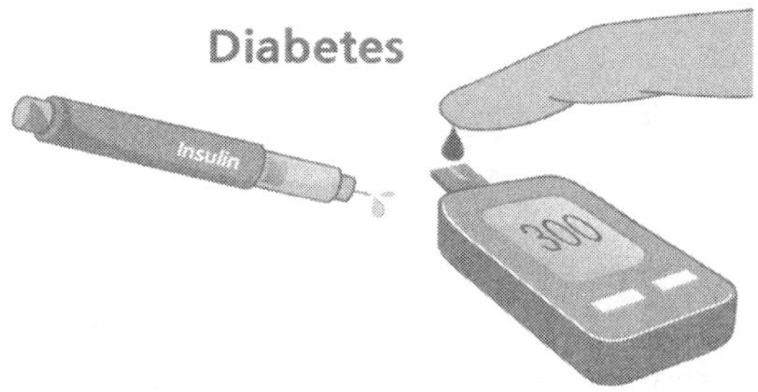


### 1) 정상혈당 기준

정상혈당은 8시간 이상 공복 후 혈장포도당 100 mg/dL 미만, 75 g 경구포도당부하 2시간 후 혈장포도당 140 mg/dL 미만이다.

2. 당뇨병 진단기준

1) 당화혈색소 6.5% 이상 또는
2) 8시간 이상 공복 후 혈장포도당 126 mg/dL 이상 또는
3) 75 g 경구포도당부하 2시간 후 혈장포도당 200 mg/dL 이상 또는
4) 당뇨병의 전형적인 증상(다뇨, 다음, 설명되지 않는 체중감소)이 있으면서 무작위 혈장포도당 200 mg/dL 이상

3. 당뇨병 전단계 진단기준

1) 공복혈당장애(IFG): 공복혈장포도당 100-125 mg/dL
2) 내당능장애(IGT): 75 g 경구포도당부하 2시간 후 혈장포도당 140-199 mg/dL
3) 당화혈색소: 5.7-6.4%

〈표1-1〉 당뇨병의 진단기준

| 진단기준 | 혈당 (mg/dL) | | | 당화혈색소 HbA1c(%) |
|---|---|---|---|---|
| | 공복 | 당부하검사 2시간 | 무작위 | |
| 정상 | < 100 | < 140 | | ≤5.6 |
| 당뇨병 전단계 (내당능장애) | 100~125 | 140~199 | | 5.7~6.4 |
| 당뇨병 | ≥126 | ≥200 | ≥200 | ≥6.5 |

출처 : 대한당뇨병학회(http://www.diabetes.or.kr)

〈표1-2〉 혈당과 당화혈색소(HbA1c)로 본 혈당조절의 평가기준

| 혈당의 조절 | 혈당(mg/dL) | | 당화혈색소HbA1c(%) |
|---|---|---|---|
| | 공복 시 | 식후 2시간 | |
| 아주 좋다 | ~ 120 | ~ 160 | ~ 7.0 |
| 좋다 | 121 ~ 140 | 161 ~ 220 | 7.1 ~ 8.0 |
| 조금 나쁘다 | 141 ~ 160 | 201 ~ 250 | 8.1 ~ 9.0 |
| 나쁘다 | 161 ~ | 251 ~ | 9.1 ~ |

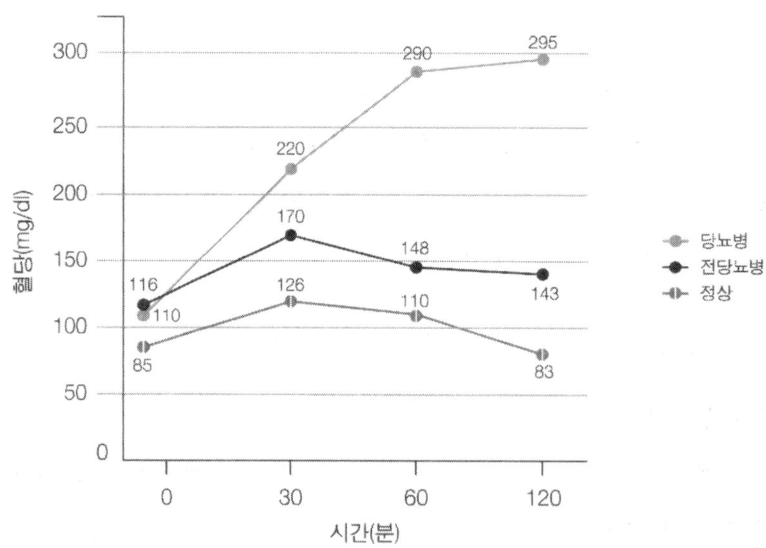


〈그림1-8〉 당뇨병 환자, 내당능장애 환자와 정상인의 포도당 내성곡선

### 2) 당화 혈색소 (glycosylated hemoglobin, HbA1c)

당화혈색소(glycosylated hemoglobin, HbA1c)수치는 포도당이 혈색소(헤모글로빈)에 결합된 정도를 나타내는 것으로서 지난 1~4개월간의 혈당조절 상태를 나타낸다. 당화혈색소가 6.5%이상이면 당뇨병으로 판정한다.

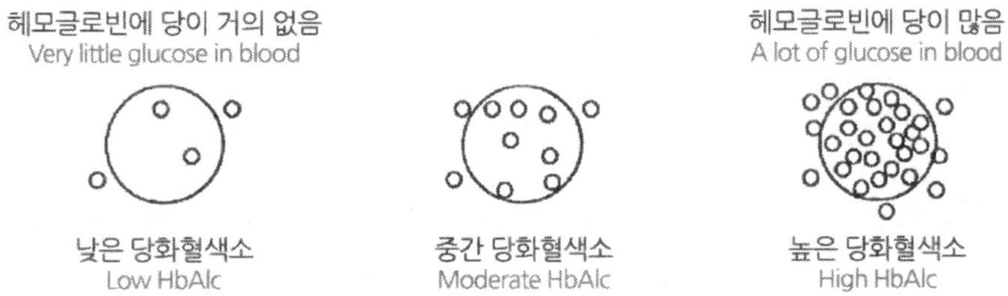


〈그림1-9〉 당화혈색소에 따른 포도당의 양에 대한 모형

## 4. 당뇨병과 혈당조절 호르몬

일반적으로 섭취한 음식에 들어 있는 탄수화물, 단백질과 지질은 소화되어 단당류, 아미노산, 지방산과 글리세롤 등 작은 분자로 분해되어 소화관에서 흡수된다. 체내에서는 포도당은 공복 시 일정한 수준을 유지하고 있는데 특히 혈당에 관여하는 주된 호르몬은 인슐린이고 인슐린의 반대작용을 하는 여러 호르몬에 의해 조절되고 있다.

체내 혈당은 섭취하는 음식의 영양소 구성이나 식사시간 등에 따라서도 변화하기도 한다. 예를 들면 탄수화물의 급원식품이 단순당인지 복합당으로 이루어졌는지에 따라 혈당의 증가가 다른데 당순당이 혈당의 증가가 빠르다. 혈당이 저하되는 경우는 심하게 굶었을 때, 심한 활동을 하였을 때, 인슐린 과다 투여 등이다. 그리고 혈당이 증가되는 경우에는 당뇨병, 갑상선 기능 항진증, 스트레스상태 등이다. 그리고 음식 섭취가 적거나 활동량이 많아 혈당이 낮아지면 인슐린의 반대 작용을 하는 호르몬이 작용하여 혈당을 올리기도 하여 정상 혈당을 유지하게 된다.

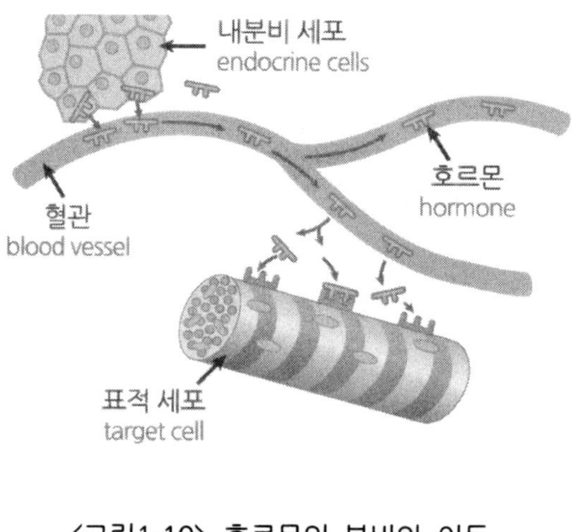


〈그림1-10〉 호르몬의 분비와 이동

〈표1-3〉 혈당 조절에 관여하는 호르몬의 작용

| 호르몬 | 분비기관 | 작용 | 혈당 |
|---|---|---|---|
| 인슐린(insulin) | 췌장의<br>베타세포($\beta$-cell) | 세포 내 혈당유입 증가<br>글리코겐, 지방합성 증가 | 감소 |
| 글루카곤<br>(glucagon) | 췌장의<br>알파세포($\alpha$-cell) | 간 글리코겐 분해<br>포도당 신생작용 증가 | 증가 |
| 에피네프린<br>(epinephrine)<br>노르에피네프린<br>(norepinephrine) | 부신수질<br>교감신경말단 | 근육 글리코겐 분해<br>포도당 신생작용 증가<br>체지방 사용 촉진<br>글루카곤 분비 촉진 | |
| 글루코코르티코이드<br>(glucocorticoid)<br>(코티솔, cortisol) | 부신피질 자극 호르몬<br>(ACTH)에 의해<br>부신피질 | 간의 포도당<br>신생작용 증가 | |
| 성장호르몬<br>(growth hormone) | 뇌하수체 전엽 | 간에서의 당 배출 증가<br>지방 이용 증가 | |
| 갑상선호르몬<br>(티록신, thyroxin) | 갑상선 | 간 글리코겐 분해<br>포도당 신생 증가 | |

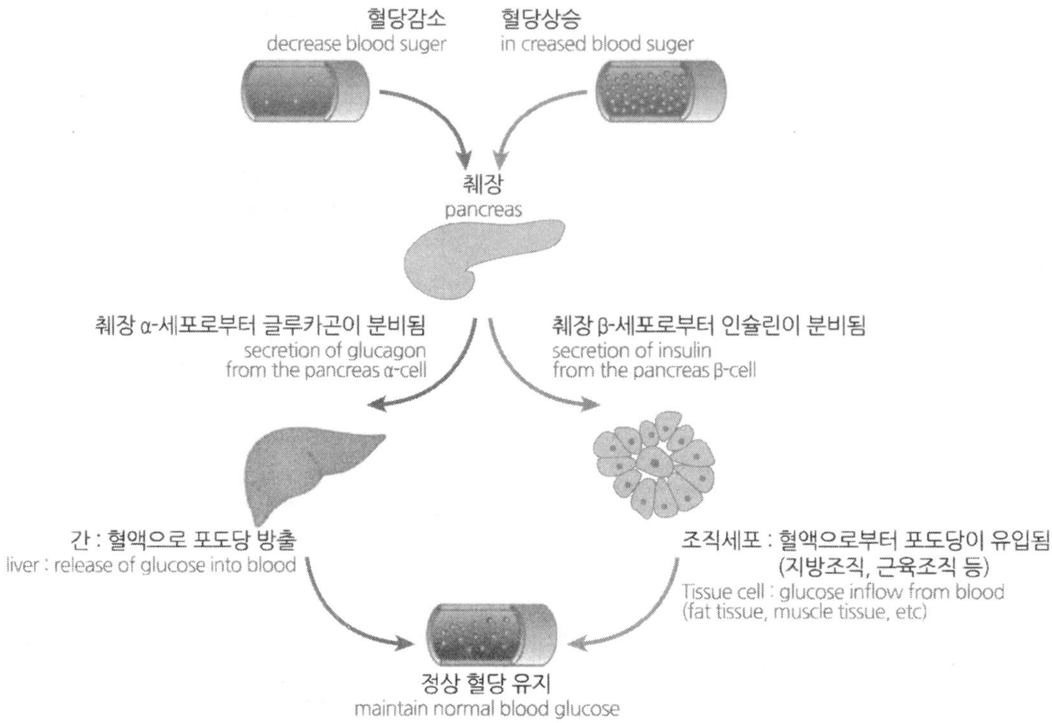


〈그림1-11〉 인슐린과 글루카곤의 혈당 조절

## 5. 당뇨병과 인슐린

### 1) 췌장의 위치

인슐린은 췌장에서 분비되고 있는데 췌장은 위장의 뒤쪽에 있으며, 길이 13~16cm, 중량은 약 70~100g정도이다.

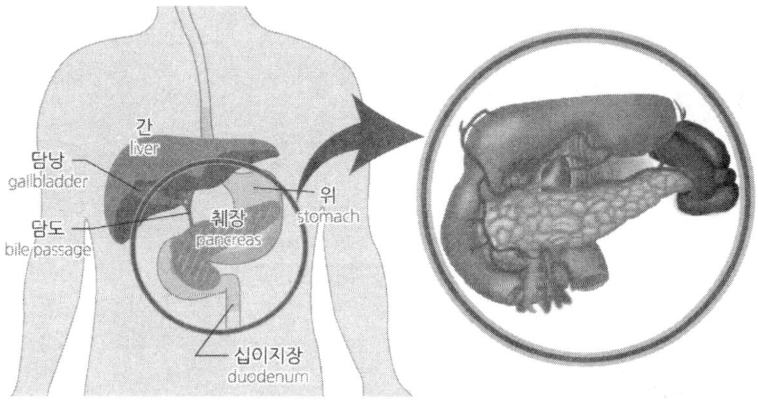


<그림1-12> 췌장의 위치와 구조

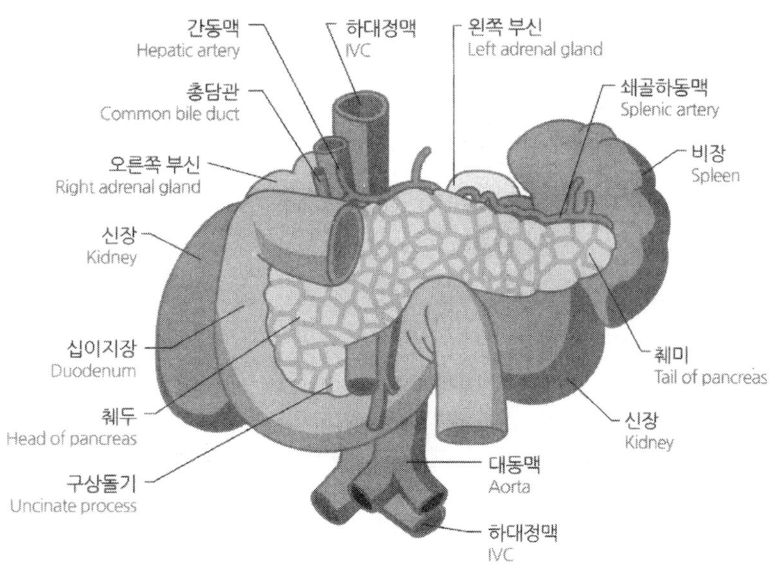


<그림1-13> 췌장과 주변장기

### 2) 췌장의 구조

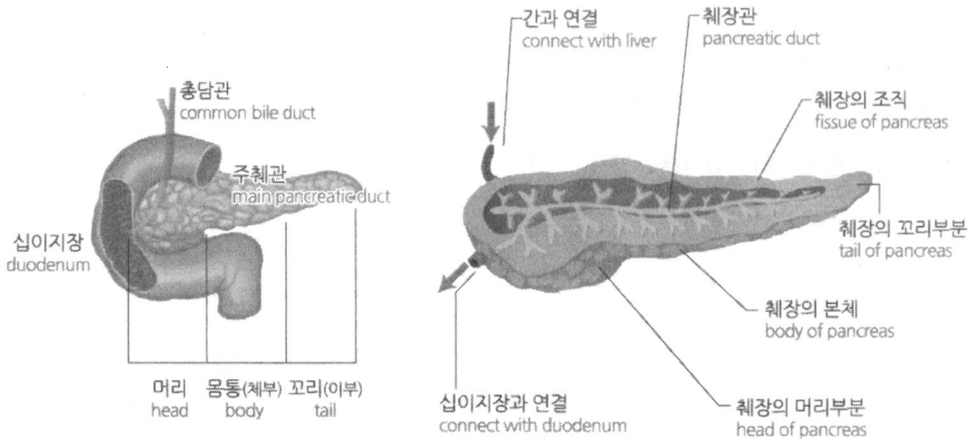


〈그림1-14〉 췌장의 구조

### 3) 췌장의 외분비와 내분비

췌장세포에는 췌장액을 분비하는 외분비세포와 내분비세포인 랑게르한스섬(Langerhan’s island)으로 이루어졌다.

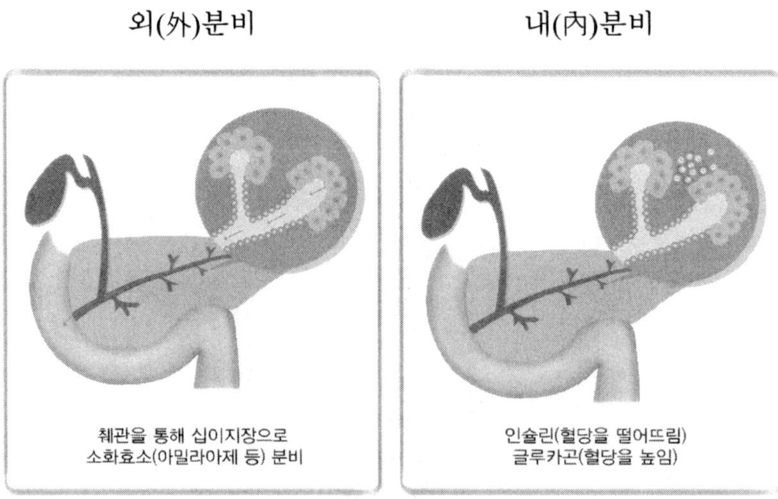


〈그림1-15〉 췌장의 외분비와 내분비

외분비세포에서 분비되는 췌장액에는 당질 분해효소인 아밀라아제(amylase), 지방 분해효소인 리파아제(lipase)와 단백질 분해효소인 트립신(trypsin), 키모트립신(chymotrypsin), 카르복시펩티다아제(carboxypeptidase) 등이 있다.

내분비세포인 랑게르한스섬에서는 알파세포(25%), 베타세포(60%), 델타세포(10%) 등의 세포로 이루어졌다. 베타세포에서는 인슐린이 분비되어 혈당을 낮추나, 알파세포에서는 글루카곤(glucagon)이 분비되어 혈당을 올리는 역할을 한다. 그리고 델타세포에서는 소마토스타틴(somatostatin)이 분비된다.

췌장의 외분비선에서 분비되는 췌장액에 의해 탄수화물, 단백질과 지방이 분해되어 포도당, 아미노산, 글리세롤과 지방산으로 분해되어 흡수된다.

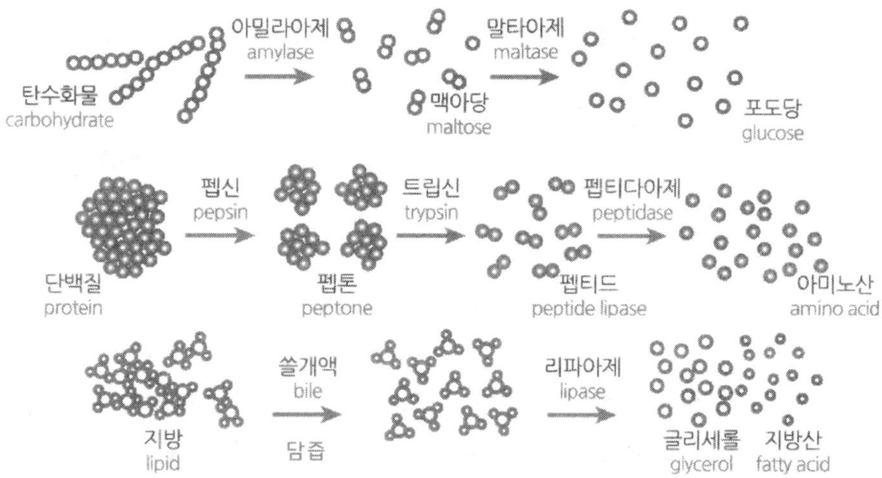


〈그림1-16〉 3대 영양소의 소화 및 흡수

### 4) 인슐린의 기능

인슐린은 단순히 혈당만 조절하는 것이 아니라 다양한 기능으로 포도당을 근육과 지방조직에 흡수시키고, 글리코겐이나 단백질을 합성하거나 특정 이온들을 흡수한다. 그리고 포도당 신생합성(gluconeogenesis) 억제, 글리코겐분해(glycogenolysis) 억제, 지방분해 억제, 케톤체합성 억제, 단백질분해 억제 등을 하는 중요한 호르몬이다. 인슐린은 특히 포도당에 의해 자극되어 분비되므로 적절한 탄수화물의 섭취는 필수적이다.

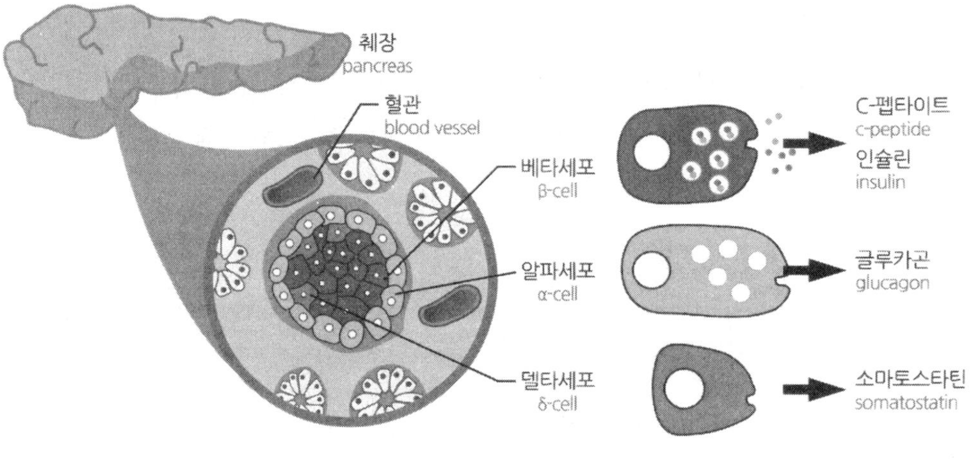


〈그림1-17〉 췌장의 랑게르한스섬

인슐린은 조직의 세포막에 작용하여 포도당이 세포막을 자유롭게 통과하도록 하여 세포내에서의 이용성을 높이는 역할을 한다. 특히 인슐린 수용체가 많은 간조직, 지방조직 및 근육조직에서 그 작용이 현저하게 나타난다. 그러므로 간에서 포도당 혹은 글리코겐 합성을 촉진하고 지방합성을 촉진하고 분해를 억제한다. 근육조직에서 아미노산을 유입시켜 단백질 합성을 촉진하며 단백질 분해를 억제한다. 그러나 당뇨병에서는 인슐린 분비가 부족하거나 인슐린 작용의 부족으로 혈당이 상승되어 요 중으로 당이 배설된다. 즉, 인슐린 부족으로 근육, 지방조직 등에서 포도당 대사가 감소되고, 간에서 혈액으로 포도당 이행이 많아져 혈당이 증가되므로 세포외의 포도당은 과잉임에도 불구하고 세포 내에서는 포도당 부족이 생기게 된다.

**▸ 인슐린은 언제 분비되나요?**

식사를 하여 혈당치가 상승하면 인슐린 분비가 증가한다. 생체 내에서 인슐린 분비를 자극하는 것은 포도당 외에도 과당, 아미노산, 부신피질자극 호르몬(ACTH), 칼슘(Ca), 포타슘(K) 등이다. 그래서 인슐린 분비는 탄수화물 섭취에 의한 것만이 아니고 단백질을 섭취하여도 방출되므로 과식이나 미식으로 랑게르한스섬(Langerhan's island)에 부하가 되어 당뇨병이 되기도 한다.

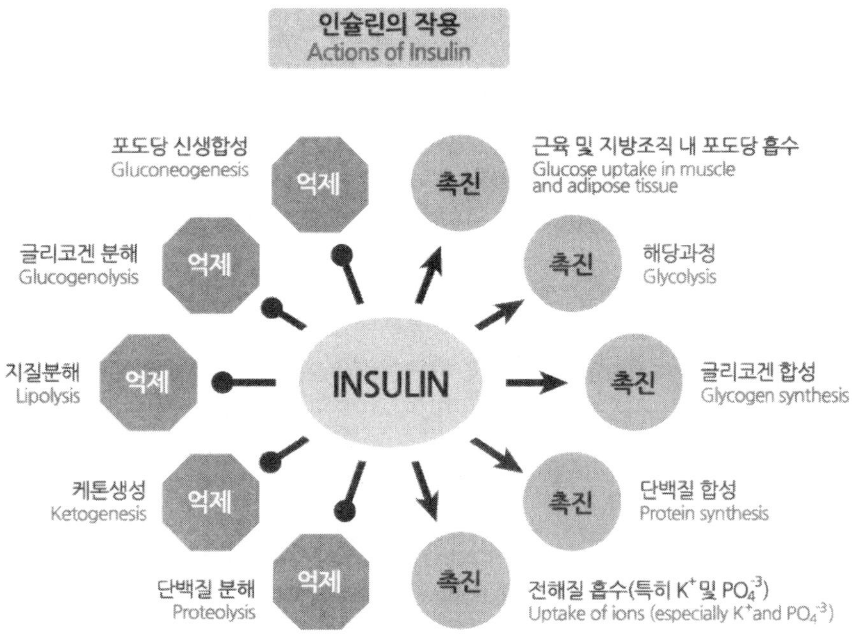

출처 ; Modified from Clinical Biochemistry, A. Gaw et al, Churchill Livingstone, Edinburgh, 1995.

〈그림1-18〉 인슐린의 작용

### 5) 당뇨병과 인슐린 수용체

일반적으로 당뇨병은 인슐린(insulin)의 양이 부족하면 영양소를 이용할 수 없고 따라서 정상적인 기능을 유지할 수 없게 된다. 또한 인슐린의 양이 정상적이라 하더라도 세포막에 있는 호르몬 수용체(receptor)와 결합하여 세포 내에서 작용하게 되는데 수용체수가 감소되거나 인슐린에 대한 수용체의 민감도가 감소된 경우에 당뇨병을 일으킨다.

<그림1-14>에서 보는 바와 같이 인슐린이 수용체에 작용하여 GLUT(glucose transporter, 포도당 수송체)가 활성화되어 포도당이 세포내에 흡수되어야만 에너지원이 된다.

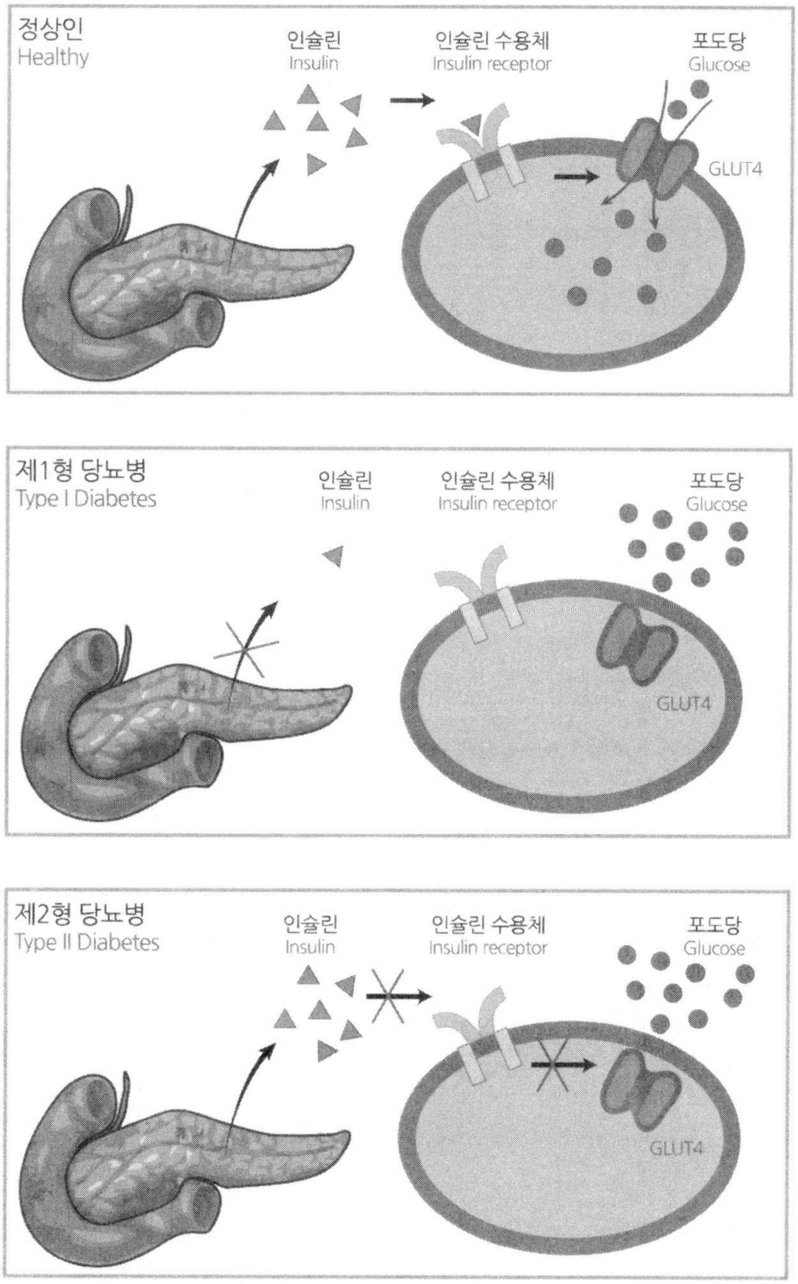


〈그림1-19〉 당뇨병 분류에 따른 인슐린과 인슐린 수용체

# 제 2 장
# 당뇨병의 영양관리

## 1. 탄수화물과 영양대사 장애

### 1) 탄수화물 이해

영양소(nutrients)는 각 식품의 구성성분으로서, 생명현상과 건강을 유지하기 위해서는 필수 영양소의 적절한 양이 신체에 공급되어야 한다. 식품을 구성하고 있는 영양소들은 그 성질과 기능에 따라 물(water), 탄수화물(당질, carbohydrates), 지방(lipid, fats and oil), 단백질(protein), 무기질(minerals) 및 비타민(vitamins)으로 분류한다.

이들 영양소 중에서 물은 가장 큰 비중을 차지하며, 탄수화물, 단백질, 지방은 식품 내에 다량 함유되어 있어 이를 3대 영양소라고도 한다. 무기질이나 비타민은 체내 필요량은 적으나 미량인 영양소일수록 식사에서 부족하게 될 때 결핍증이 쉽게 나타난다. 각 영양소의 신체 내 기능은 각각 다르며 독특한 고유의 역할이 있으므로 매끼의 식사에서 빠져서는 안 된다. 식품은 한 가지 영양소로 구성되어 있는 것도 아니며, 그렇다고 모든 영양소가 골고루 필요량이 함유되어 있는 것도 아니므로 완전식품이나 건강식품이 있는 것도 아니다. 편의상 식품 내에 대표할 만큼 다량 포함된 영양소에 따라 탄수화물, 지방 또는 단백질 식품이라고 분류하나 모든 식품이 명확하게 구별되는 것은 아니다.

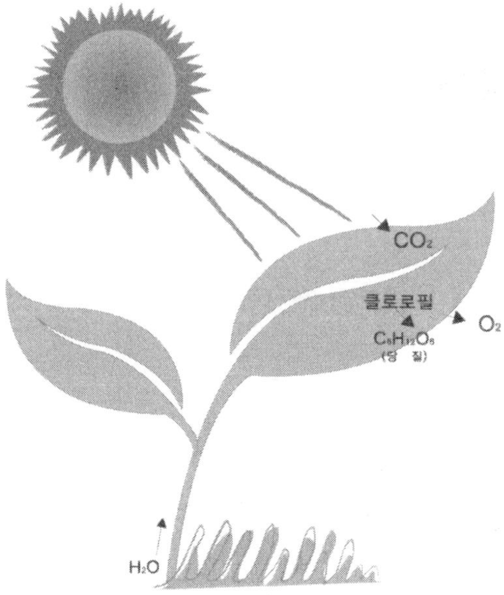


〈그림 2-1〉 광합성 작용에 의한 탄수화물 생성

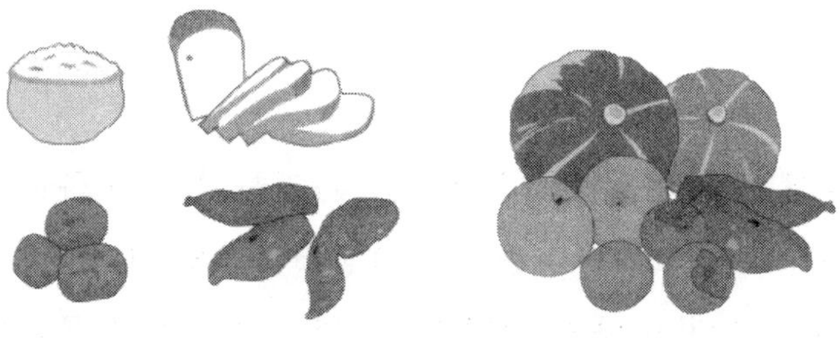

탄수화물 식품

### 탄수화물의 또 다른 이름

**함수탄소**

탄수화물의 조성은 탄소, 수소 및 산소의 3원소로 되어 있고 일반적으로 Cm(H2O)n의 구조식으로 나타내며 수소와 산소의 비가 2:1이고 탄소가 수화된 느낌을 나타내므로 함수탄소라고도 한다.

**당질**

화학적으로 탄수화물은 분자속에 1개 이상의 알코올기(- OH)와 1개의 카르보닐기(알데히드기 -CHO 또는 케톤기 >C = 0)를 가진 화합물 또는 축합물이라고 정의하며 당으로서 영양상 중요한 작용을 하므로 당질이라고도 한다.

탄수화물은 식물의 잎에서 햇빛을 받고 물을 공급받아 광합성 되어 만들어진다.

탄수화물이 식물체 속에서 합성되려면 잎 속의 엽록소(chlorophyll)가 태양광선을 받아 공기속의 탄산가스 및 땅에서 얻은 수분으로 합성작용을 하여 포도당 또는 전분(starch) 등의 물질을 합성한다.

탄수화물은 소화흡수가 용이한 중요한 열량원으로서 우리나라의 경우 총 열량 섭취량의 60~80%를 차지하는 영양소이다. 탄수화물 식품으로는 곡류, 감자류, 당류 등을 들 수 있다. 곡류에는 쌀, 보리, 밀 등이 있고, 당류에는 설탕, 꿀, 잼 등이 있다. 이런 탄수화물 식품에는 물론 다른 영양소도 함유되어 있으나, 전분가루, 설탕 등의 식품은 순수한 탄수화물로만 구성되어 있다. 또한 식이섬유소는 열량이 적어 식이섬유소의 기능이 중요하게 대두되고 있다. 감자, 고구마, 옥수수, 사탕무는 탄수화물이 많은 곡류이다.

탄수화물은 소화되어 단당류인 포도당, 과당, 갈락토스 등으로 소장에서 흡수되어 간문맥을 통해 간으로 운반되어 이용된다. 알코올도 탄수화물에 속하는데, 탄수화물은 1g당 4kcal 열량을 내며, 알코올은 1g당 7kcal의 열량을 내나 대사속도가 낮다.

우리가 섭취하는 탄수화물은 <표2-1>과 같은 형태이며, 신체 내에서 소화되어 단당류(리보스, 포도당, 과당, 갈락토스)로 소장에서 흡수되어 문맥을 통해 간으로 운반된다. 간에서 과당과 갈락토스는 포도당으로 전환된다. 간에서 혈액으로 나온 포도당, 즉 혈당은 모든 세포에 에너지를 공급하고 체내의 필요한 물질을 합성한다.

식사 후 포도당이 혈류에 들어가면 췌장의 베타세포($\beta$-cell)에서 많은 양의 인슐린을 방출하여 간, 근육이나 지방 조직 등으로 혈당의 유입을 증가시키고 간의 글리코겐 합성을 촉진시킨다.

탄수화물은 알데히드기나 케톤기 1개를 가진 다가 알코올로서 가수분해에 의하여 더 이상 간단한 당류를 생성하지 않을 때 이를 단당류(monosaccharides)라고 한다.

단당류는 탄소수에 따라 삼탄당, 사탄당, 오탄당 그리고 육탄당 등으로 나누며, 자연계에는 주로 육탄당(hexoses)과 오탄당(pentoses)으로 존재한다.

단당류가 결합한 수에 따라서 2개 결합한 것을 이당류(disaccharides), 3개~10개의 단당류가 결합된 것을 올리고당(oligosaccharides) 혹은 과당류라고 하며, 10개 이상 결합한 것을 일반적으로 다당류라고 한다. 올리고당이나 다당류는 산 또는 소화효소에 의하여 가수분해하면 반드시 단당류가 생기고 그 이상은 더 분해되지 않는다.

〈표2-1〉 탄수화물의 분류

| 탄수화물 (carbohydrate) | | | |
|---|---|---|---|
| 단순당 (simple carbohydrate) | | 복합당 (complex carbohydrate) | |
| 단당류<br>(mono saccharide) | 이당류<br>(saccharose) | 다당류<br>(polysaccharide) | |
| 리보스 (ribose)<br>포도당 (glucose)<br>과당 (fructose)<br>갈락토스 (galactse) | 맥아당 (maltose)<br>자당 (sucrose)<br>유당 (lactose) | 전분 (starch)<br>올리고당 (oligosaccharides)<br>글리코겐 (glycogen) | 식이섬유<br>(dietary fiber) |
| 비섬유 (non-fibrous) | | | 섬유소 (fiber) |

### 올리고당과 기능성 올리고당 이란?

**올리고당**은 단당류가 3~10개 결합된 당이다. 올리고(oligo)라는 말은 '불충분하다(scant)'라는 뜻에서 유래되었다. 올리고당 중 영양상 중요한 것으로는 두류에 있는 라피노스와 스타키오스 두 종류가 있다. 이들은 단당류인 포도당, 과당, 갈락토오스가 결합한 것인데, 이들의 결합은 소화효소가 분해하기 어렵다. 따라서 두류를 섭취하면 올리고당이 소화되지 않은 채 대장으로 이동하여 미생물의 작용을 받아 가스와 기타 부산물이 생성된다. 최근에는 저칼로리 음식에 올리고당을 사용하기도 한다.

**기능성 올리고당**은 장내 소화효소에 의해 분해되지 않고 대장에서 비피더스균 등 장내 유익한 세균에 의해 이용된다. 올리고당은 유해 세균의 증식을 억제하며, 혈중 지방 및 혈당 개선 효과 등의 건강 기능성이 있는 것으로 보고되었다. 현재 국내에서 시판되는 올리고당은 대두올리고당, 프럭토올리고당, 이소말토올리고당, 갈락토올리고당 등이 있다. 올리고당이 많이 함유된 식품은 콩, 팥, 우엉, 양파 등이며, 모유 속에는 비피더스 유산균을 증식시키는 갈락토올리고당이 많이 들어 있다. 그러므로 콩, 팥, 우엉, 양파 등의 식품을 골고루 섭취하도록 한다.

### 2) 탄수화물의 구조

탄수화물은 주로 단당류, 이당류와 다당류로 이루어지고 있다. 대표적인 단당류로는 포도당, 과당, 갈락토스가 있다. 그리고 이당류는 단당류 2개가 결합된 것으로 대표적인 것은 맥아당(포도당+포도당), 설탕(포도당+과당), 유당(포도당+갈락토스)이 있다. 다당류에는 포도당이 여러 개 결합된 탄수화물로 주로 쌀, 찹쌀, 보리, 현미, 옥수수, 감자 등에 들어있다.

#### 아밀로즈와 아밀로펙틴

복합탄수화물의 구조는 포도당이 여러 개 연결되어 있는 아밀로즈와 아밀로펙틴으로 나누어진다. 멥쌀에는 주로 아밀로즈와 약간의 아밀로펙틴이 들어있으며, 찰기가 있는 찹쌀은 멥쌀보다 아밀로펙틴이 조금 더 많이 들어있다. 식이섬유소는 포도당이 연결되는 결합형태가 쌀, 보리 등의 전분과 달라 소화흡수가 낮다.

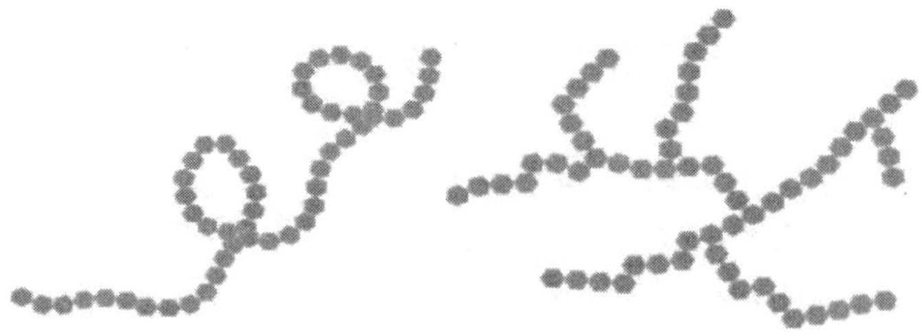

아밀로즈 (amylose)　　　　아밀로펙틴 (amylopectin)

〈그림2-2〉 다당류인 탄수화물의 아밀로즈와 아밀로펙틴의 모형

**글리코겐**

글리코겐(glycogen)은 포도당의 중합체로 동물의 간이나 근육에 소량 존재하므로 동물성 전분이라고도 한다. 체내에서는 간에 약 100g 정도, 근육에 약 250g 정도의 글리코겐이 저장된다. 글리코겐의 구조는 아밀로펙틴과 유사하나 측쇄를 더 많이 가지고 있으므로 분해 효소가 작용할 수 있는 기회가 많아 빨리 분해된다. 따라서 글리코겐은 체내에서 급한 경우 혈당원으로 사용할 수 있는 이상적인 저장 형태이다.

간에 저장된 글리코겐은 혈당으로 전환될 수 있지만 근육의 글리코겐은 혈당으로 전환되지 않는다. 그러나 근육에 저장된 글리코겐은 근육운동에 필요한 에너지를 공급하는데, 강도가 높거나 내구성 있는 운동을 할 경우 더욱 그렇다.

**식이섬유**

식이섬유(dietary fiber)란 식물체에 함유되어 있는 난소화성 다당류와 리그닌을 말한다. 즉  소화되지 않는 곡물, 식물, 과일의 일부분이 된다. 또한 기능성 섬유소는 인체에 유익한 생리적 성질을 가진 난소화성 다당류로 식품 소재로부터 추출된 형태를 말한다. 식이섬유는 포도당이 직선상의 β- 1,4 글리코사이드 결합으로 중합되어 있으며, 사람은 β- 결합을 분해하는 효소를 갖고 있지 않아 소화할 수 없으나 여러 가지 중요한 생리적 기능을 하는 것이 밝혀짐에 따라 그 중요성이 강조되고 있다. 식이섬유는 고분자 화합물로서 보수성, 양이온 교환능력, 유기

화합물의 흡착능력, 젤 형성능력 등의 물리화학적 특성을 가진다. 이러한 특성으로 인해 식이섬유는 장 운동 개선, 혈당 및 콜레스테롤의 상승 억제 등 생리학적으로 유익한 효능을 나타낸다.

### 가공식품의 영양표시에서 탄수화물과 당류의 의미는?

영양표시에서는 탄수화물과 당류를 함께 표시하고 있다. 탄수화물은 단당류를 포함한 모든 탄수화물을 의미하며, 당류는 탄수화물 중에서 단당류와 이당류를 포함한 단순당을 말하며, 일상적으로 섭취하는 당류로는 설탕, 과당, 포도당 등이 있다.

세계보건기구(WHO)에서는 단순당으로부터 총 열량의 10% 이내를 섭취하도록 권장하고 있으며, 이는 2000kcal를 섭취한다면 50g에 해당된다.

### 3) 탄수화물의 소화

탄수화물의 급원을 섭취하면 소화과정을 거쳐서 주로 단당류 형태로 소장에서 흡수되어 문맥을 통해 간으로 운반된다. 간에서 과당과 갈락토스는 포도당으로 전환되어 혈액으로 공급된다.

〈표2-2〉 탄수화물의 소화 과정

<table>
<tr><th>소화기관</th><th>분비 장소</th><th>소화효소</th><th>소화 과정</th></tr>
<tr><td>구강 (mouth)</td><td>타액선<br>(salivary glands)</td><td>타액 아밀라아제<br>(saliva amylase)</td><td>일부 전분, 글리코겐 → 맥아당, 덱스트린<br>(starch, glycogen → maltose, dextrin)</td></tr>
<tr><td>위 (stomach)</td><td></td><td>없음</td><td>없음</td></tr>
<tr><td rowspan="2">소장<br>(small intestine)</td><td>췌장<br>(pancreas)</td><td>췌장 아밀라아제<br>(pancreatic amylase)</td><td>전분 → 맥아당<br>(starch → maltose)</td></tr>
<tr><td>소장벽</td><td>말타아제 (maltase)<br>수크라아제 (sucrase)<br>락타아제 (lactase)</td><td>맥아당 → 포도당 + 포도당<br>(maltose → glucose + glucose)<br>자 당 → 포도당 + 과당<br>(serose → glucose + fructose)<br>유 당 → 포도당 + 갈락토스<br>(glucose + galactose)</td></tr>
<tr><td>대장<br>(large intestine)</td><td>대장</td><td>박테리아에 의한 발효<br>(Fermentation by bacteria)</td><td>일부 수용성 식이섬유 - 산 + 가스<br>불용성 식이섬유 - 배출</td></tr>
</table>

### 4) 혈당 수준 및 조절

혈당 수준은 호르몬, 신경계 등에 의해서 일정한 범위 내에서 항상성을 유지하고 있다. 정상인의 혈당 수준은 대체로 공복 시에 70 ~ 100mg/dL로 유지되며, 식사 후 30분 정도 후에는 120 ~ 130mg/dL까지 상승하지만 식후 2시간 정도가 지나면 거의 정상 수준으로 회복된다.

이처럼 혈당 수준을 유지하는 혈당 조절 호르몬으로는 혈당 수준을 저하시키는 작용을 하는 인슐린은 혈당이 일정 수준 이상으로 증가되는 것을 막기 위해 상승된 혈당은 간이나 근육에서 저장 글리코겐으로 전환되는 글리코겐합성(glycogenesis)되고, 지방조직에서 지방으로 합성(lipogenesis)되며, 모든 조직세포에서 산화하여 에너지로 전환하는 해당작용(glycolysis)되어 이용됨으로써 일정 수준의 혈당을 유지하는데 기여하게 된다.

반면에 혈당이 저하되면 혈당을 상승시키는 작용을 하는 호르몬이 글루카곤(glucagon), 부신피질 자극 호르몬(ACTH), 글루코코르티코이드(glucocorticoid), 티록신(thyroxine), 아드레날린(adrenaline)등이 간에서 단백질이나 지방에서 분해되어 나온 아미노산과 글리세롤, 피루브산, 젖산 등이 포도당으로 전환되기 때문이다. 이는 간에서 포도당신생합성(gluconeogenesis)에 의한 포도당, 글리코겐분해(glycogenolysis)되어 생긴 포도당을 공급하여 항상 상호 균형을 이루면서 내분비가 조절됨으로써 정상적인 혈당 수준을 유지할 수 있게 되는 것이다.

### 5) 당뇨병과 탄수화물 영양대사 장애

인슐린은 세포내로 포도당을 이동하고 에너지를 내고 글리코겐을 합성한다. 그러나 당뇨병에서는 인슐린 부족으로 포도당 이용 저하와 간에서 포도당의 방출이 많아져서 혈당이 높아진다. 혈당치가 160~180mg/dL이상이 되면 소변 중으로 포도당이 배설되어 당뇨가 된다. 정상 혈당치는 공복 시에 100mg/dL 전후로서 식사 후 30분 내지 1시간 30분 정도에 120~170mg/dL까지 상승하고 4시간 후부터는 점차 떨어진다. 혈당치는 비교적 좁은 범위 내에서 변동 조절되고 있다. 그러나 당뇨병이 되면 식후 혈당치가 170~300mg/dL이상이 될 수 있으며, 공복시에도 높은 혈당치를 나타낸다.

인슐린 부족으로 근육세포에 포도당 유입이 어려워 필요한 에너지의 95%까지를 유리지방산에서 얻게 된다. 간에서는 일반적으로 유입된 포도당이 글루코카이네이즈(glucokinase)의 작용으로 글루코즈 6 인산(G-6-P)으로 되며 그 일부는 분해되어 에너지 생산에 쓰이고 나머지는 당으로 저장된다. 인슐린 부족은 간조직 내 글루코카이네이즈의 작용에 영향을 미치게 되어 당뇨병에서는 간 내 당대사에도 장애가 생긴다. 즉 에너지 대사 과정 중 해당과정의 효소활성이 저하되고 TCA회로가 장애를 받아 에너지 생성이 저하된다. 이러한 현상은 포도당 신생을 더욱 촉진하여 단백질과 지방으로부터 포도당 생성을 유도한다.

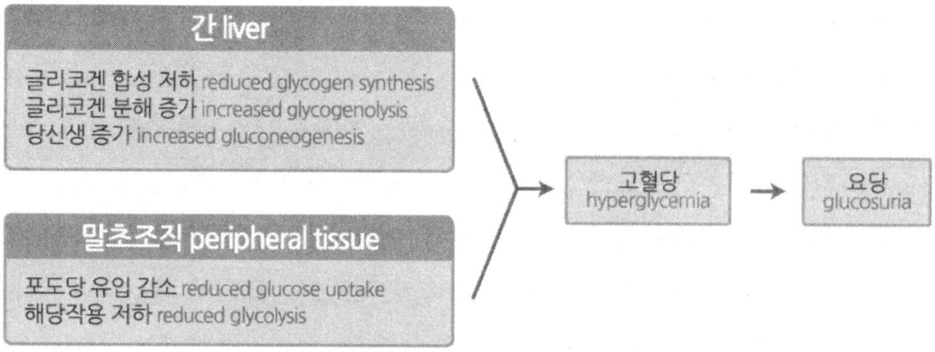


〈그림2-3〉 인슐린 부족 시 탄수화물 영양대사 장애

## 2. 단백질과 영양대사 장애

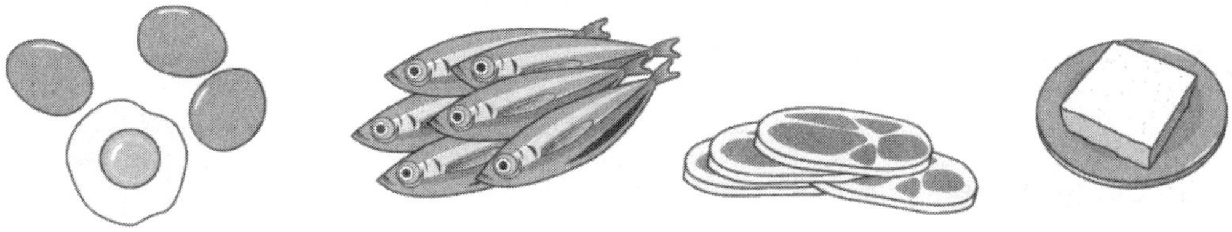

단백질 식품

단백질은 신체의 구성기능과 체내에 필수적인 중요한 물질 등을 만들거나 운반하는 일을 수행한다. 그러므로 우리 몸의 각 기능이 잘 유지되고 조절되려면 매일, 매시간, 매분마다 여러 종류의 단백질이 필요하다. 단백질 식품으로는 육류, 생선, 가금류, 알 등의 동물성 식품과 식물성 식품인 콩류 및 그 제품 등이 있다. 우유 및 유제품류는 단백질 식품으로 취급된다. 신체 내 단백질의 분포는 조직에 따라 차이가 있다. 단백질은 1g당 4kcal의 열량을 낸다.

### 1) 단백질의 구조

단백질은 다양한 아미노산으로 구성되어 있으며 아미노산의 기본구조는 탄소, 수소, 산소 이외에 질소(N)가 들어있는 것이 특징이다. 그리고 아미노산은 펩티드 결합에 의해 여러 개의 아미노산이 결합하여 특징적인 단백질로 만들어진다.

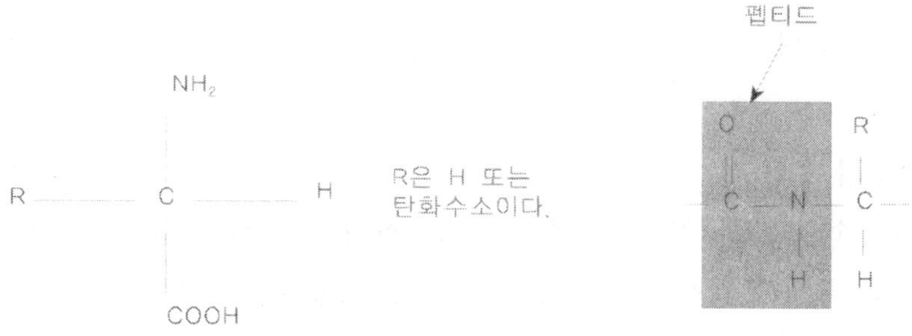


〈그림2-4〉 아미노산의 구조

### 단백질의 종류

단백질의 구성성분인 아미노산은 필수아미노산과 불필수 아미노산으로 구성된다. 필수아미노산이란 체내에서 합성이 되지 않거나 소량만 합성되므로 꼭 식사로 먹어야 하는 아미노산을 말한다. 필수아미노산이 적절하게 구성되어있는 단백질은 질적으로 우수하다고 말한다.

### 필수아미노산 종류

히스티딘(histidine), 이소류신(isoleucine), 류신(leucine), 라이신(lysine), 메티오닌(methionine), 페닐알라닌(phenylalaine), 트레오닌(threonine), 트립토판(tryptophan), 발린(valine)

### 단백질의 질적인 분류

단백질을 분류하는 방법으로는 필수아미노산의 함량에 따라 완전단백질, 부분적 불완전단백질, 그리고 불완전단백질로 나누는 방법이 있다. 완전단백질은 생명체의 성장과 유지에 필요한 필수아미노산을 모두, 그리고 충분한 양을 가지고 있는 단백질로서 젤라틴을 제외한 거의 대부분의 동물성 단백질, 즉 육류, 가금류, 달걀, 우유 및 생선이 이에 속한다. 부분적 불완전단백질은 필수아미노산을 모두 가지고는 있으나 그 양이 충분하지 않거나 각 필수아미노산들이 균형 있게 들어 있지 않은 단백질을 말하며 이 범주에 속하는 단백질로는 견과류 및 대두단백질이 있다. 불완전단백질이란 생명을 유지하거나 어린이들이 성장하기에 충분한 양의 필수아미노산이 하나 혹은 그 이상 부족한 단백질을 말하며 젤라틴, 곡류, 두류 단백질 등이 여기에 속한다. 불완전단백질만 섭취해서는 동물의 성장과 유지가 어렵다.

### 2) 단백질의 소화

단백질의 소화는 구강의 기계적 저작을 거쳐 위에서 시작되며, 주로 소장에서 이루어진다. 위에 음식물이 들어오면 가스트린(gastrin)이 분비되고, 이 자극 호르몬은 위산(HCl)의 분비를 촉진하여 전구체 펩시노겐(pepsinogen)을 펩신(pepsin)과 레닌(lenin)으로 활성화시킨다. 이것은 단백질을 소화시키는 위액에 있는 강력한

효소로, 단백질(protein)이 작은 아미노산 단위인 펩톤(peptone)으로 분해되면 소장으로 이동한다. 위의 음식물이 소장의 첫 부분인 십이지장에 도달하면 콜레키스토키닌(cholecystokinin)이 분비되어 담낭과 췌장을 자극하여 활성인자인 엔테로키네이스(enterokinase) 분비를 촉진하여 전구체 트립시노겐(tripsinogen)을 트립신(tripsin)으로 활성화시킨다. 활성형 트립신은 단백질과 펩톤을 폴리펩타이드(polypeptide)와 다이펩타이드(dipeptide)로 분해한다. 또한 전구체인 카이모트립시노겐(chymotripsinogen), 프로카복시펩티데이스(procarboxypeptidase)를 카이모트립신(chymotripsin)과 카복시펩티데이스(carboxypeptidase)로 각각 활성화시킨다. 카이모트립신은 펩톤을 폴리펩타이드와 다이펩타이드로 분해하고, 카복시펩티데이스는 폴리펩타이드를 트라이펩타이드(tripeptide), 다이펩타이드와 아미노산(amino acid)으로 분해한다. 또한 소장벽에서는 아미노펩티데이스(iminopeptidase)와 다이펩티데이스(dipeptidase)가 분비되어 궁극적으로는 모든 펩타이드(peptide)를 아미노산으로 분해한다.

### 3) 당뇨병과 단백질 영양대사 장애

인슐린 부족으로 인해 단백질 합성에 장애가 오게 되어 단백질 분해가 촉진되고 아미노산이 간으로 운반되어 당이나 요소가 생성된다. 이것이 체중 저하의 원인이 된다. 이와 같이 당뇨병에서는 질소균형에 있어 (-)가 되나 단백질 공급이 충분하면 질소 균형이 (-)가 되지는 않는다. 조절되지 않은 중증의 당뇨병에서는 근육단백질의 이화작용이 항진된다. 아미노산 중 특히 간의 알라닌이 포도당 신생에 이용된다. 포도당 신생의 증가로 분해된 발린(valine), 류신(leucine), 이소류신(isoleucine) 등의 아미노산은 간에서 혈액으로 방출이 증가되며 그 결과 소변중에 질소 배설량이 늘어난다.

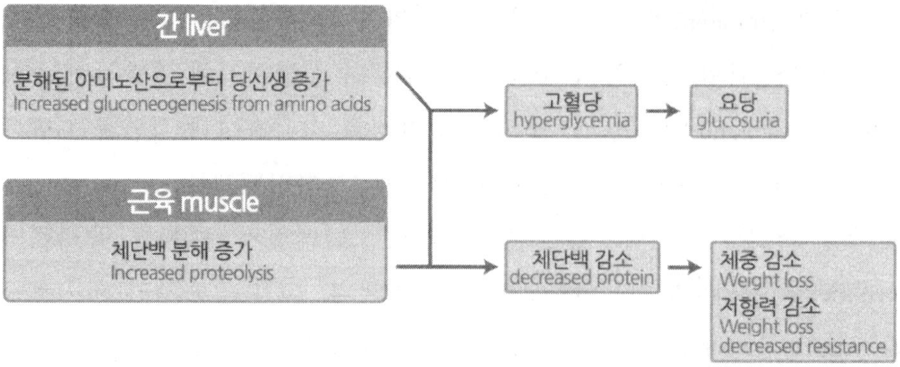


〈그림2-5〉 인슐린 부족 시 단백질 영양대사 장애

## 3. 지방과 영양대사 장애

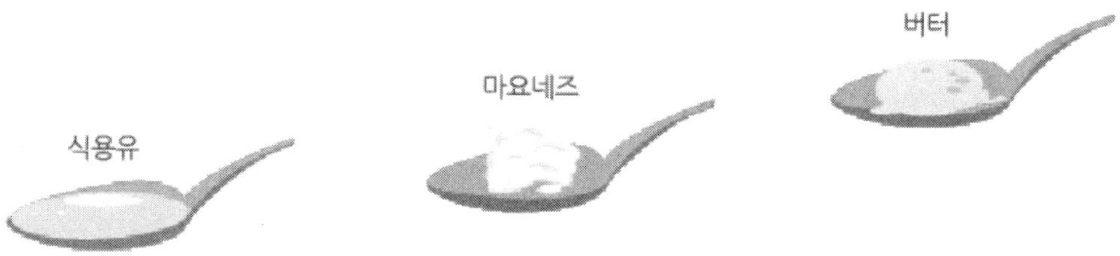


지방 식품

지방은 필수지방산과 지용성 비타민의 이용을 도우며, 향미성분을 녹여 식욕을 증진시키고 소화되는 속도가 늦어 만복감을 주는 매우 중요한 영양소이다. 지방은 1g당 9kcal의 열량을 낸다. 버터, 식용유, 라아드, 육류의 지방은 가시지방이고 깨, 호두, 잣, 배아 등에는 눈에 보이지 않는 지방이 다량 함유되어 있다.

### 1) 지방의 구조

지방의 기능은 외부의 온도변화로부터 몸의 온도를 보호하여 체온을 일정하게 유지하며, 여러 기관 밖을 둘러싸고 신체를 보호하는 역할을 한다. 지방을 적당히 섭취하면, 생리적 기능으로 필수 영양소(세포막, 뇌 조직, 신경조직, 호르몬과 담즙산 구성분)로 기능하며, 지용성 비타민(비타민 A, D, E, K)의 흡수 및 운반을 돕는다. 그러나 너무 많이 섭취하면 비만, 암, 동맥경화증 등의 만성질환을 일으키며, 특히 트랜스 지방, 포화지방산의 양을 줄여야 한다.

**지방의 구조**

지방은 글리세롤 1분자와 3개의 지방산과 결합되어 있다.

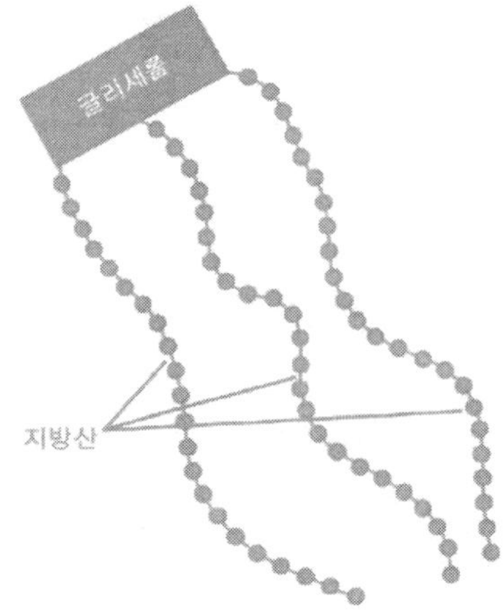


〈그림 2-6〉 지방 모형

### 지방산의 종류

지방산은 포화지방산과 불포화지방산이 있다. 포화지방산은 구성 탄소가 탄소, 수소와 포화된 상태로 연결되어 있으며, 동물성 식품, 코코넛류, 마가린 등에 함유되어 있고 체내에서 합성이 가능하다. 지방산의 탄소수가 10개 이하인 지방산은 실온에서 액체 상태이나, 그 이상이면 고체 상태이다. 동물성 지방에 다량 함유되어 있으며, 자연계에 가장 널리 분포하고 있는 지방산이다. 불포화지방산은 한 개 이상의 이중결합을 형성하며 리놀레산, 리놀렌산, 아라키돈산 등이 있다. 필수지방산 역할을 하며, 실온에서 액체 상태로 존재 한다. 신체 내 성장, 유지, 생리적 기능 수행 등을 하며 체내에서 합성되지 않는다.

### 시스형 지방산과 트랜스 지방산

마가린, 쇼트닝 등의 경화유(실온에서 고체인 기름)를 제조할 때 시스형 지방산에서 최대 40%의 트랜스지방이 생성되며, 고온에서 오래 튀길 때 식용유에서 발생하기도 한다. 불포화지방처럼 생겼으나 몸에서는 포화지방(동물성 지방)처럼 행동하여 심혈관계 질환의 유발, 콜레스테롤의 증가, 기억력과 집중력 저하, 두통과 건망증 등을 일으키며 건강을 해치는 것으로 알려져 있다.

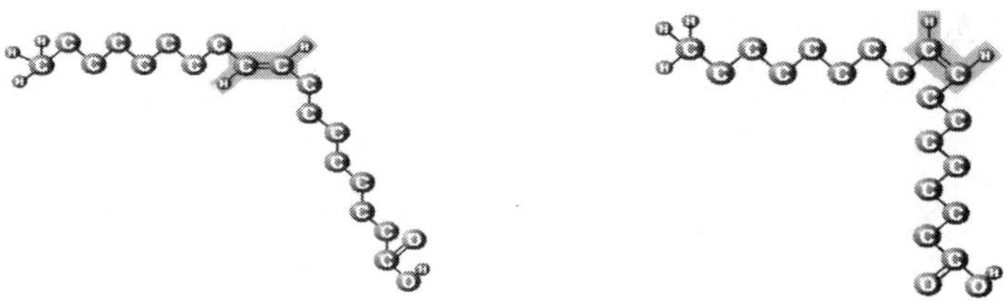

시스형 지방산 모형(올레산)　　　트랜스 지방산 모형(엘라드산)

〈그림2-7〉 시스형 지방산과 트랜스 지방산

**콜레스테롤**

고등 동물의 세포에 널리 존재하는 스테로이드 화합물로 몸에서 만들어지거나 식품을 통해서 섭취할 수 있으며 특히 뇌, 신경조직에 많다. 세포막을 구성하는 주요 성분이며 신경조직에 많이 함유되어 있다. 비타민 D, 성호르몬, 담즙산 등이 만들어지며 동물성 식품으로만 먹는다. 주로 오징어, 달걀, 새우, 굴, 간류에 많이 들어 있다. 콜레스테롤은 좋은 콜레스테롤(HDL, 고밀도 지단백)과 나쁜 콜레스테롤(LDL, 저밀도 단백질)로 구별되어, 나쁜 콜레스테롤은 혈액 속의 찌꺼기가 되어 고혈압과 동맥경화증(혈관벽이 딱딱해 지는 질환)의 원인이 된다.

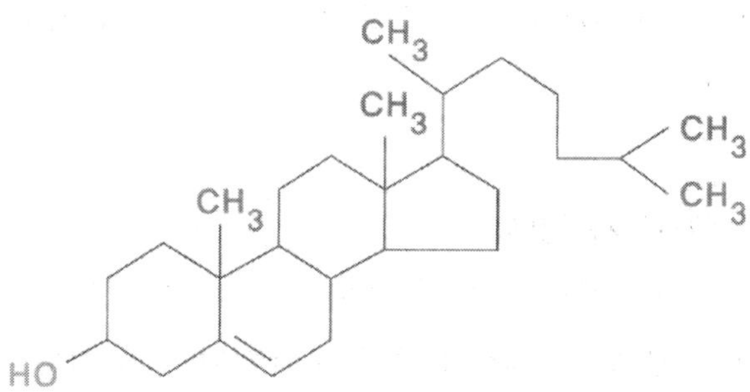


〈그림2-8〉 콜레스테롤의 구조

### 2) 지방의 소화

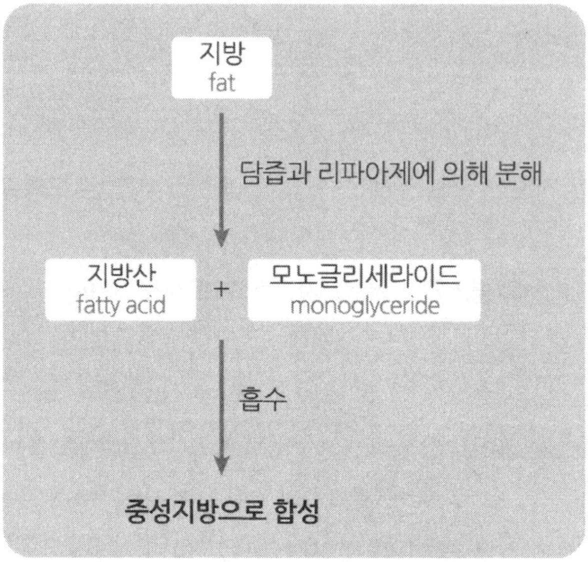


〈그림2-9〉 지방의 소화와 흡수

중성지방은 콜레스테롤, 단백질, 인지질 등과 결합하여 카일로마이크론을 형성한다. 콜레스테롤은 지단백질인 VLDL(Very Low Density Lipoprotein, 초저밀도지단백질), LDL (Low Density Lipoprotein, 저밀도지단백질), HDL(High Density Lipoprotein, 고밀도지단백질)등의 구성성분이다.

### 3) 당뇨병과 지방 영양대사 장애

인슐린 부족으로 근육세포에 포도당 유입이 어려워 필요한 에너지의 95%까지를 유리지방산에서 얻게 되며 지방조직의 중성지방이 분해되므로 유리지방산이 많이 생성되어 혈중으로 나가게 된다. 혈액으로 유입된 지방산은 이상지질혈증을 일으키며, 혈액 중의 콜레스테롤은 간에서 그 합성이 증가되고 파괴가 감소됨으로써 상승한다. 그러므로 당뇨병에서는 지방대사의 이상으로 혈관장애 또는 동맥경화증 등의 합병증이 생길 수 있다. 지방산은 간조직에 운반되어 산화되며 에너지원으로 되나 그 한계를 초과하게 되면 케톤체 합성이 항진되고 혈중으로 케톤체가 방출된다. 그 결과 입에서 아세톤체 냄새가 나고 소변으로 배설된다. 케토시스(ketosis)는 혈중에 아세톤(acetone), 아세토아세테이트(acetoacetate), $\beta$-하이드록시 부트레이트($\beta$-hydroxybutyrate)의 함량이 높아진 상태를 말하며 당뇨병의 대표적 대사 장애이다. 혈액의 pH는 저하되어 산혈증(acidosis)가 된다. 산혈증이 심하면 뇌기능이 저하되고 당뇨병 혼수상태가 된다.

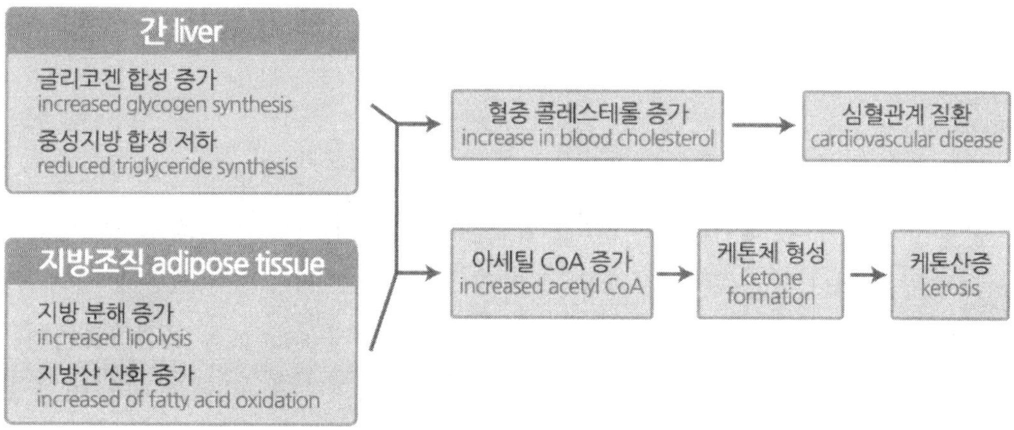


〈그림2-10〉 인슐린 부족 시 지방 영양대사 장애

## 4. 무기질 및 비타민과 영양대사 장애

### 1) 무기질

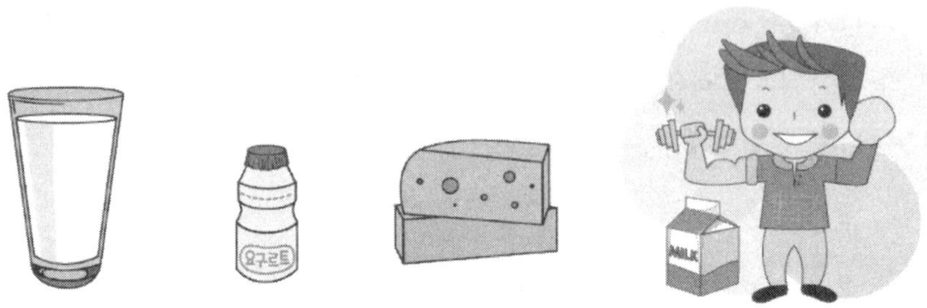


무기질 식품

식품을 태우면 유기물은 모두 타고 재가 남게 되는데, 이를 회분이라고도 한다. 회분 속에는 여러 종류의 무기질이 함유되어 있는데 다량 무기질로 칼슘, 인, 황 등이 있고 미량 무기질로 철, 요오드, 아연 등이 있다. 이들 무기질은 신체의 구성 성분이 되며 여러 가지 대사의 조절작용을 한다. 무기질은 신체 구성성분이며, 칼슘 부족은 뼈의 구성에 영향을 주어 골다공증, 골연화증 등이 발생한다. 무기질은 유기물이 아니므로 에너지를 생산하는 열량원은 아니지만 에너지를 내는데 꼭 필요한 효소의 구성성분이 되거나 물질 조절작용을 하거나 신체의 구성성분이 된다. 무기질 식품으로는 채소와 과일, 우유 및 유제품류, 뼈째 먹는 생선 등을 들 수 있다.

### 2) 비타민

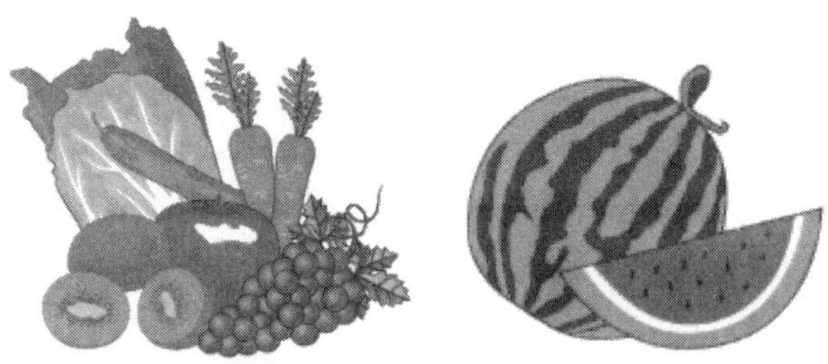

비타민 식품

비타민은 미량이지만 꼭 필요한 유기물질로 신체 내에서 대사의 조절작용을 한다. 기름에 녹는 지용성 비타민과 물에 녹는 수용성 비타민으로 구분하는데 부족할 경우 결핍증이 쉽게 나타난다. 예를 들어 비타민A가 부족하면 야맹증이나 피부의 각질화가 일어나고, 비타민$B_1$ 이 부족하면 각기병이나 피로감, 식욕부진이 나타나고, 비타민C가 부족하면 괴혈병이 나타나게 된다. 그러나 많은 경우 한가지만의 영양소 부족보다는 단백질, 철, 아연, 엽산, 비타민$B_{12}$ 등의 복합적인 영양소의 부족이 빈혈을 발생시키므로 균형 잡힌 식사가 중요하다. 비타민류가 풍부한 식품으로는 간류, 과일, 채소, 곡류의 배아나 우유 및 유제품류 등을 들 수 있다.

### 3) 물

물은 신체 중에서 가장 많은 부분을 차지하는데 성인은 체구성 성분의 약 60~70%가 물이다. 각 조직마다 물을 함유하는 정도가 다른데 근육은 72%, 뼈는 25%, 치아는 10%, 지방세포는 20~35%정도의 물을 함유하고 있다. 물은 대부분의 식품에 함유되어 있으며, 과일과 채소에는 70~90%, 육류에도 60~80%가 들어 있으며, 마시는 액체로도 물을 공급받는다.

### 4) 인슐린 부족과 수분 및 전해질 대사

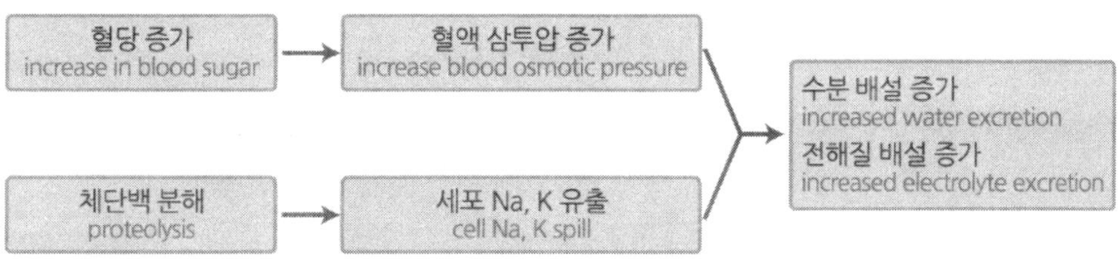


〈그림2-11〉 인슐린 부족 시 수분과 전해질 영양대사 장애

# 제 3 장
# 에너지 대사와 당뇨병의 케톤체 생성

## 1. 에너지 대사

식품에 들어있는 3대 영양소인 탄수화물, 단백질, 지방이 체내에서 여러 가지 생리적인 대사를 통하여 에너지를 내어 생명을 유지하고 정상적인 생활을 유지하게 된다. 탄수화물은 체내에서 1g당 4kcal, 단백질은 1g당 4kcal 그리고 지방은 9kcal를 내게 된다.

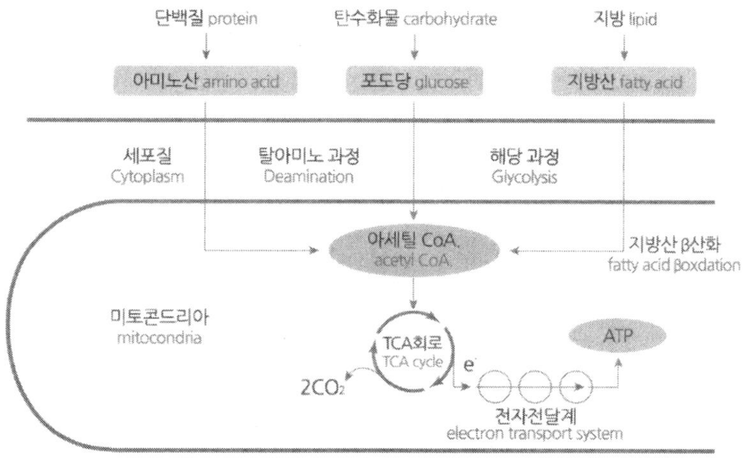


〈그림3-1〉 에너지 대사 개요

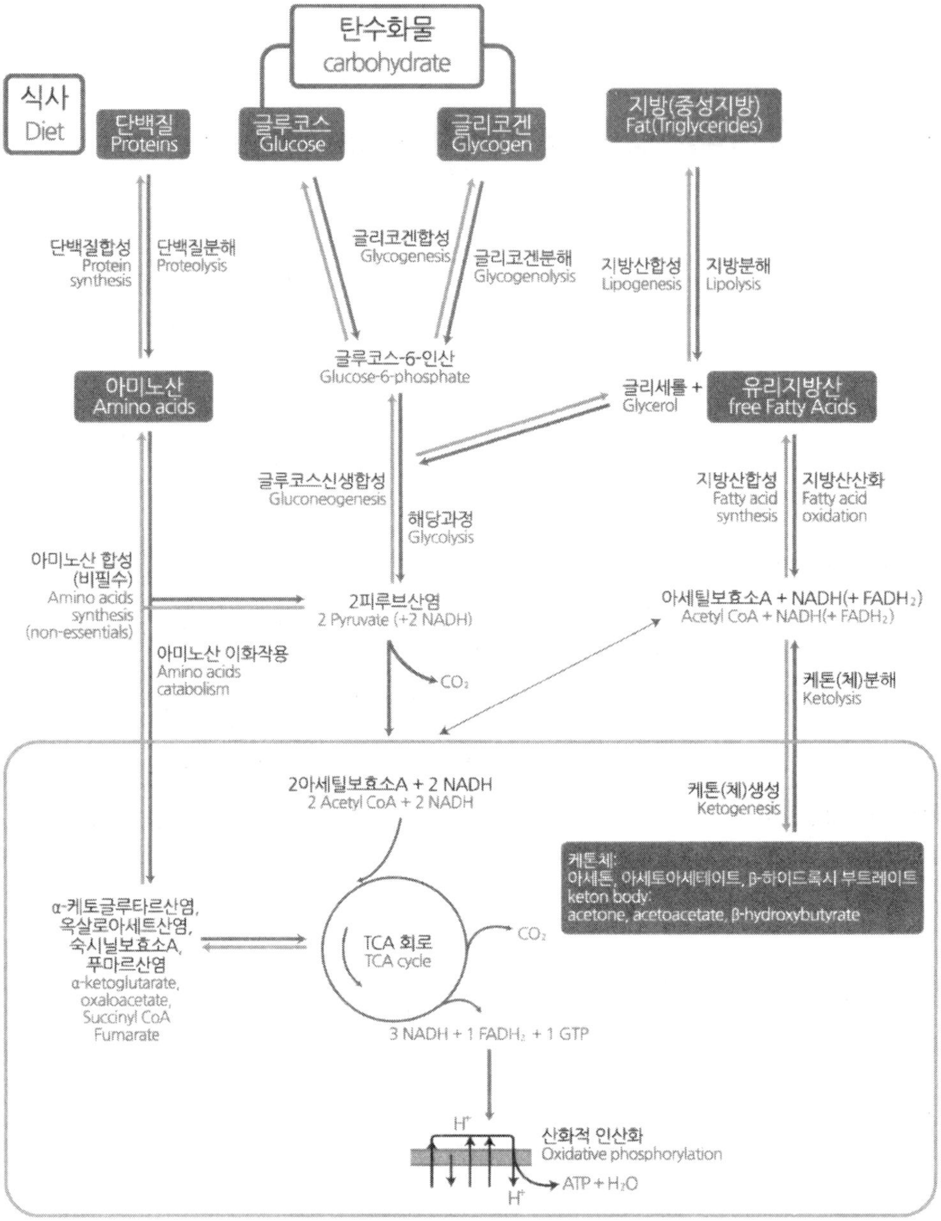


〈그림3-2〉 3대 영양소의 영양대사

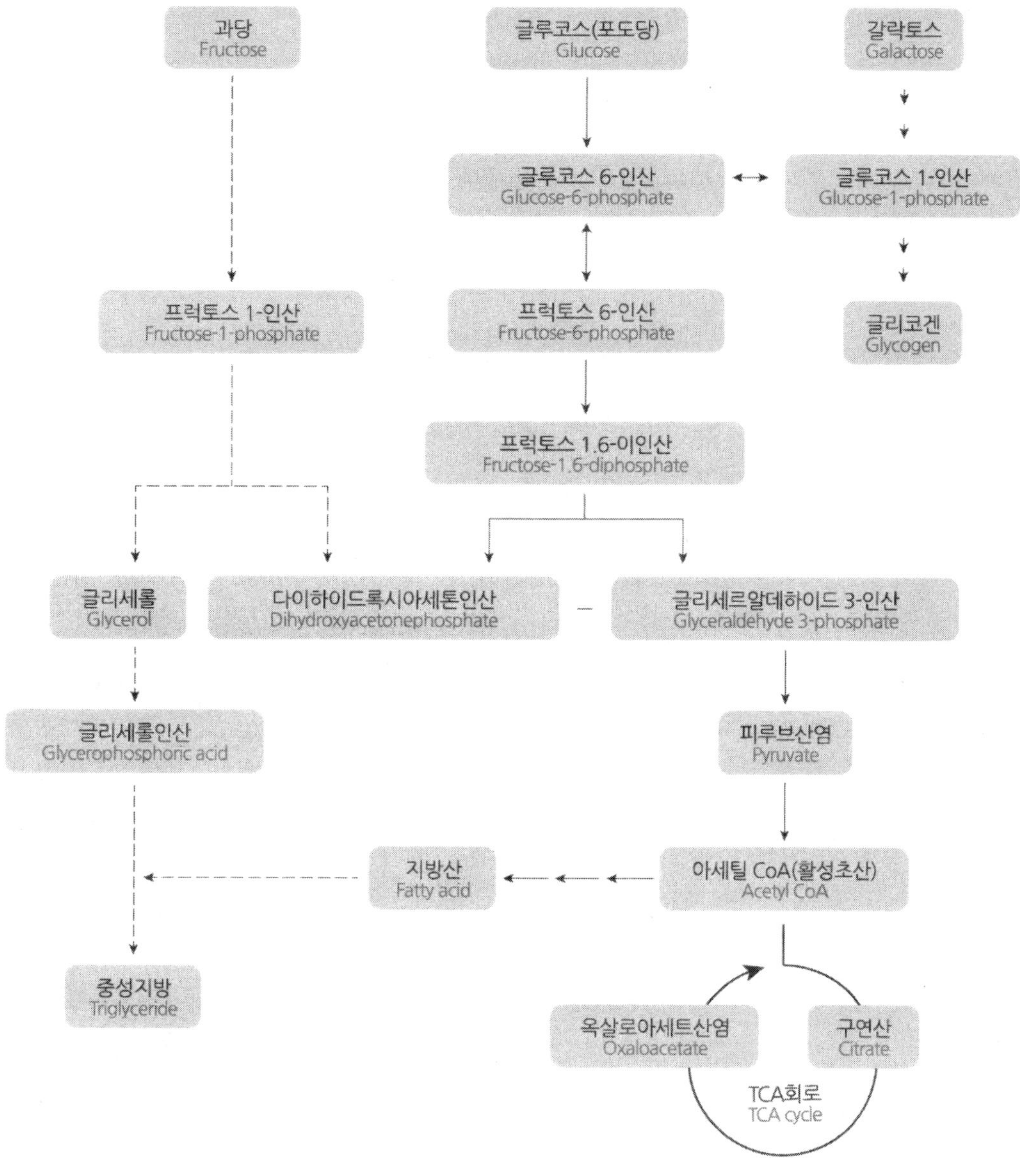


〈그림3-3〉 과당, 포도당, 갈락토스의 대사 경로

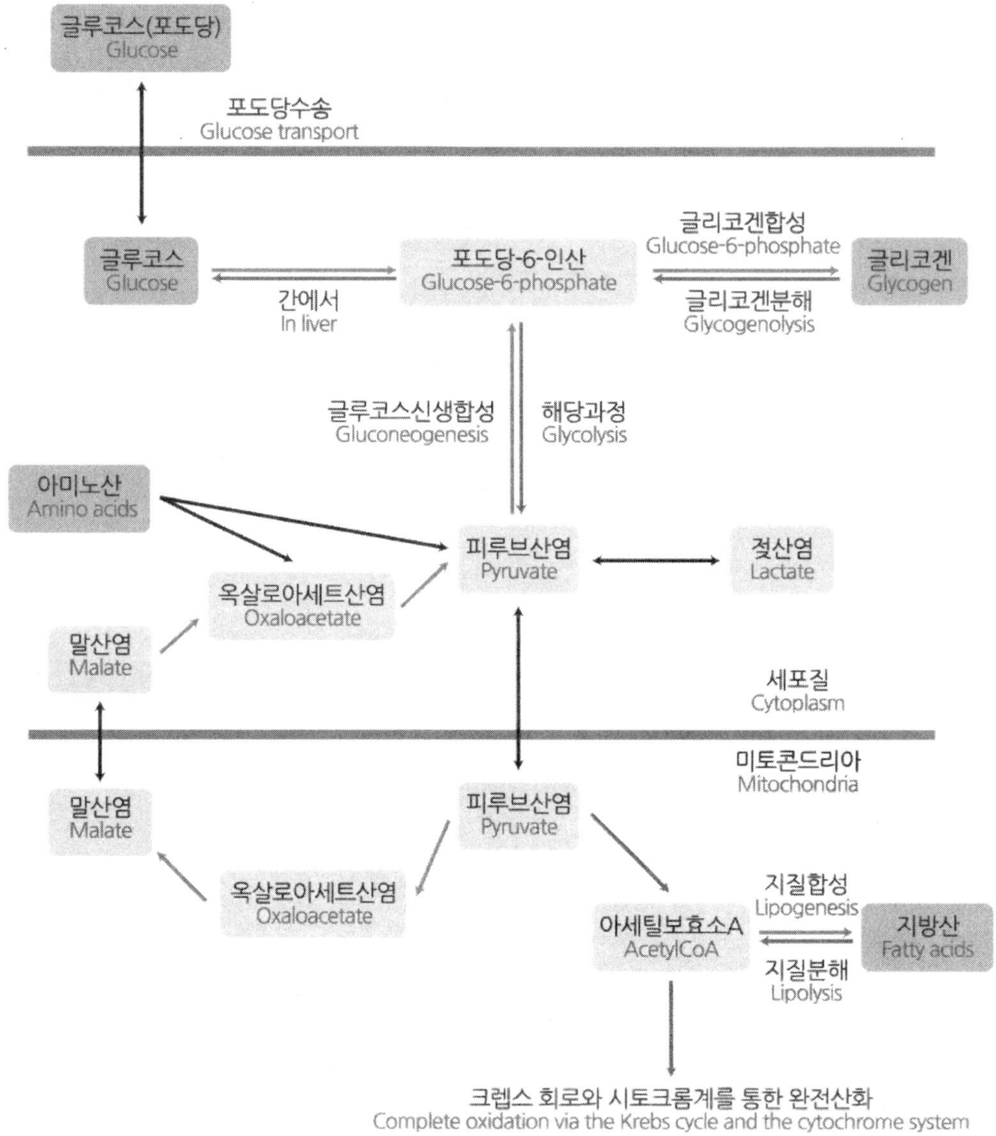


〈그림3-4〉 포도당의 대사과정

## 2. 당뇨병의 케톤체 생성

지방산은 간조직에 운반되어 산화되며 에너지원으로 되나 그 한계를 초과하게 되면 케톤체 합성이 항진되고 혈중으로 케톤체가 방출된다.

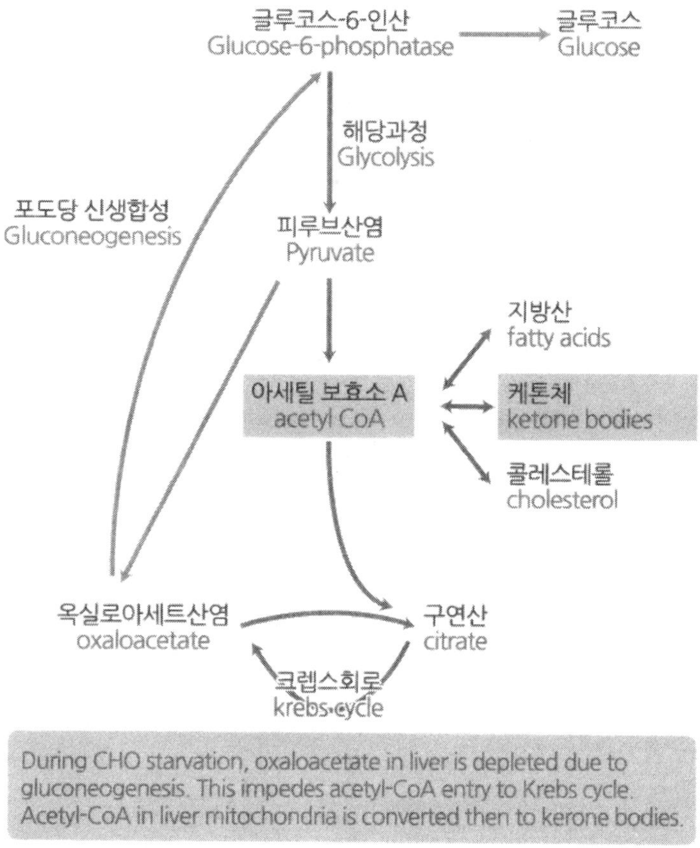


〈그림3-5〉 케톤체 생성

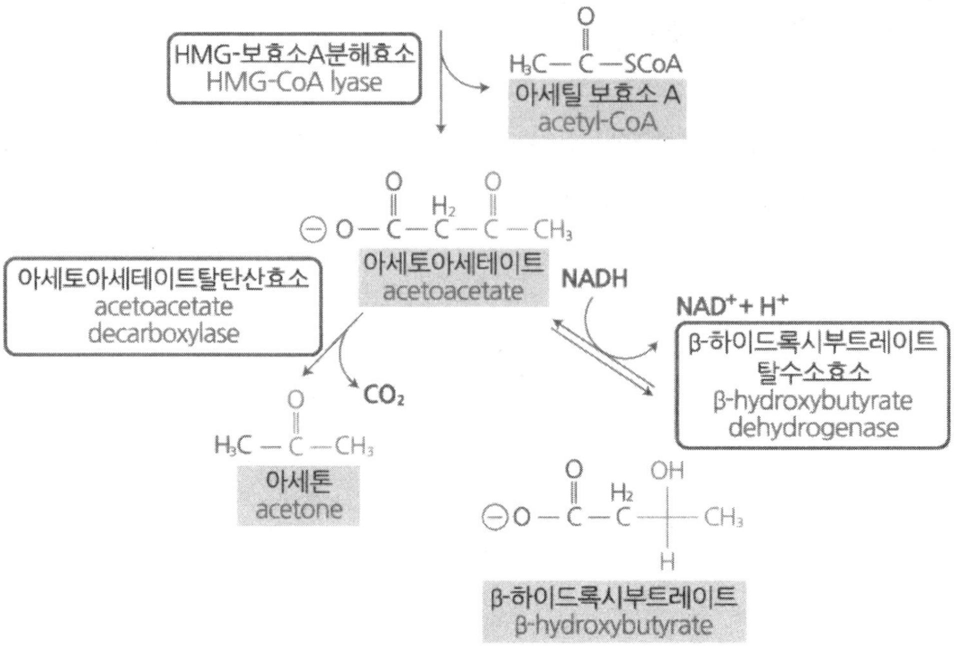


〈그림3-6〉 케톤체 (keton bodies)

제 4 장

# 당뇨병의 합병증

당뇨병의 관리를 잘 하지 못하여 고혈당이 지속되고, 유병기간이 길어지면 합병증이 생기게 되어 삶의 질을 떨어뜨리게 된다.

〈표4-1〉 당뇨병의 합병증과 주요증상

<table>
<tr><td rowspan="8">당뇨병</td><td rowspan="2">신경장애</td><td>말초신경 장애</td><td>손발 마비<br>신경통<br>근육통<br>근력 감소</td></tr>
<tr><td>자율신경 장애</td><td>배뇨배변 이상<br>발한 이상<br>기립성 저혈압<br>성기능 장애</td></tr>
<tr><td rowspan="2">혈관장애</td><td>미세혈관 장애</td><td>신증<br>신경증<br>망막증</td></tr>
<tr><td>동맥경화증</td><td>하지의 동맥경화<br>심근경색<br>협심증</td></tr>
<tr><td>수정체의 변성</td><td colspan="2">백내장</td></tr>
<tr><td>케토시스</td><td colspan="2">혼수</td></tr>
<tr><td>저항력감소</td><td colspan="2">급•만성 감염증</td></tr>
<tr><td>지방축적</td><td colspan="2">지방간</td></tr>
</table>

## 1. 급성 합병증

당뇨병의 급성 합병증은 혈액 속의 포도당 농도가 너무 높아서 나타나는 현상으로 고혈당 혼수나 케톤산증이 있으며, 반대로 포도당 농도가 너무 낮거나 인슐린이 너무 많아서 생기게 되는 저혈당이 나타난다.

### 1) 저혈당증

저혈당증은 경구용 혈당강하제나 인슐린 주사를 과다 사용하거나 심한 운동 등으로 혈당이 70mg/dL이하로 저하되는 가장 흔히 나타나는 부작용이다.

끼니를 거르거나 식사시간이 늦어진 경우, 끼니에 음식을 조금 먹은 경우, 설사 또는 구토, 평소에 비해 운동량이 많거나 일을 많이 한 경우, 과도한 음주 또는 빈속에 술을 마신 경우 혹은 혈당강하제나 인슐린을 너무 많이 사용한 경우 등이다.

저혈당의 가벼운 증상은 어지러움, 불안감, 안절부절 못함, 신경질, 의식이 흐려짐, 심장이 빨리 뜀, 입술과 혀의 감각이 이상해짐, 허기짐 등의 증상이 있을 수 있다. 좀 더 심한 증상으로는 졸리거나, 두통, 이유 없는 행동의 변화, 눈이 침침해지거나, 메스꺼움, 이유 없는 노여움이나 슬픔, 몸을 제대로 가누지 못하는 증상이 있을 수 있다. 더 심한 증상으로는 경련, 의식을 잃거나, 혼수상태에 빠지게 된다.

저혈당증이 오면 당질(탄수화물)을 함유하고 있는 음료수나 음식물을 섭취한다. 15g의 포도당은 20분 안에 약 40mg/dL의 혈당을 올릴 수 있으며, 20g의 포도당은 45분 안에 약 65mg/dL의 혈당을 올린다.

**▸단순 당질 15~20g 에 해당하는 음식의 예**

설탕이나 꿀 1숟가락 15g
사탕 3~4개
주스 또는 탄산음료 1컵

### 2) 당뇨병성 케톤산혈증 혼수

이 합병증은 주로 인슐린 의존형 당뇨병 환자에게 잘 일어나는데 수술, 질병, 부상 등의 스트레스, 당질 식품의 과잉섭취와 인슐린 부족이 그 원인이다. 인슐린 부족으로 인해 세포내 포도당이 부족하여 포도당을 이용하여 충분한 에너지를 낼 수 없다.

그러므로 간에서는 포도당 대신에 지방산이 대사되어 과량의 아세틸-coA가 생성되지만 TCA회로에 들어가지 못하고 간의 미토콘드리아에서 산화 대신에 서로 축합하여 케톤체를 생성하게 된다. 생성된 케톤체는 혈액을 통해 세포로 공급하여 각 세포에서는 포도당을 대사하는 대신에 케톤체를 에너지원으로 사용하게 된다. 인슐린이 부족하고, 글루카곤, 코티솔 및 성장호르몬 등의 인슐린 길항호르몬이 증가한 경우 간에서 다량 생성된다.

케톤체는 혈당이 심하게 올라가고 케톤체가 많이 생기는데 케톤체는 강한 산성(pH 7.2 이하)이므로 혈액을 산성화시키고 소변에 케톤체가 나오며 환자는 혼수상태에 빠지는 심각한 상태이다<그림4-1>.

▸ 케톤체(keton body)

**아세톤(acetone), 아세토아세테이트(acetoacetate),**
**β-하이드록시부트레이트(β-hydroxybutyrate)**

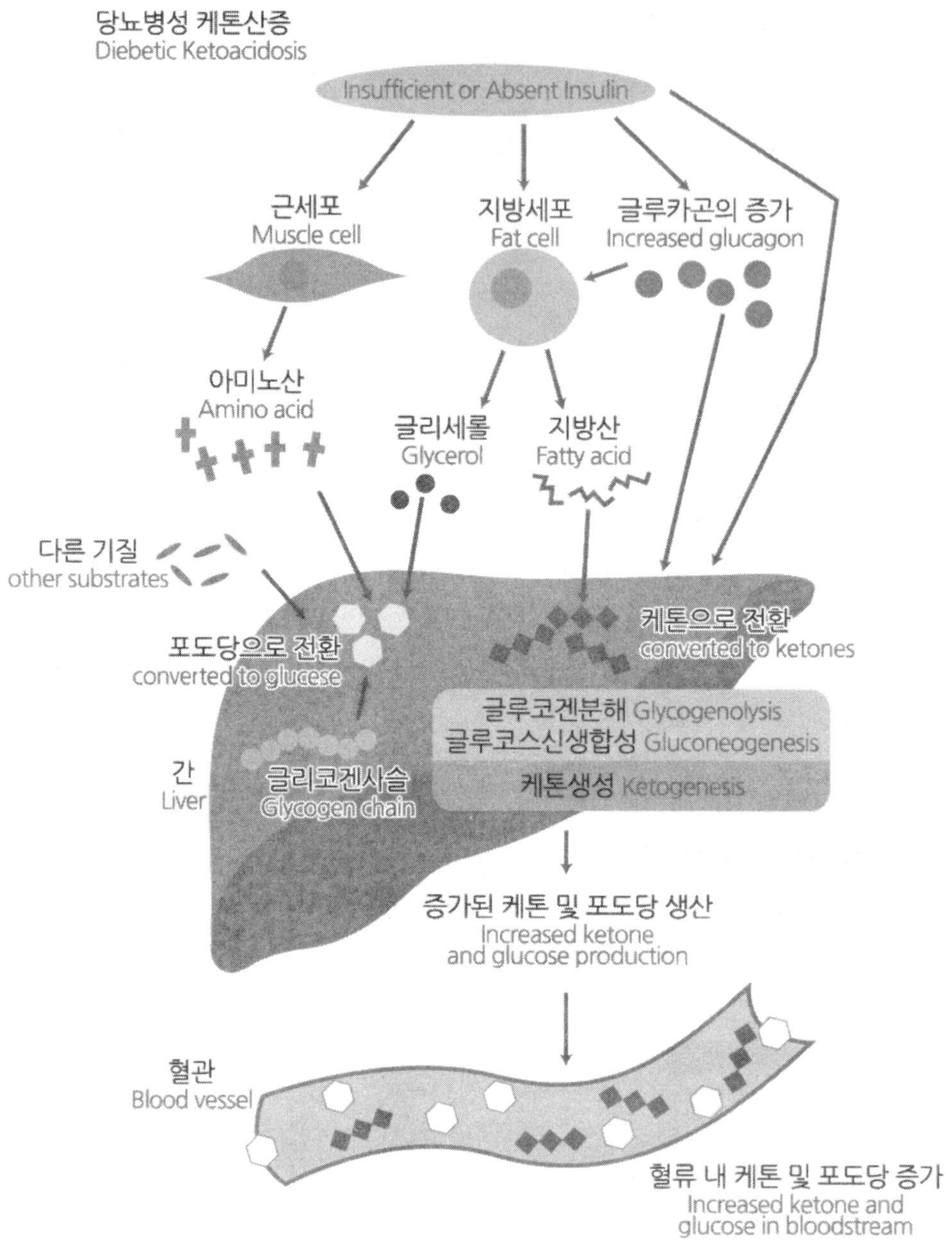


〈그림4-1〉 인슐린 부족으로 인한 당뇨병성 케톤산증

(diabetic ketoacidosis)

### 3) 비케톤성 고삼투압 혼수

이 합병증은 주로 인슐린 비의존형 당뇨병 환자에게 잘 생기는데 혈당이 심하게 올라가서 그 결과로 소변으로 많은 양의 물이 빠져나가는데 불구하고 충분한 양의 물을 섭취하지 못하는 것이 원인이다. 심한 탈수로 인해 체중이 감소되고 혈압이 떨어지며 중등도의 체온상승을 보이는 경우도 있다. 의식 손실이 심하지 않은 경우 보리차 등의 맹물을 다량 공급하면서 신속하게 병원으로 이송하여 응급치료를 받지 않으면 사망률이 40~50%에 달하는 매우 위험한 당뇨병의 급성합병증이다.

### 4) 기타 혼수

당뇨병이 있을 때 심해지기 쉬운 동맥경화증으로 인하여 뇌경색증이 와서 혼수상태에 빠지는 경우도 있고, 유산혈증이 생기거나 신장 합병증이 심해져 신부전 상태가 되어도 혼수상태가 되기도 한다.

## 2. 만성 합병증

### 1) 당뇨병의 눈 합병증

고혈당은 신체내의 미세혈관을 막거나 출혈을 일으켜 실명에 이르게 할 수도 있다. 망막의 이상으로 당뇨병성 망막증, 백내장, 외안근마비와 녹내장 등이 생기게 된다.

### 2) 당뇨병성 신장 합병증

신장 합병증은 눈의 합병증, 신경 합병증과 함께 당뇨병의 3대 만성 합병증으로 인슐린 의존형 당뇨병의 경우 20~40%정도에서, 인슐린 비의존형 당뇨병의 경우 10~20%정도에서 발생한다.

### 3) 동맥경화증

고혈당, 제2형 당뇨병(NIDDM)시 흔히 나타나는 인슐린 과다 현상, 이상지질혈증 등과 고혈압, 비만증 등에 의해 동맥경화증이 생기기 쉽다. 그리하여 동맥경화증으로 인해 심근경색, 뇌졸중 등이 발생하기 쉽다. 뇌나 심장의 대혈관이 막히면 뇌경색과 동맥경화 심근경색 등의 치명적인 합병증 발생할 수 있다.

### 4) 당뇨병의 신경합병증

당뇨병을 오래된 사람 중에 손발이 감각이 무뎌지거나 저리는 경우가 종종 있는데 이것은 혈당이 높은 채로 오래 지나 신경에 합병증이 생겼기 때문이다. 증상으로는 감각 신경이상인 경우 감각이 무뎌지고 손발이 저리며, 운동신경에 이상이 있는 경우에는 하지의 근육이 약해지거나 눈의 움직임에 문제가 생길 수 있다. 자율신경에 이상이 있는 경우 기립성 저혈압, 빈맥, 변비, 설사, 위무력증, 배뇨 장애, 성기능 장애(남성의 경우) 등의 다양한 증상이 올 수 있다.

### 5) 당뇨병의 치아 합병증

당뇨병이 있는 사람들은 이와 잇몸의 병이 쉽게 생기고, 한 번 병이 생기면 잘 낫지 않으며, 그 결과 다른 사람들보다 이를 쉽게 잃어 틀니를 하는 경우가 많다.

### 6) 당뇨병과 고혈압

인슐린 비의존형 당뇨병이 있는 사람, 신장에 합병증이 생긴 인슐린 의존형 당뇨병이 있는 사람의 경우에는 혈압이 높은 경우가 많다. 고혈압이 있으면서 당뇨병이 있으면 사망 위험성이 크게 높아진다.

### 7) 말초조직의 괴사

당뇨병 환자의 손끝이나 발가락에 괴사가 잘 생기는 이유는 고혈당, 동맥경화증으로 손끝이나 발가락에 혈액순환이 잘 되지 않고, 신경에 오는 합병증의 영향으로 피부의 감각이 둔해져 상처가 잘 생기며 혈당이 잘 조절되지 않는 경우에는 세균이 감염되는 일이 훨씬 많기 때문이다. 그리고 발에 잘 맞지 않는 신발, 감염, 발에 대한 무관심, 군살이나 티눈 등도 원인이 될 수 있다.

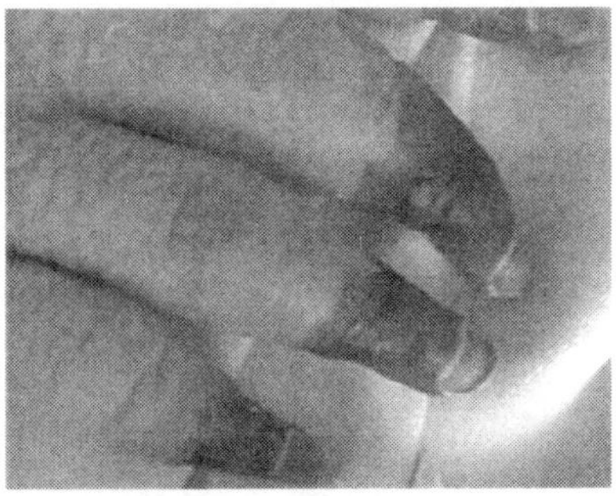

〈그림4-2〉 손의 괴사

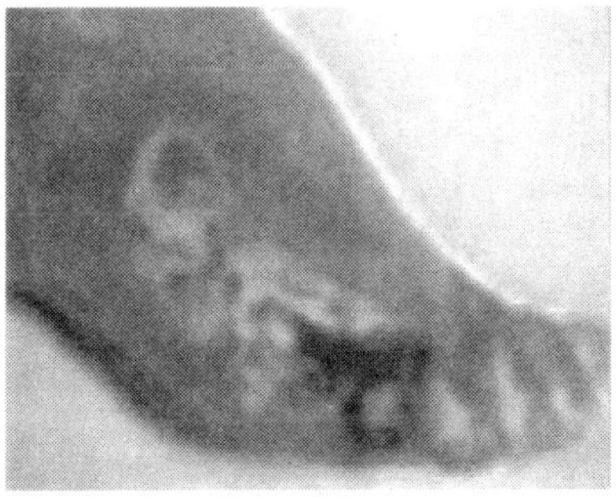

〈그림4-3〉 발의 괴사

# 제 5 장 비만도 평가

## 1. 비만이란?

비만(obesity)은 단순히 체중이 증가되는 것만이 아니라 체내에 지방 축적이 많아 체중 증가가 된 것을 말한다. 표준체중을 기초로 10~20% 많으면 과체중, 20% 이상이면 비만이라고 한다. 사람의 체지방은 성별에 따라 다르며, 일반적으로 정상인은 체지방량이 남자는 15~18%, 여자는 18~24%일 때이고, 비만인 경우의 체지방량은 남녀가 각각 20%, 30%이상일 때를 말한다.

일반적으로 비만이란 체중이 적정 수준보다 과다한 상태로 증가된 것이다. 즉 소비되지 않고 남은 과잉의 에너지가 체지방으로 축적되어 있는 상태이다.

칼로리 섭취량 > 칼로리 소비량

일반적으로 유아기에서 사춘기까지 나타나는 비만을 소아비만이라고 한다. 성인 비만이 단순히 지방세포의 크기가 보통 크기보다 훨씬 커지는데 반해 소아비만은 지방세포의 크기뿐만 아니라 비만세포수도 증가해 고도비만이나 복부비만 등 심각성이 더욱 높다. 그리고 비만의 경우에 발생하는 합병증이 가장 큰 문제로, 당뇨병 및 이상지질혈증 등에 정상인 사람보다 걸릴 확률이 높고 신장질환, 관절

질환, 그리고 여성의 경우 생리불순, 불임의 원인이 된다. 만성질환으로 인한 사망률과 수술의 위험성도 더 높아질 뿐만 아니라 정신건강에도 영향을 미치게 된다.

## 2. 비만 평가

비만이란 단순히 체중이 많이 나가는 것이 아니고 신체에 지방이 많이 쌓인 것이므로 비만을 판정할 때에 체격지수보다는 체지방의 양과 체지방의 분포를 측정하여 개인의 문제점을 구체적으로 알고 관리하도록 하는 것이 이상적이다.

〈표5-1〉 비만의 평가기준

| 구분 | 비만 판정기준 |
|---|---|
| 체질량지수 백분위수 | 성장기 아동 ≥ 95 백분위수 |
| 상대체중(이상체중비) | ≥ 120% |
| 허리-엉덩이둘레비 | 남자 : ≥ 0.90, 여자 : ≥ 0.85 |

### 1) 체지방 비율 측정

〈표5-2〉 체지방량(%)에 따른 비만 판정기준

| 구분 | 정상 | 경계 | 비만 | 심한비만 |
|---|---|---|---|---|
| 성인 남자(%) | 8 ~ 16 | 17 ~ 20 | 21 ~ 30 | 31 이상 |
| 성인 여자(%) | 20 ~ 25 | 26 ~ 30 | 31 ~ 35 | 36 이상 |

### 2) 체지방 분포 평가

체지방의 부위별 분포를 나타내는 지표로서, 허리둘레/엉덩이둘리 비(WHR, waist-hip ratio)가 남자의 경우 0.95 이상이고 여자의 경우 0.85 이상이면 복부비만으로 판정한다. 허리둘레 수치는 복부지방량 및 심혈관계 합병증의 발생 빈도와 일치하는 것으로 나타나 최근에는 허리둘레 수치만으로 복부 비만을 판정하고 있으며 우리나라의 판정기준은 남자는 90cm이상, 여자는 85cm이상이다.

〈표5-3〉 복부 비만 판정기준

| | WHO | 아시아-태평양 지침 | 대한비만학회 |
|---|---|---|---|
| 남성 | > 102cm | > 90cm | > 90cm |
| 여성 | > 88cm | > 80cm | > 85cm |

### 3) 체격지수에 대한 평가

**체질량지수**

체질량지수(body mass index, BMI)는 체격지수 중 체지방률과 상관성이 커서 가장 널리 사용되고 있는 방법으로 체중(kg)/신장(m)²으로 계산한다.

〈표5-4〉 세계보건기구(WHO) 성인 체질량지수의 비만 판정

| 분류 | 체질량지수(kg/m²) | 비만 관련질환의 위험 |
|---|---|---|
| 저체중 | < 18.5 | 낮음 |
| 정상체중 | 18.5～24.9 | 보통 |
| 과체중 | ≥25.0 | 위험 증가 |
| 비만 1단계(obese class I) | 30.0～34.9 | 중등도 위험 |
| 비만 2단계(obese class II) | 35.0～39.9 | 심한 위험 |
| 비만 3단계(obese class III) | ≥40.0 | 극심한 위험 |

<표5-5> 한국인에서 체질량지수와 허리둘레와 동반질환 위험도

| 분류 | 체질량지수(BMI) (kg/m2) | 허리둘레에 따른 동반질환의 위험도 | |
|---|---|---|---|
| | | 〈 90cm(남자) 〈 85cm(여자) | ≥ 90cm(남자) ≥ 85cm(여자) |
| 저체중 | < 18.5 | 낮음 | 보통 |
| 정상체중 | 18.5~22.9 | 보통 | 약간높음 |
| 과체중 (비만전단계, 위험체중) | 23~24.9 | 약간높음 | 높음 |
| 비만 1 단계(obese class I) | 25.0~29.9 | 높음 | 매우높음 |
| 비만 2 단계(obese class II) | 30~34.9 | 매우높음 | 가장높음 |
| 비만 3 단계(obese class III) | ≥35 | 가장높음 | 가장높음 |

출처: 대한비만학회, 비만 진료지침 8판 (2022)

### 소아청소년의 경우

소아청소년의 경우에는 소아청소년 표준성장도표, 질병관리본부의 체질량지수 백분위수에 의해 체중정도를 판정한다. 대상자의 성별과 연령에 따라 아래의 판정기준에 따라 판정하게 되며, 체질량지수 백분위수가 50 백분위수일 때를 표준체질량지수로 정의하였다.

<표5-6> 소아 청소년의 체중판정

| 저성장(저체중) | ~ 10% 미만 |
|---|---|
| 정상 | 10% ~ 85% 미만 |
| 과체중 | 85% ~ 95% 미만 |
| 비만 | 95% 이상이거나 BMI 25이상 |

〈표5-7〉 소아청소년의 체중판정과 비만기준

| 소아청소년의 경우(20세 미만인 경우) | |
|---|---|
| 체중정도 | 판정기준 |
| 저성장(저체중) | ~10 퍼센타일 미만 |
| 정상체중 | 10~85 퍼센타일 미만 |
| 과체중 | 85~95 퍼센타일 미만 |
| 비만 1단계 | 95퍼센타일 이상이거나<br>BMI가 25이상~30미만 |
| 비만 2단계 | BMI가 30이상~40미만 |
| 비만 3단계 | BMI가 40이상 |

제 6 장

# 혈압과 영양생화학적 검사

영양 생화학적 검사는 혈액이나 소변 내 영양소 성분의 함유량, 체내 영양소 상태에 영향을 받는 효소, 대사물질 및 호르몬 등을 채취, 분석하여 영양상태를 판정한다.

## 1. 혈압의 진단

WHO의 기준에 따른 혈압기준의 분류는 <표6-1>과 같다.

〈표6-1〉 혈압기준의 분류(WHO/ISH 1999년)

| 분 류 | 수축기(mmHg) | 확장기(mmHg) |
|---|---|---|
| 최적혈압 | < 120 | < 80 |
| 정상혈압 | < 130 | < 85 |
| 높은 정상혈압 | 130~139 | 85~89 |
| 1도 고혈압(경증) | 140~159 | 90~99 |
| 경계형 | 140~149 | 90~94 |
| 2도 고혈압(중등증) | 160~179 | 100~109 |
| 3도 고혈압(중증) | 180 | 110 |
| 수축기 고혈압 | 140 | < 90 |
| 경계형 | 140~149 | < 90 |

※ 수축기와 확장기 혈압이 다른 분류에 해당하면 보다 높은 쪽의 분류를 채택한다.

## 2. 영양생화학적 검사

영양상태판정에 사용하는 생화학적 분석항목과 참고치의 범위를 나타내고 있는데 검사방법에 따라 참고치의 범위가 약간 달라질 수 있다.

〈표6-2〉 영양상태 판정에 사용하는 생화학적 분석항목과 참고치 범위

| 영양소 | 검사항목 | 참고치 범위 |
|---|---|---|
| 당질 | 공복 혈당 | 70~110mg/dL |
| | 당화혈색소(HbA1c) | 3.7~6.4% |
| 단백질 | 총단백질 | 6~8.4g/dL |
| | 알부민(albumin) | 3.5~5.0g/dL |
| | 글로부린(globulin) | 2.3~3.5g/dL |
| 지질 | 총 콜레스테롤 | <200mg/dL |
| | 중성지질 | 40~150mg/dL |
| | LDL-콜레스테롤 | <130mg/dL |
| | HDL-콜레스테롤 | >40mg/dL |
| 철 | WBC 백혈구 | 4.0~10.0천/㎣ |
| | RBC 적혈구 | (남)4.5~6.0 (여)4.0~5.5백만/㎣ |
| | Hb 혈색소(헤모글로빈) | (남)14~18g/dL, (여)12~16g/dL |
| | Hct 적혈구용적(헤마토크릿) | (남) 40~54%, (여) 37~47% |
| | RDW 적혈구분포계수 | 11.8~14.8% |
| | MCV 평균혈구용적 | 80~100fl |
| | MCH 평균혈구혈색소 | 26~34pg |
| | MCHC 평균혈구혈색소농도 | 32~ 3 6 g/dL |
| | Platelet 혈소판 | 140~400천/㎣ |
| | Neutrophil 호중구 | 36~66% |
| | Lymphocyte 림프구 | 22~40% |
| | Monocyte 단구 | 2~10% |
| | Eosinophil 호산구 | 0~4% |
| | Basophil 호염기구 | 0~1% |
| | 트렌스페린 | 180~260mg/dL |
| | 철 | 70㎍ 이상/dL |
| | 총철결합능력(TIBC) | 150~336㎍/dL(18~59% 포화도) |
| | 페리틴 | (남)20~300ng/mL,(여)20~120ng/mL |

〈표6-3〉 면역세포의 종류와 기능

| 종류 | 총백혈구(%) | 주요 기능 |
|---|---|---|
| 림프구(lymphocyte)<br>B세포(B lymphocyte)<br>T세포(T lymphocyte<br>NK세포(natural killer cell) | 30 | 면역글로불린 항체분비, 바이러스 감염세포와 암세포 살해<br>B는 골수인 bone marrow의 머리글자,<br>T는 흉선인 thymus의 머리글자 |
| 호중구(neutrophil) | 62 | 식세포 작용 |
| 호산구(eosinophil) | 2.3 | 이물질 해독, 기생충 감염 방지 |
| 호염기구(basophil) | 0.4 | 염증반응 시 히스타민 분비, 헤파린 방출 |
| 단구(monocyte) | 5.3 | 혈액에 있는 단구가 조직으로 가서 대식세포가 됨 |
| 비만세포(mast cell) | - | 알레르기 반응에 관여 |
| 수지상세포(dendritic cell) | - | 림프계와 골수계 세포 둘 다에서 분화됨<br>항원을 T-세포에 제시하는 역할을 함 |
| 대식세포(macrophage) | - | 혈액에 있는 단구에서 변형된 세포<br>식세포 작용 |

<표6-4> 혈청의 임상성분특징과 참고범위

| 혈청의 임상성분 | 특징 | 정상참고범위 |
|---|---|---|
| 아미노기 전이효소 활성도 ALT(SGPT) AST(SGOT) | 간기능 진단 효소로 간, 심장, 근육에 많으며 조직손상 시 혈액으로 나옴<br>간염, 간경화, 담관폐쇄, 심근경색, 간염, 간질환, 췌장염 골격근육 손상, 독물질 노출 등에서 증가<br>만성 신장 투석 시 감소 | 4~36IU/L<br>0~35IU/L |
| ALP (염기성 인산분해 효소) | 간, 골격, 장에 존재하며 질환시 증가<br>부갑상선 호르몬 과다분비나 간질환 시 증가 | 30~120U/L |
| LDH (젖산 탈수소 효소) | 골격근육, 심장, 간, 십이지장, 비장, 뇌 등에 존재하며 이들 조직의 이상시에 증가<br>심근경색, 간염, 암, 신장질환, 화상 등에서도 상승 | 100~190U/L |
| 빌리루빈 | 담즙색소로서 혈색소의 헴의 분해로부터 비장, 간, 골수에서 생성, 간에서의 중합이나 분비에 장애가 있거나 담관 이상시에 총 빌리루빈 증가<br>용혈성 빈혈이나 신생아의 간기능 미숙에 의해 중합에 문제시 유리 빌리루빈 증가 | 0.3~1.0mg/dL<br>황달 >2.0mg/dL |
| 혈액요소질소 (BUN) | 요소는 아미노산 분해의 최종산물 신장기능 판별 지표로 이용, 신부전, 탈수, 위장관 출혈, 심부전, 고단백식사, 신혈류 부족, 요도 봉쇄로 증가, 간질환, 수분중독, 영양 부족, 스테로이드 사용시 감소 | 10~20mg/dL |
| 크레아티닌 | BUN과 함께 신장기능 판별에 이용<br>신장 네프론의 50% 이상이 손상되면 크레아티닌 농도 상승 | 0.6~1.2mg/dL |
| 이산화탄소 | 체내 산염기 균형 판정에 이용<br>대사성 알칼리증(metabolic alkalosis)시 증가<br>대사성 산증(metabolic acidosis)시는 감소 | 3~30mmol/L |

| 혈청의 임상성분 | 특징 | 정상참고범위 |
|---|---|---|
| 염소 | 세포외액의 주요 음이온으로 산·염기 균형, 삼투압, 수분 균형조절에 중요<br>체액이 염기성이나 저칼륨 농도에서 염소 농도가 감소, 신장질환, 빈혈, 심장병, 갑상선 기능과다시엔 증가<br>혈청 칼륨 수준이 낮거나 알칼리증이 있을 때 | 100~106mEq |
| 칼슘 | 정상적인 경우 항상성을 유지한 혈청 내 주요 양이온<br>골격 이상, 부갑상선질환, 신장질환, 암 등에서 증가 | 9.0~10.5mg/dL<br>이온화 칼슘<br>4.5~5.6mg/dL |
| 인 | 혈청 칼슘 농도와 밀접한 관련, 신장질환, 부갑상선 기능저하, 갑상선 기능과다증, 인산 섭취 과다 시 증가, 부갑상선 기능과다, 구루병, 골연화증, 제산제 장기 복용 시 감소 | 3.0~4.5mg/dL |
| 나트륨 | 세포외액의 주된 양이온으로 산염기 균형, 수분균형에 중요, 탈수, 설사나 구토, 수분손실 과다, 항이뇨호르몬 조절 이상에 의해 탈수상태가 되면 나트륨 증가, 나트륨 손실, 심부전, 신장질환 시 감소 | 135~145mEq |
| 칼륨 | 세포내액 주요 양이온으로 산염기 균형, 수분균형, 신경전달과정에 중요<br>신장기능 이상, 부신기능 이상, 심한 화상 시에 증가<br>이뇨제 복용, 심한 구토, 설사, 섭식장애 시에 감소 | 3.5~5.0mEq |

<표6-5>는 현재 우리나라 건강검진에서 기본적으로 검사되는 판정기준치이다.

〈표6-5〉 성인 대상 건강검진 생화학적 검사의 판정 기준치

| 목표질환 | 검사항목 | 단위 | 1차 검진 | | | 2차 검진 |
|---|---|---|---|---|---|---|
| | | | 정상A | 정상B<br>(경계) | 질환의심 | 정상 |
| 고혈압 | 혈압<br>-수축기<br>-이완기 | mmHg | 120미만<br>이며<br>80미만 | 120-139<br>또는<br>80-89 | 140이상 또는<br>90이상 | 120미만<br>이며<br>80미만 |
| 빈혈 | 헤모글로빈<br>-남<br>-여 | g/dL | 13.0-16.5<br>12.0-15.5 | 12.0-12.9<br>10.0-11.9 | 12.0미만<br>10.0미만 | - |
| 당뇨병 | 공복혈당 | mg/dL | 100미만 | 100-125 | 126이상 | 100미만 |
| 이상지질<br>혈증 | 총콜레스테롤 | mg/dL | 200미만 | 200-239 | 240이상 | - |
| | HDL콜레스테롤 | mg/dL | 60이상 | 40-59 | 40미만 | - |
| | 중성지방 | mg/dL | 150미만 | 150-199 | 200이상 | - |
| | LDL콜레스테롤 | mg/dL | 130미만 | 130-159 | 160이상 | - |
| 간장질환 | AST(SGOT) | U/L | 40이하 | 41-50 | 51이상 | - |
| | ALT(SGPT) | U/L | 35이하 | 36-45 | 46이상 | - |
| | $\gamma$-GTP<br>-남<br>-여 | U/L | 11-63<br>8-35 | 64-77<br>36-45 | 78이상<br>46이상 | - |
| 신장질환 | 요단백 | | 음성(-) | 약산성(±) | 양성(+1)<br>이상 | - |
| | 혈청<br>크레아티닌 | mg/dL | 1.5이하 | | 1.5초과 | - |
| | 신사구체<br>여과율<br>(e-GFR) | mL/min/<br>1.73$m^2$ | 60이상 | | 60미만 | |

자료 : 보건복지부 건강검진 실시기준(2013)

### 1) 혈청 콜레스테롤(serum cholesterol)

혈액 중의 콜레스테롤은 식사에 의하거나 간에서 합성된다. 혈중 콜레스테롤이 높은 경우에는 혈관계 질환인 관상동맥성 심장질환과 죽상동맥경화증과 밀접한 관계가 있으며, 뇌졸중이나 심근경색의 발생과도 관계가 있다. 심혈관계 질환의 위험인자로는 LDL이 증가하고, HDL이 감소하는 경우를 들 수 있으며, 그 외에 고혈압, 비만, 운동부족, 스트레스, 흡연, 성격 등을 들 수 있다.

〈표6-6〉 한국인의 이상지질혈증 진단기준(2015년 개정)

| 수준 | 수준 | (mg/dL) |
|---|---|---|
| 총 콜레스테롤 | 적정 | <200 |
| | 경계치 | 200~239 |
| | 높음 | ≥240 |
| 중성지방 | 적정 | <150 |
| | 경계치 | 150~199 |
| | 높음 | 200~499 |
| | 매우높음 | ≥500 |
| HDL-콜레스테롤 | 낮음 | <40 |
| | 높음 | ≥60 |
| LDL-콜레스테롤 | 적정 | <100 |
| | 정상 | 100~129 |
| | 경계치 | 130~159 |
| | 높음 | 160~189 |
| | 매우높음 | ≥190 |

**대사증후군의 진단 기준**

※다음 5가지 중 3가지 이상이면 판정

| | |
|---|---|
| 복부비만 | 허리둘레가 102cm(동양 남성 90cm) 이상, 여성은 88cm(동양 여성 80cm) 이상 |
| 중성 지방 | 150mg/dL 이상 |
| 고밀도 콜레스테롤(HDL) | 남성 40mg/dL 미만, 여성 50mg/dL 미만 |
| 혈압 | 수축기 130mmHg 이상 또는 이완기 85mmHg 이상 |
| 공복 혈당 | 110mg/dL 이상 또는 당뇨병 치료 중 |

자료 : 미 국립 콜레스테롤 교육 프로그램(NCEP)

## 2) 소변검사

〈표6-7〉 소변검사

| 검사항목 | 정상범위 |
|---|---|
| 백혈구 반응 | 음성 |
| 요질산염 | 음성 |
| 산도 | 5.0 ~ 8.0 |
| 요단백 | 음성 |
| 요비중 | 1.005 ~ 1.030 |
| 요당 | 음성 |
| 케톤체 | 음성 |
| 유로빌리노겐 | (-) ~ (±) |
| 요 빌리루빈 | 음성 |
| 요 잠혈반응 | 음성 |
| 백혈구 | 5이하 |
| 적혈구 | 2이하 |
| 상피세포(squ) | 5이하 |
| 상피세포(Tra) | 5이하 |
| 상피세포(Rena) | 1이하 |

### 3) 기타 검사

〈표6-8〉 통풍검사

| 검사항목 | 정상범위 |
|---|---|
| 요산 | 2.1 ~ 7.4 mg/dL |

〈표6-9〉 갑상선 호르몬 검사

| 검사항목 | | 정상범위 |
|---|---|---|
| T3 | 갑상선호르몬 | 0.65 ~ 1.50 ng/mL |
| F.T4 | 자유갑상선호르몬 | 0.80 ~ 1.70 ng/mL |
| TSH | 갑상선자극호르몬 | 0.55 ~ 4.78 uU/mL |

※갑상선은 목에 위치하고 있으며 나비모양으로 생긴 내분비기관이다. 이곳에서 분비되는 갑상선 호르몬은 체중, 땀분비, 장운동 등 우리 몸의 신진대사를 조절하는 기능을 한다. 흔히 알고 있는 혹(결절)은 갑상선 초음파를 통해 발견되는 것으로 대게 갑상선기능은 정상이다.

〈표6-10〉 종양표지자 검사

| 검사항목 | | 정상범위 |
|---|---|---|
| CEA | 대장암 | 5.0 mg/mL 이하 |
| CA19-9 | 췌장암 | 37 U/mL 이하 |
| PA(PSA) | 전립선암 | 4.0 ng/mL |
| CA125 | 난소암 | 35 U/mL |

제 7 장

# 당뇨병 영양관리의 필수 영양정보 : 식품교환표

## 1. 식품교환표의 이해와 활용

식품교환표는 당뇨병 환자를 위하여 우리나라에서 만들어진 식품교환표로서, 영양소의 성분이 비슷한 식품끼리 여섯 가지군(곡류군, 어육류군, 채소군, 지방군, 우유군, 과일군)으로 묶어, 각 식품군마다 열량, 탄수화물, 단백질, 지방의 함유량이 동일하게 정해진 식품의 중량을 식품교환 1단위로 표시하여 같은 식품군 안에서는 서로 바꾸어 먹을 수 있도록 한 것이다. 예를 들어 곡류군에 해당하는 밥과 식빵의 경우 밥 70g(1/3공기)과 식빵 35g(1쪽)은 1교환단위량으로 열량 및 영양소 함량이 비슷하며 같은 군에 속하기 때문에 서로 바꾸어 먹을 수 있다는 의미이다.

식품교환표는 미국의 당뇨병학회에서 만들어지기 시작하였으며, 각 국가 실정에 맞도록 각 국가별로 국가에 따른 식습관을 고려하여 식품교환표를 사용하고 있다. 우리나라에서도 당뇨병학회와 한국영양학회에서 개발하여 제시하여 당뇨병의 영양관리를 위하여 만들어 졌다.

우리나라 국민건강영양조사에서 나타난 주요 만성질환은 비만, 고혈압, 당뇨병과 이상지질혈증 등으로  당뇨병의 영양교육 및 상담을 위하여 식품교환표와 식품군별 식품교환량은 당뇨병 뿐만아니라 비만, 체중조절, 심혈관질환 등의 영양관리를 하기 위하여 매우 유용하게 사용되는 식품교환표이다.

〈표7-1〉 식품군별 식품 및 1교환단위량의 예

| | | 열량 (kcal) | 탄수화물 (g) | 단백질 (g) | 지방 (g) | 식품의 예 |
|---|---|---|---|---|---|---|
| 곡류군 | | 100 | 23 | 2 | - | 밥 1/3공기(70g), 식빵 1쪽(35g), 삶은국수 1/2공기(90g), 감자 1개(140g). 고구마 1/2개(70g), 인절미 3개(50g), 콘플레이크 3/4컵(30g), 옥수수 중1/2개(70g), 크래커 5개(20g), 미숫가루 1/4컵(30g) |
| 어육류군 | 저지방 | 50 | - | 8 | 2 | 소고기(사태) 로스용 1장(40g), 동태 1토막(50g), 잔멸치 1/4컵(15g) |
| | 중지방 | 75 | - | 8 | 5 | 소고기(등심, 안심)로스용 1장(40g), 갈치 1토막(50g), 달걀 1개(55g), 검정콩 2큰술(20g), 두부 1/5모(80g), 닭다리 1개(40g), 북어 1/2토막(15g), 새우 중3마리(50g), 생선 소1토막(50g), 멸치 1/4컵(15g), |
| | 고지방 | 100 | - | 8 | 8 | 소갈비 1토막(40g), 비엔나소시지 5개(40g), 참치통조림 1/3컵(50g) |
| 채소군 | | 20 | 3 | 2 | - | 익힌 시금치 1/3컵(70g), 상추 소 12장(70g), 오이 1/3(70g), 김 1장(2g), 파프리카(70g) 생표고버섯 3개(50g), 배추김치 6~7개(50g), 콩나물(70g), 미역(생 70g), 양배추(70g), 깻잎(40g), 느타리버섯(50g), |
| 지방군 | | 45 | - | - | 5 | 참깨 1큰술(8g), 땅콩 8개(8g), 버터(5g), 콩기름 1작은술(5g), 참기름(5g), 호두(8g), 사우전드드레싱(10g), 잣(8g), 마요네즈(5g), 해바라기씨(8g) |
| 우유군 | 일반 | 125 | 10 | 6 | 7 | 일반우유 1컵(200g), 무가당두유 1컵(200g) |
| | 저지방 | 80 | 10 | 6 | 2 | 저지방(2%)우유 1컵(200g) |
| 과일군 | | 50 | 12 | - | - | 사과 1/3개(80g), 포도 19알(100g), 귤(120g), 배(110g), 바나나(50g), 딸기(150g), 단감(50g), 수박(150g), 토마토(350g), 오렌지(100g) |

출처 : 대한당뇨병학회, 전문가가 추천하는 당뇨병 이해와 관리, 2016

| 식품군 | | 1교환단위의 예 | 영양소 당질 (g) | 영양소 단백질 (g) | 영양소 지방 (g) | 열량 (kcal) |
|---|---|---|---|---|---|---|
| 곡류군 | | 쌀밥 70g (1/3공기), 삶은국수 90g (1/2공기), 식빵 35g (1쪽), 도토리묵 200g(1/3모), 감자 140g (중 1개), 크래커 20g (5개) | 23 | 2 | - | 100 |
| 어육류군 | 저지방 | 쇠고기 40g (로스용 1장), 조기 50g (소 1토막), 멸치 15g (잔 것 1/4컵) | - | 8 | 2 | 50 |
| | 중지방 | 달걀 55g(중 1개), 고등어 50g(소 1토막), 두부 80g(1/5모) | - | 8 | 5 | 75 |
| | 고지방 | 닭고기 40g(닭다리 1개), 비엔나소시지 40g(5개), 치즈 30g(1.5장) | - | 8 | 8 | 100 |
| 채소군 | | 애호박 70g (중 1/3개), 오이 70g (중 1/3개), 당근 70g (대 1/3개), 시금치 70g (익혀서 1/3컵), 표고버섯 50g (대 3개) | 3 | 2 | - | 20 |
| 지방군 | | 호두 8g (중 1.5개), 땅콩 8g (8개), 잣 8g (1큰스푼), 옥수수기름 5g (1작은스푼), 마요네즈 5g (1작은스푼) | - | - | 5 | 45 |
| 우유군 | 일반 우유 | 일반우유 200cc(1컵), 두유 200cc(1컵) | 10 | 6 | 7 | 125 |
| | 저지방 우유 | 저지방우유 200cc(1컵) | 10 | 6 | 2 | 80 |
| 과일군 | | 수박 150g (중 1쪽), 귤 120g, 사과 80g (중 1/3개), 바나나 50g (중 1/2개), 토마토 350g (소 2개), 키위 80g (중 1개) | 12 | - | - | 50 |

〈그림7-1〉 식품교환표(그림 출처:Nutrigen)

## 1일 처방 열량

kcal

| 식품군 | 총 교환 단위수 | 아침 | 점심 | 저녁 |
|---|---|---|---|---|
| 곡류군 | 식품의 예 | 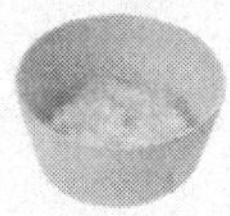 ________ 공기 ________ (g) | 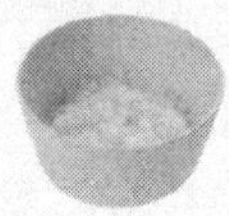 ________ 공기 ________ (g) | 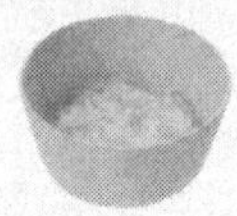 ________ 공기 ________ (g) |
| 어육류군 | 식품의 예 | 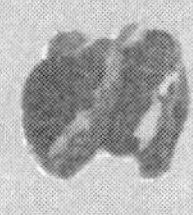 ________교환 | 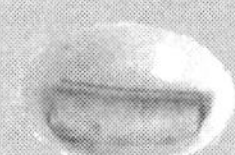 ________교환 | 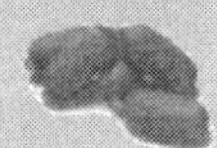 ________교환 |
| 채소군 | | 매끼 나물/채소 2~3가지, 채소를 포함한 국, 김치 소량을 섭취하면 정해진 ________교환단위에 맞추어 먹을 수 있습니다. | | |
| 지방군 | | 조리할 때 약간씩 사용하는 정도의 양입니다. | | |
| 우유군 | | 식사시간 사이 간식으로 드세요. 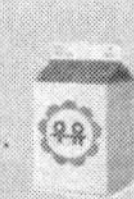  | | |
| 과일군 | | 식사시간 사이 간식으로 드세요. 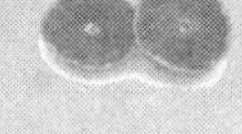 | | |

〈그림 7-2〉 1일 처방 열량표(그림 출처:Nutrigen)

## 2. 식품교환표 식품군별 식품교환량

### 1) 곡류군

| 구 분 | 식 품 명 | 중량(g) |
|---|---|---|
| 밥류 | 쌀밥, 보리밥, 현미밥(1/3공기) | 70 |
| 죽류 | 쌀죽(1공기) | 140 |
| 알곡류 및 가루 제품 | 쌀(백미), 보리(쌀보리), 찹쌀, 현미, 기장, 율무, 차수수, 차조, 팥(붉은 것), 녹말가루, 밀가루, 미숫가루 | 30 |
| | 녹두, 완두콩 | 70 |
| 국수류 | 냉면(건조), 당면, 마른국수, 메밀국수(건조), 스파게티(건조), 쌀국수(건조), 쫄면(건조), 칼국수류(건조) | 30 |
| | 메밀국수(생것) | 40 |
| | 우동(생면) | 70 |
| | 삶은 국수, 스파게티(삶은 것), 쌀국수(조리된 것) | 90 |
| 감자류 및 전분류 | 고구마, 찰옥수수(생것) | 70 |
| | 감자, 돼지감자, 토란 | 140 |
| 떡 류 | 가래떡, 백설기, 송편(깨),시루떡, 증편, 인절미, 절편 | 50 |
| 빵 류 | 식빵, 모닝빵, 바게트빵 | 35 |
| 묵 류 | 도토리묵, 녹두묵, 메밀묵 | 200 |
| 기 타 | 크레커 | 20 |
| | 강냉이(옥수수), 누룽지(건조), 오트밀, 콘플레이크 | 30 |
| | 밤, 은 행 | 60 |
| | 마 | 100 |

### 2-1 ) 어육류군 : 저지방

| 구 분 | 식 품 명 | 중량(g) |
|---|---|---|
| 고기류 | 닭고기(껍질, 기름 제거한 살코기), 칠면조 닭부산물(모래주머니), 돼지고기(살코기), 소고기(사태, 홍두깨 등), 소간V, 오리고기, | 40 |
| | 육포 | 15 |
| 생선류 | 가자미, 광어, 대구, 동태, 병어, 복어, 아귀, 연어, 옥돔(반건조), 적어, 조기, 참도미, 참치, 코다리, 한치, 홍어, 미꾸라지(생것) | 50 |
| 건어물류 및 가공품 | 건오징어채V | 15 |
| | 게맛살 | 50 |
| | 굴비, 멸치, 뱅어포, 북어, 쥐치포 | 15 |
| | 어묵(찐것) | 50 |
| 젓갈류 | 명란젓V, 창란젓V | 40 |
| | 어리굴젓 | 40 |
| 기타해산물 | 개불, 꼬막조개, 굴, 멍게, 조갯살, 홍합, 꽃게 | 70 |
| | 낙지, 미더덕 | 100 |
| | 날치알, 대하(생것) | 50 |
| | 문어V, 전복V | 70 |
| | 물오징어V, 새우(깐새우)V, 새우(중하)V | 50 |
| | 해삼 | 200 |

V : 콜레스테롤이 많은 식품

### 2-2) 어육류군 : 중지방

| 구 분 | 식 품 명 | 중량(g) |
|---|---|---|
| 고기류 | 돼지고기(안심), 샐러드햄, 고기(양지),<br>쇠고기(등심, 안심), 햄(로스) | 40 |
| | 소곱창V | 40 |
| 생선류 | 갈치, 고등어, 꽁치, 민어, 삼치, 임연수어, 전갱이, 준치, 청어,<br>훈제연어, 과메기(꽁치), 도루묵, 메로 | 50 |
| | 장어V | 50 |
| 가공품 | 어묵(튀긴 것) | 50 |
| 알 류 | 달걀V | 55 |
| | 메추리알V | 40 |
| 콩류 및 가공품 | 검정콩, 대두(노란콩) | 20 |
| | 낫또 | 40 |

V : 콜레스테롤이 많은 식품

### 2-3) 어육류군 : 고지방

| 구 분 | 식 품 명 | 중량(g) |
|---|---|---|
| 고기류 및 가공품 | 개고기, 돼지갈비, 베이컨 | 40 |
| | 닭고기(껍질포함)✪, 돼지족,<br>돼지머리 ✪, 런천미트✪, 엔나소시지✪,<br>삼겹살 ✪ 소꼬리 ✪, 소갈비 ✪,<br>프랑크소시지 ✪ | 40 |
| 생선류 및 가공품 | 고등어통조림, 꽁치통조림, 참치통조림 | 50 |
| | 뱀장어V | 50 |
| | 유부, 치즈 | 30 |

✪ : 포화지방산이 많은 식품, V : 콜레스테롤이 많은 식품

### 3) 채소군

| 구 분 | 식 품 명 | 중량(g) |
|---|---|---|
| 채소류 | 가지, 고구마줄기, 고사리(삶은것), 근대, 미나리, 부추, 숙주, 시금치, 쑥갓, 고비, 곰취, 냉이, 달래, 돌미나리, 늙은호박(생것), 단무지, 돌나물, 두릅, 머위, 브로콜리, 무청(삶은것), 양배추, 양상추, 양파, 열무, 배추, 붉은 양배추, 상추, 샐러리, 아욱, 애호박, 오이, 원추리, 피망 자운영(싹), 죽순(생것), 죽순(통조림), 참나물, 청경채, 치커리, 콜리플라워, 꽃양배추, 케일, 콩나물, 풋고추, 파프리카(주황색), 파프리카(녹색), 파프리카(적색), | 70 |
| | 고춧잎★, 풋마늘★, 단호박★, 당근★ | 70 |
| | 깻잎, 대파, 더덕, 마늘쫑 | 40 |
| | 도라지★, 쑥★, 연근★, 우엉★ | 40 |
| | 늙은 호박고지, 마늘, 무말랭이, 취나물(건조) | 7 |
| 해조류 | 곤약, 미역(생것), 우뭇가시리, 우무, 톳(생것), 파래(생것) | 70 |
| | 매생이★ | 20 |
| | 김 | 2 |
| 버섯류 | 느타리버섯(생것), 만가닥버섯(건조), 팽이버섯(생것), 송이버섯(생것), 양송이버섯(생것), 표고버섯(생것) | 70 |
| | 표고버섯(건조) | 7 |
| 김치류 | 갓김치, 깍두기, 배추김치, 총각김치 | 50 |
| | 나박김치, 동치미 | 70 |
| 채소주스 | 당근주스 | 50 |

★ : 당질을 6g 이상 함유하고 있으므로 섭취 시 주의하여야 할 채소

## 4) 지방군

| 구 분 | 식 품 명 | 중량(g) |
|---|---|---|
| 견과류 | 검정깨(건조), 참깨(건조), 잣, 해바라기씨, 호두, 박씨(건조,조미한 것), 흰깨(건조, 볶은 것) | 8 |
| | 땅 콩●, 아몬드●, 캐슈넛(조미한 것)●, 피스타치오● | 8 |
| 고체성기름 | 땅콩버터 | 8 |
| | 마가린 | 5 |
| | 버 터◎ 쇼트닝◎ | 5 |
| 드레싱 | 마요네즈, 라이트 마요네즈 | 5 |
| | 사우전드, 이탈리안 드레싱, 프렌치 드레싱 | 10 |
| 식물성 기름 | 들기름, 미강유, 옥수수기름, 참기름, 콩기름, 포도씨유, 해바라기유 | 5 |
| | 올리브유 ● 홍화씨기름 ●, 카놀라유 ● | 5 |

◎ : 포화지방산이 많은 식품, ● : 단일불포화지방산이 많은 식품

## 5-1) 우유군 : 일반우유

| 식 품 명 | 중량(g) |
|---|---|
| 두유(무기당), 락토우유, 일반우유 | 200 |
| 전지우유, 조제분유 | 25 |

## 5-2) 우유군 : 저지방 우유

| 식 품 명 | 중량(g) |
|---|---|
| 저지방우유(2%) | 200 |

### 6) 과일군

| 구 분 | 식 품 명 | 중량(g) |
|---|---|---|
| 생과일류 | 두리안 | 40 |
| | 단감, 대추(생것), 바나나(생것) | 50 |
| | 금귤, 올리브(생것) | 60 |
| | 리치, 망고 | 70 |
| | 연시, 홍시, 무화과(생것), 블루베리, 사과(후지), 석류, 체리, 키위, 청포도, 포도, 포도(거봉) | 80 |
| | 오렌지,유 자,한라봉 | 100 |
| | 배 | 110 |
| | 귤, 멜론(머스크) | 120 |
| | 자 몽, 딸기, 산딸기, 매실, 복숭아(백도), 복숭아(천도), 복숭아(황도), 살구, 수박, 앵두, 자두, 참외 | 150 |
| | 파파야, 파인애플 | 200 |
| | 방울토마토 | 300 |
| | 토마토 | 350 |
| 건과류 | 곶감, 대추(건조), 무화과(건조), 포도(건조),올리브(건조) | 15 |
| | 바나나(건조) | 10 |
| 과일주스류 | 배주스, 포도주스 | 80 |
| | 사과주스, 오렌지주스(무가당), 토마토주스, 파인애플주스 | 100 |
| 과일통조림 | 블루베리(통조림) | 50 |
| | 후르츠칵테일(통조림), 백도(통조림), 황도(통조림) | 60 |
| | 파인애플(통조림) | 80 |

출처 : 대한당뇨병학회, 당뇨병 식품교환표 활용지침, 대한영양사회, 2010

## 3. 대한당뇨병학회의 식사요법의 기본원칙과 식품교환량 활용

대한당뇨병학회에서는 당뇨식은 건강식이며, 당뇨병 환자의 식사요법은 단순히 어떤 음식을 줄이거나 제한하는 것이 아니라 건강한 식사를 계획하고 실천하는 것이라고 하였다. 그리고 식사요법의 목표는 올바른 식습관과 생활습관으로 바꾸어 고혈당, 고지혈증 등의 대사이상을 교정하여 합병증을 예방하고, 좋은 영양 상태를 유지하는 것이라고 하였다. 식사요법을 잘 실천한다면 당뇨환자의 건강에 다음과 같은 좋은 결과를 가져올 수 있다고 제시하였다.

○ 식사요법을 잘 실천한다면

① 식사 · 운동 · 약물 요법이 균형을 이루어 혈당을 본인의 목표치와 유사하게 유지하고, 혈중 지질 농도를 가능한 정상과 가까운 수준으로 유지할 수 있습니다.

② 적절한 체중을 유지할 수 있습니다. 과다한 열량의 섭취는 의도하지 않은 체중의 증가를 유발하고 이는 인슐린 저항성을 높여 혈당 조절이 어렵거나, 고혈압과 심뇌혈관질환의 위험성을 증가시킬 수 있습니다. 반대로 내게 필요한 열량보다 적게 섭취할 경우 성장기의 소아당뇨인의 경우 정상적인 성장과 발육이 어려울 수 있습니다. 식사요법의 준수를 통해 내게 맞는 표준체중을 유지할 수 있습니다.

③ 당뇨병 합병증을 예방하고 치료하는데 도움이 됩니다.

④ 다양한 식품을 골고루 섭취해 몸 안에서 각기 다른 작용을 수행하는 영양소의 상호보완 관계를 유지할 수 있습니다. 특정 영양소가 부족하거나 과다한 섭취로 인한 영양불균형 상태를 예방 할 수 있습니다.

출처: 대한당뇨병학회 https://www.diabetes.or.kr/general/dietary/dietary_01.php

대한당뇨병학회에서는 당뇨병의 식단작성을 위하여 6가지 식품군별 1교환량의 식품과 목측량(g)사진을 제시하여 영양관리와 식단작성에 활용하도록 하였다.

### 1) 곡류군

곡류군에 속하는 식품에는 주로 당질이 많으며, 밥류, 죽, 알곡류, 밀가루, 전분, 감자류와 이들로 만든 식품들이 해당됩니다. 곡류군 1교환단위에 들어있는 영양소는 당질 23g, 단백질 2g으로 100칼로리의 열량을 냅니다.

| 쌀밥, 보리밥 70g (1/3공기), 쌀죽 140g (2/3공기), 삶은 국수 90g (1/2공기)<br>감자 140g(중 1개), 고구마 70g(중 1/2개), 떡류 50g |
|---|

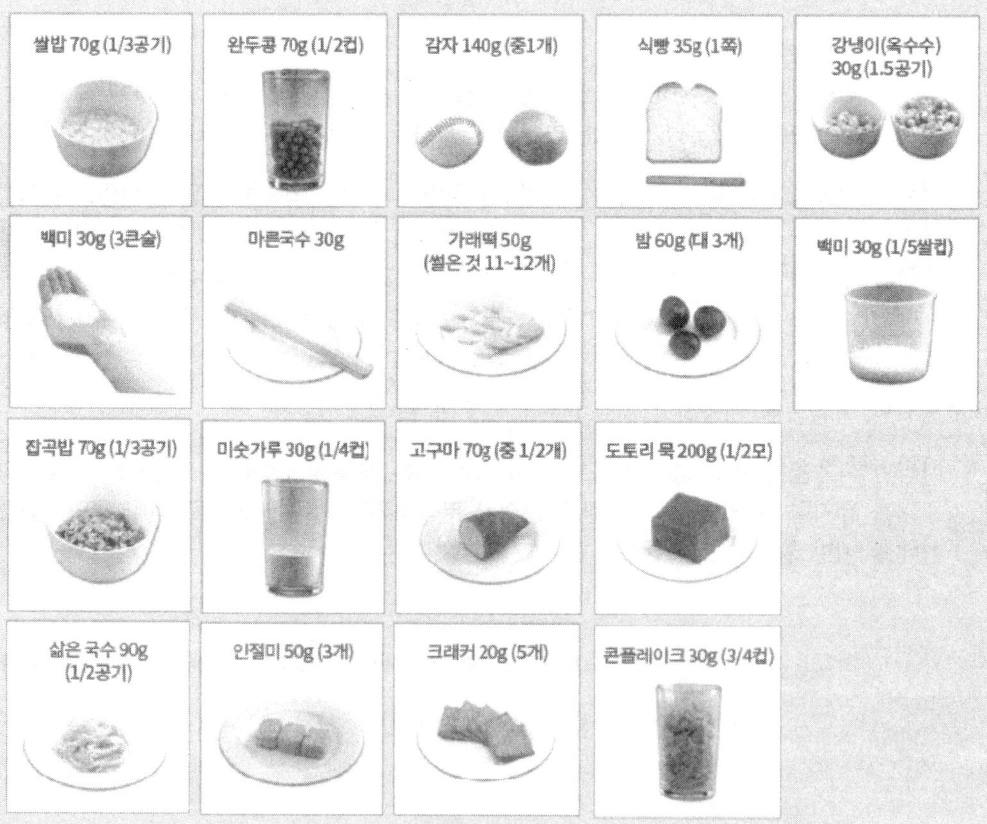
쌀밥 70g (1/3공기)
완두콩 70g (1/2컵)
감자 140g (중1개)
식빵 35g (1쪽)
강냉이(옥수수) 30g (1.5공기)
백미 30g (3큰술)
마른국수 30g
가래떡 50g (썰은 것 11~12개)
밤 60g (대 3개)
백미 30g (1/5쌀컵)
잡곡밥 70g (1/3공기)
미숫가루 30g (1/4컵)
고구마 70g (중 1/2개)
도토리 묵 200g (1/2모)
삶은 국수 90g (1/2공기)
인절미 50g (3개)
크래커 20g (5개)
콘플레이크 30g (3/4컵)

* 공기=밥그릇(소), 컵=컵(소) 200c,접시=지름 1.65cm, 쌀컵=1컵 쌀 150g

### 2) 어육류군

어육류군에 속하는 식품에는 주로 단백질이 많으며, 고기류, 생선류, 콩류, 알류, 해산물 등과 이들로 만든 식품들이 해당됩니다. 어육류군에는 단백질 이외에도 지방이 많이 들어있는데, 지방이 함유된 정도에 따라 저지방군, 중지방군, 고지방군의 3가지 군으로 분류합니다. 어육류군 1교환단위에 들어있는 영양소는 저지방군은 단백질 8g, 지방 2g으로 50칼로리의 열량을, 중지방군은 단백질 8g, 지방 5g으로 75칼로리의 열량을, 고지방군은 단백질 8g, 지방 8g으로 100칼로리의 열량을 냅니다. 고지방 어육류군에 속하는 식품에는 지방이 많이 함유되어 있으며, 이들 식품에는 콜레스테롤의 함량도 높으므로 식단작성 시 주의해야 합니다.

> 고기류 40g (소1토막), 생선류 50g (소1토막), 두부 80g (420g 포장두부의 1/5)
> 계란 55g (중 1개), 치즈 30g (1.5장)

#### 2-1) 어육류군 : 저지방

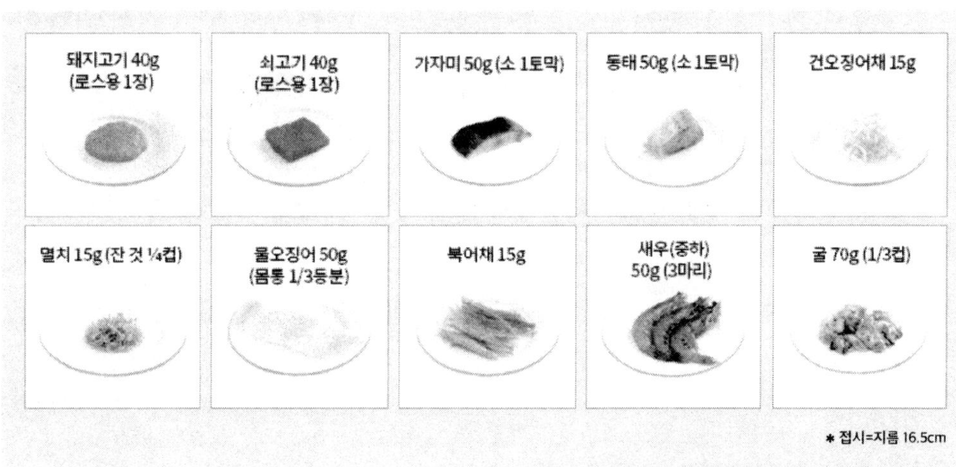
돼지고기 40g (로스용 1장)
쇠고기 40g (로스용 1장)
가자미 50g (소 1토막)
동태 50g (소 1토막)
건오징어채 15g
멸치 15g (잔 것 ¼컵)
물오징어 50g (몸통 1/3등분)
북어채 15g
새우(중하) 50g (3마리)
굴 70g (1/3컵)
* 접시=지름 16.5cm

## 2-2) 어육류군 : 중지방

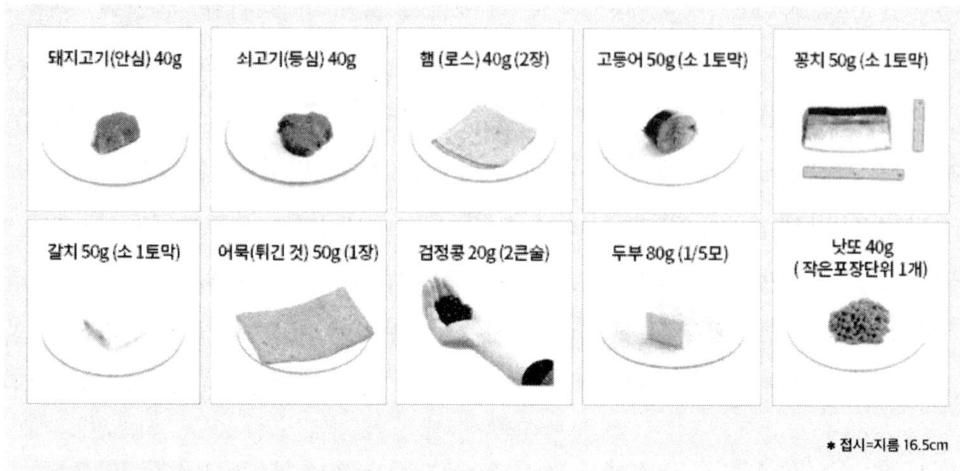


## 2-3) 어육류군 : 고지방

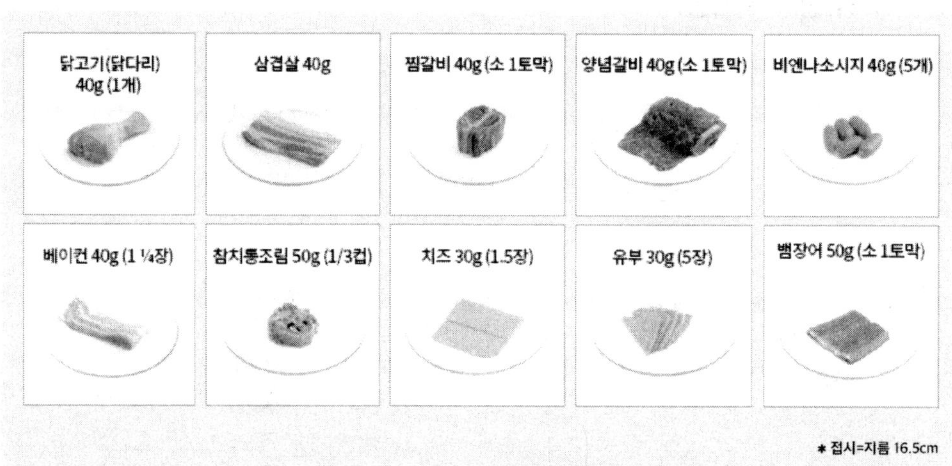
닭고기(닭다리)
40g (1개)
삼겹살 40g
찜갈비 40g (소 1토막)
양념갈비 40g (소 1토막)
비엔나소시지 40g (5개)
베이컨 40g (1 ¼장)
참치통조림 50g (1/3컵)
치즈 30g (1.5장)
유부 30g (5장)
뱀장어 50g (소 1토막)
* 접시=지름 16.5cm

### 3) 채소군

채소군에 속하는 식품에는 주로 비타민, 무기질과 식이 섬유소가 많으며, 채소류, 해조류와 이들로 만든 식품들이 해당됩니다. 채소군 1교환단위에 들어 있는 영양소는 당질3g, 단백질2g으로 20칼로리의 열량을 내며, 다른 식품군에 비해 비교적 열량이 적으며 식이섬유소가 많아 충분히 섭취하여도 좋습니다. 단, 채소군 중 1교환단위 양에 당질을 6g 이상 함유하고 있는 고춧잎, 단호박, 당근, 도라지, 연근, 우엉, 쑥, 풋마늘, 매생이 등은 다른 채소군 식품에 비해 당질이 많으므로 과다섭취하지 않도록 주의합니다.

| 대부분 채소류 70g, 버섯류 50g, 김치류 50g |
|---|

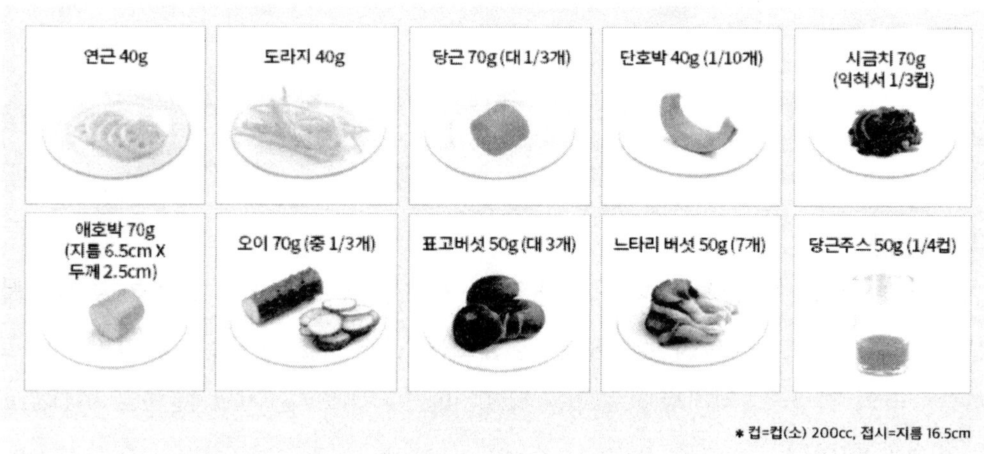
연근 40g
도라지 40g
당근 70g (대 1/3개)
단호박 40g (1/10개)
시금치 70g
(익혀서 1/3컵)
애호박 70g
(지름 6.5cm X
두께 2.5cm)
오이 70g (중 1/3개)
표고버섯 50g (대 3개)
느타리 버섯 50g (7개)
당근주스 50g (1/4컵)
* 컵=컵(소) 200cc, 접시=지름 16.5cm

#### 4) 지방군

지방군에 속하는 식품은 식물성 기름, 고체성 기름, 견과류, 씨앗, 드레싱 등이 있으며 지방군 1교환단위에 들어있는 영양소는 지방 5g으로 45칼로리의 열량을 냅니다. 지방군에 속한 모든 식품은 적은 양의 섭취로도 높은 열량을 내므로, 적정 체중을 유지하기 위해서는 튀김보다는 조리거나 볶는 요리, 나물, 무침 등에 소량씩 사용합니다.

견과류 8g, 식물성 기름류 5g, 드레싱류 10g

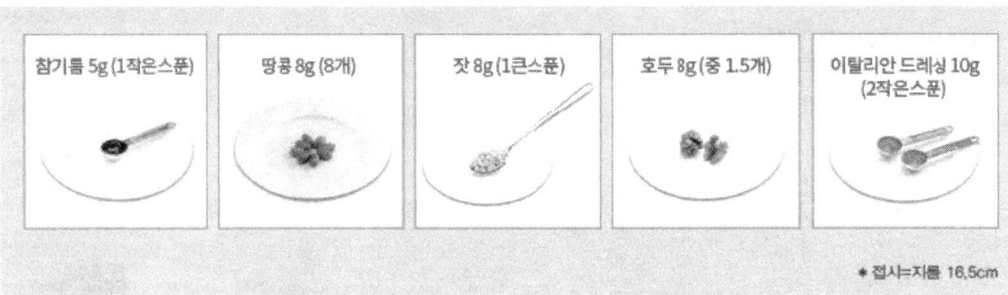


#### 5) 우유군

우유군은 지방 함유량에 따라 일반우유, 저지방 우유 2가지 군으로 분류하며, 일반우유군은 1교환단위에 들어있는 영양소는 당질 10g, 단백질 6g, 지방 7g으로 125칼로리의 열량을, 저지방우유군은 당질 10g, 단백질 6g, 지방 2g으로 80칼로리의 열량을 냅니다.

우유류 200g

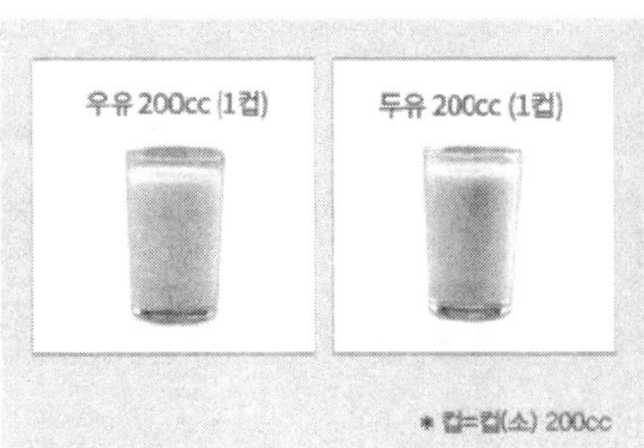

### 6) 과일군

과일군에 속하는 식품은 주로 당질이 들어있으며, 과일, 과일통조림, 과일주스 등이 포함됩니다. 과일군 1교환단위에 들어있는 영양소는 당질 12g으로 50칼로리의 열량을 냅니다. 과일군에 함유된 당질은 대부분 단순당질이며, 식후혈당을 급격히 상승시키므로 한번에 소량씩(1교환단위량) 섭취하는 것을 권장합니다.

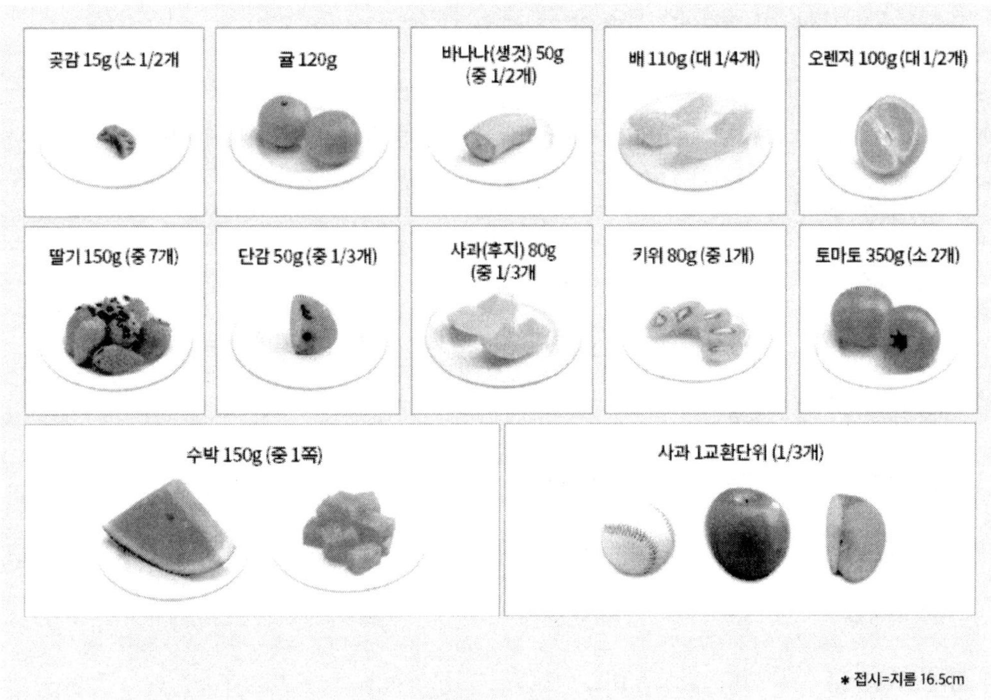


출처 : 대한당뇨병학회(https://www.diabetes.or.kr/general/)

## 4. 가공식품의 영양표시제도와 영양정보

### 1) 영양성분 기준치

식품의약품안전처에서 정한 영양표시제의 기준이 되는 1일 영양성분 기준치는 일반인(4세 이상 어린이 및 성인)의 평균적인 1일 영양성분 섭취 기준량을 정해놓은 것이다. 이는 성별, 연령별로 다른 권장량을 가지는 '한국인 영양소 섭취기준'을 영양표시의 기준으로 사용하기 어렵기 때문에 이용하는 수치이다.

〈표7-2〉 1일 영양성분 기준치(식품의약품안전처, 2022. 1. 1)

| 영양성분 | 기준치 | 영양성분 | 기준치 | 영양성분 | 기준치 |
|---|---|---|---|---|---|
| 탄수화물(g) | 324 | 크롬(㎍) | 30 | 몰리브덴(㎍) | 25 |
| 당류(g) | 100 | 칼슘(㎎) | 700 | 비타민B12(㎍) | 2.4 |
| 식이섬유(g) | 25 | 철분(㎎) | 12 | 비오틴(㎍) | 30 |
| 단백질(g) | 55 | 비타민D(㎍) | 10 | 판토텐산(㎎) | 5 |
| 지방(g) | 54 | 비타민E(㎎α-TE) | 11 | 인(㎎) | 700 |
| 포화지방(g) | 15 | 비타민K(㎍) | 70 | 요오드(㎍) | 150 |
| 콜레스테롤(㎎) | 300 | 비타민B1(㎎) | 1.2 | 마그네슘(㎎) | 315 |
| 나트륨(㎎) | 2,000 | 비타민B2(㎎) | 1.4 | 아연(㎎) | 8.5 |
| 칼륨(㎎) | 3,500 | 나이아신(㎎ NE) | 15 | 셀렌(㎍) | 55 |
| 비타민A(㎍ RAE) | 700 | 비타민B6(㎎) | 1.5 | 구리(㎎) | 0.8 |
| 비타민C(㎎) | 100 | 엽산(㎍) | 400 | 망간(㎎) | 3.0 |

※ 비타민 A, 비타민 D, 비타민 E는 기준치표에 따른 단위로 표시하되 괄호로 하여 IU 단위로 표시할 수 있다.
https://www.mfds.go.kr/brd/m_209/view.do?seq=43229

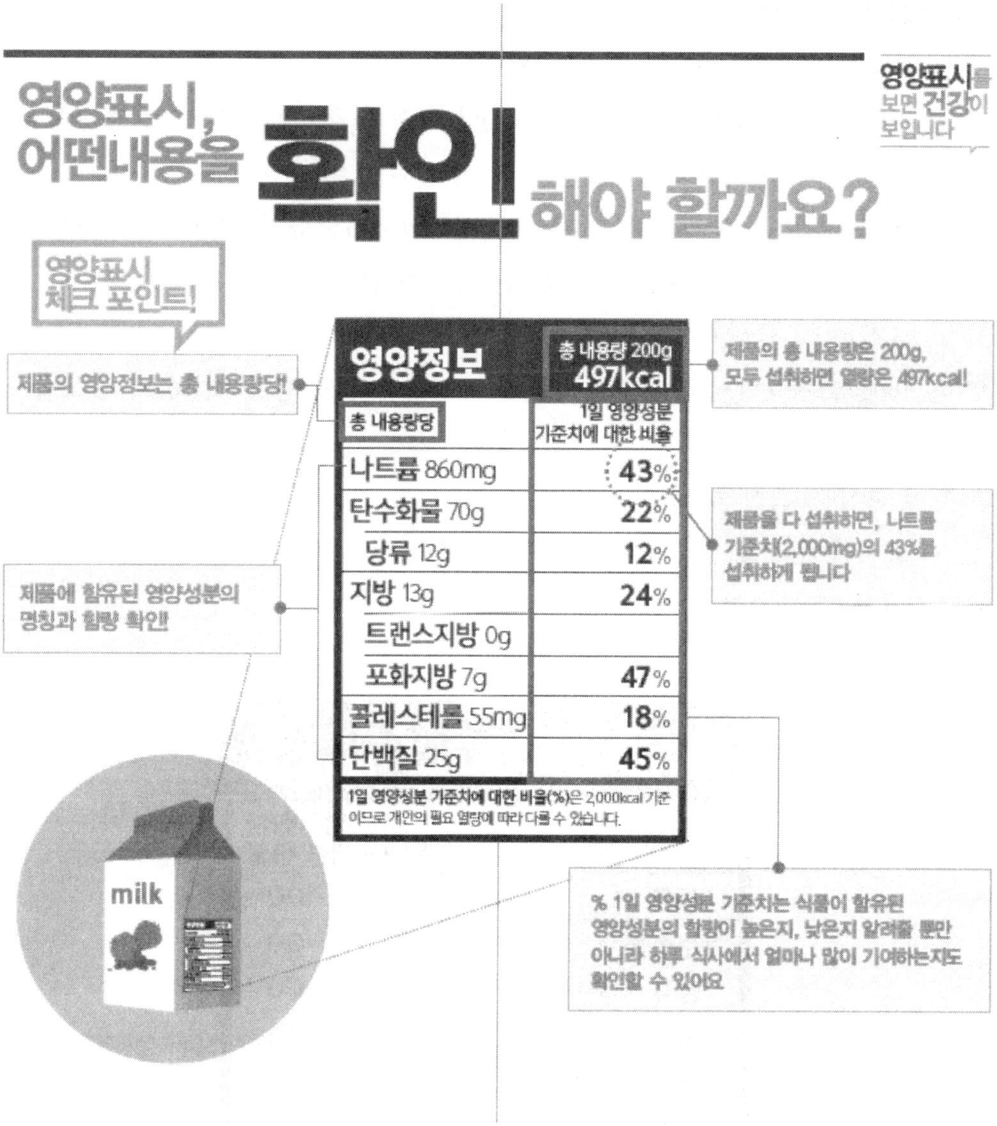
영양표시를
보면 건강이
보입니다
영양표시,
어떤내용을 확인 해야 할까요?
영양표시
체크 포인트!
제품의 영양정보는 총 내용량당!
영양정보
총 내용량 200g
497kcal
제품의 총 내용량은 200g,
모두 섭취하면 열량은 497kcal!
총 내용량당
1일 영양성분
기준치에 대한 비율
나트륨 860mg 43%
탄수화물 70g 22%
당류 12g 12%
지방 13g 24%
트랜스지방 0g
포화지방 7g 47%
콜레스테롤 55mg 18%
단백질 25g 45%
1일 영양성분 기준치에 대한 비율(%)은 2,000kcal 기준
이므로 개인의 필요 열량에 따라 다를 수 있습니다.
제품을 다 섭취하면, 나트륨
기준치(2,000mg)의 43%를
섭취하게 됩니다
제품에 함유된 영양성분의
명칭과 함량 확인!
milk
% 1일 영양성분 기준치는 식품에 함유된
영양성분의 함량이 높은지, 낮은지 알려줄 뿐만
아니라 하루 식사에서 얼마나 많이 기여하는지도
확인할 수 있어요

자료:식품의약품안전처(2017)

〈그림 7-3〉 영양표시의 영양정보 내용과 확인사항

## 2) 영양표시 내용

(1) 영양성분 표시단위 및 표시방법

① 영양성분 함량은 총 내용량(1포장)당 함유된 값으로 표시 단, 대용량제품*은 100g(mL)당 표시 가능

② 총내용량이 100g(mL)를 초과하고 1회 제공기준량의 3배 초과 제품

③ 봉지, 조각등으로 나눌 수 있는 단위(이하 단위)제품은 단위 내용량당 영양표시하고, 단위제품의 제공 개수를 표시

④ 100g 또는 1회제공기준량 이상인 제품 (케이크, 빵류, 햄버거, 만두류 등)

(2) 영양성분 표시 순서

- 소비자 관심도가 높은 영양성분 우선 표시 나트륨, 탄수화물, 당류, 지방, 트랜스지방, 포화지방, 콜레스테롤, 단백질

| 영양정보 | 총 내용량 00g<br>000kcal |
|---|---|
| 총 내용량당 | 1일 영양성분 기준치에 대한 비율 |
| 나트륨 00mg | 00% |
| 탄수화물 00g | 00% |
| 당류 00g | 00% |
| 지방 00g | 00% |
| 트랜스지방 00g | |
| 포화지방 00g | 00% |
| 콜레스테롤 00mg | 00% |
| 단백질 00g | 00% |
| 1일 영양성분 기준치에 대한 비율(%)은 2,000kcal 기준이므로 개인의 필요 열량에 따라 다를 수 있습니다. | |

### 3) 미국의 영양표시(Nutrition Facts)

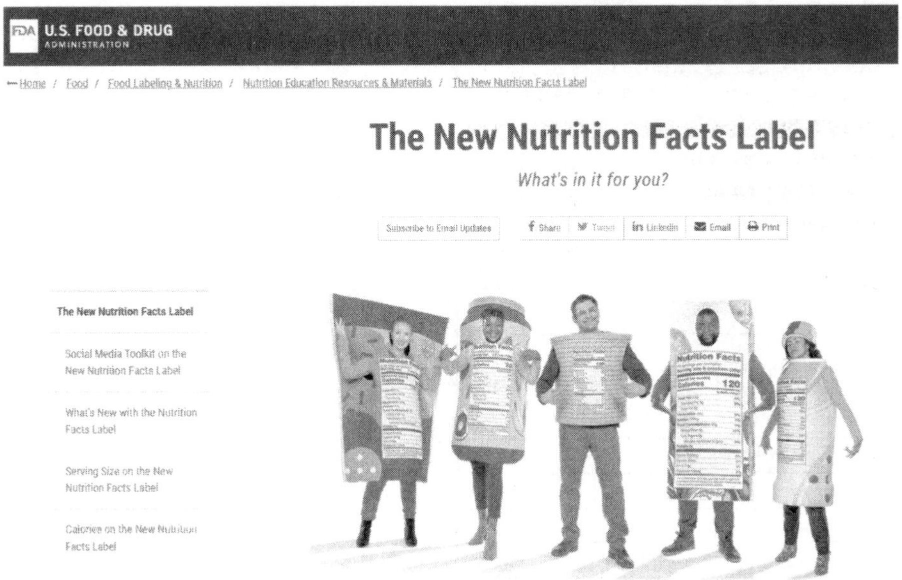


https://www.fda.gov/food/nutrition-education-resources-materials/new-nutrition-facts-label

미국의 FDA의 영양표시 사이트

미국 FDA의 영양표시는 <그림 7-4>와 같다.

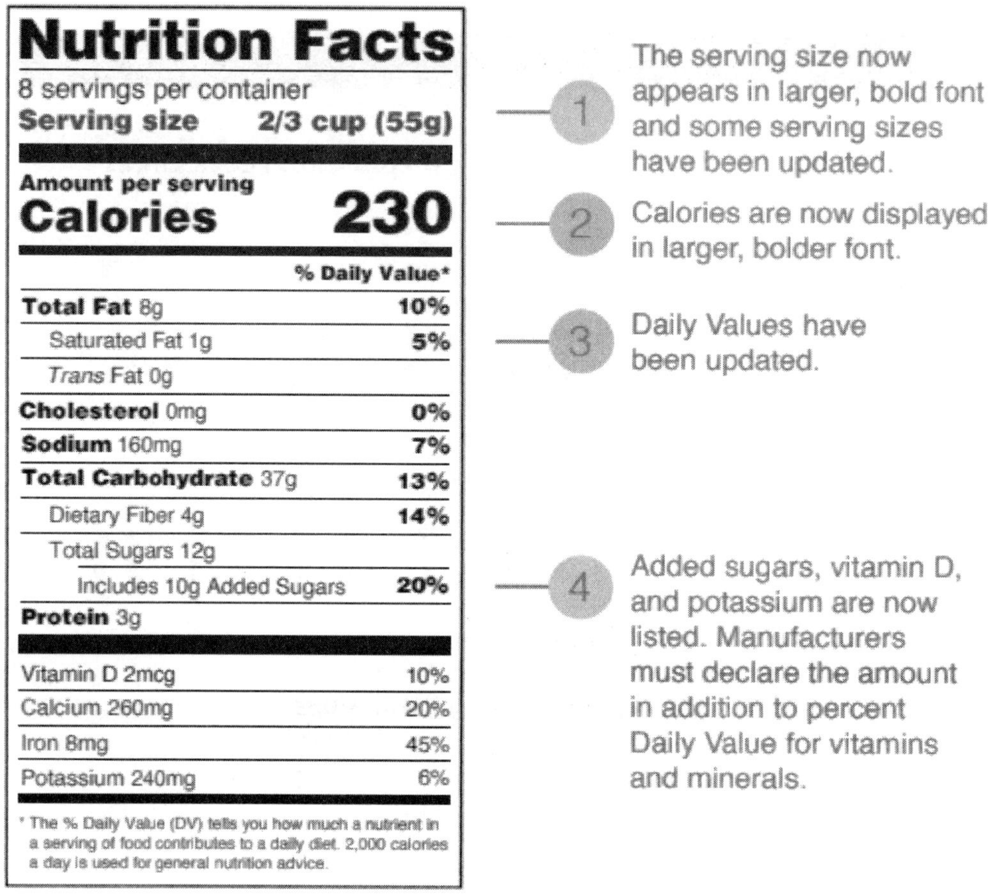


출처 : https://www.fda.gov/media/135197/download

〈그림 7-4〉 미국의 영양표시 예시

## 5. 혈당지수 알아보기

### 1) 혈당지수 (GI, Glycemic Index)란 무엇일까?

① 혈당지수(Glycemic index)

혈당지수는 동량의 당질을 함유한 표준식품(포도당 50g에 해당하는 식품양)을 섭취 후 혈당 반응에 대한 특정 식품 섭취할 경우 얼마나 빠른 속도로 소화되어 혈당 농도를 증가시키는지 객관적으로 표시한 지수이다. 혈당지수가 높은 식품일수록 섭취 후 포도당 농도를 빠르게 상승시킨다. 이것은 인슐린(혈당을 정상적인 범위 내로 유지하기 위해 췌장에서 분비되는 호르몬)을 필요 이상으로 많이 분비하게 한다.

혈당지수는 포도당 50g을 먹었을 때의 혈당이 상승한 면적(area under the curve : AVU)을 기준(100)으로 하여 각 음식에 들어있는 동일한 양의 탄수화물을 섭취했을 때의 혈당 반응면적을 비교한 값이다.

$$\text{혈당지수} = \frac{\text{식품 섭취 후 평균 혈당반응면적}}{\text{포도당 용액 섭취 후 평균 혈당반응면적}} \times 100$$

② 식품의 혈당지수 분류

혈당지수가 55 이하일 때 저 혈당지수, 56~69이면 중 혈당지수, 70 이상이면 고 혈당지수 식품으로 분류된다. 즉 혈당지수가 낮은 식품이 혈당지수가 높은 식품에 비해 혈당을 천천히 상승시키므로 혈당조절에 도움이 될 수 있다.

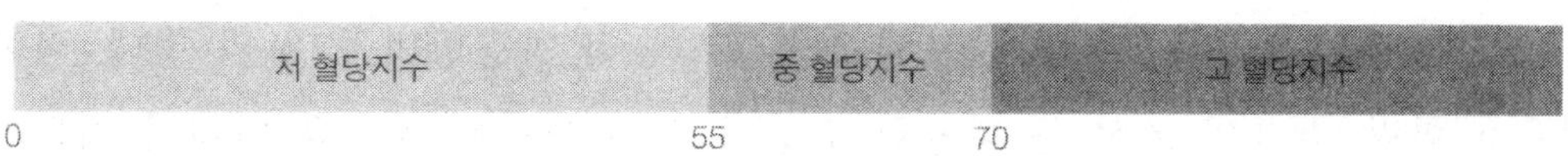

$$\text{혈당지수} = \frac{\text{식품 섭취 후 평균 혈당반응면적}}{\text{포도당 용액 섭취 후 평균 혈당반응면적}} \times 100$$

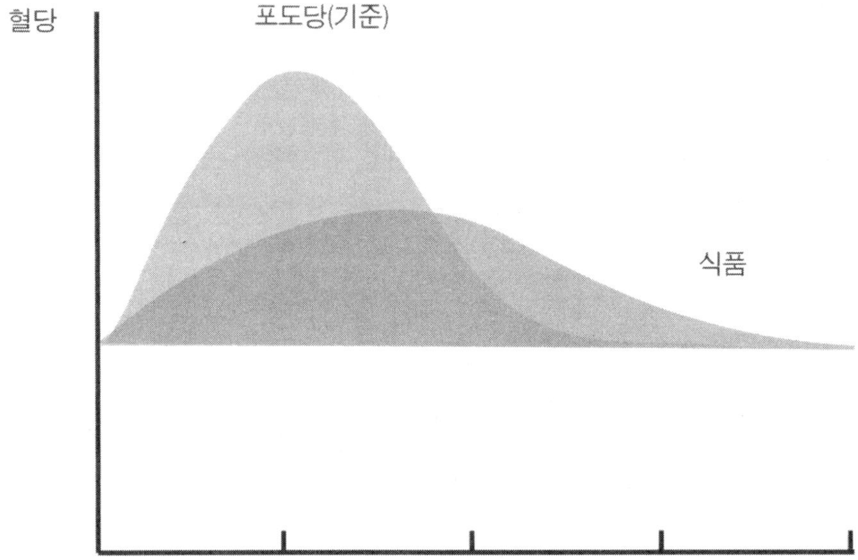


출처: 농촌진흥청, 경희대학교, 한국인 다소비 탄수화물 식품의 혈당지수와 혈당부하지수(2015)

〈그림 7-5〉 식품 섭취후 혈당의 반응

식후 혈당은 어떤 음식을 어떻게 조리해서 얼마나 먹느냐에 따라 달라진다. 그중에 혈당지수(GI, Glycemic Index)가 높은 식품을 상대적으로 혈당지수가 낮은 식품으로 바꾸면 혈당조절이 좋아지는 효과가 알려지면서 혈당지수가 낮은 식품이 당뇨병에 좋은 식품으로 주목을 받고 있다.

같은 양의 당질(탄수화물)을 섭취하더라도 식품에 따라 식후 혈당 반응이 다를 수 있다. 이는 당질의 종류와 전분의 성질, 조리 및 가공방법, 식품의 형태, 식이섬유소 함량, 식품의 조성 등 다양한 요인이 식후 혈당에 영향을 미치기 때문이다. 농진청과 경희대학교, <탄수화물 다소비 식품의 혈당지수 및 혈당부하지수,2015>에서 제시하는 혈당지수에 영향을 주는 요인은 다음과 같다.

### 2) 혈당지수에 영향을 주는 요인

식품별 혈당지수는 식품에 포함된 탄수화물의 소화 흡수 속도에 따라 결정되므로, 같은 양의 탄수화물 식품을 섭취하더라도 식품에 따라 서로 다른 속도로 소화되고 흡수된다. 소화와 흡수 속도가 빠른 식품은 식품 혈당 반응이 빠르고 혈당이 올라가면 분비되는 인슐린의 반응도 함께 증가한다. 따라서 탄수화물 식품의 양뿐만 아니라 혈당반응에 영향을 줄 수 있는 요인들은 다음과 같다.

① 식품의 물성

식품의 물성에 따라 혈당지수가 달라진다. 즉 식품이 액체일 때의 혈당지수가 고체일 때 보다 혈당을 급격하게 증가시킬 수 있다.

② 입자의 크기

입자크기가 감소하면 표면적이 증가하여 소화효소가 더욱 쉽게 작용하여 혈당지수가 상승된다(예: 채 썬 감자 조각과 으깬 감자의 입자 크기).

③ 도정도

도정되지 않은 곡류의 외층(겨)은 소화효소에 대한 방어역할을 하므로 도정을 많이 할수록 소화 흡수 속다가 빨라지고 혈당지수도 상승된다.

④ 가공 및 조리 과정(찜, 구이, 튀김, 팽화 등)

- 전분의 호화(젤라틴화)는 전분입자에 열과 수분이 가해지면 물을 흡수하여 전분입자가 팽윤되고 파괴되어 결정구조가 붕괴되면서 소화와 흡수에 용이한 형태로 바뀌어 진다. 호화된 전분은 소화효소가 접근하기 쉬워져 혈당지수를 높일 수 있다.

- 전분의 노화는 호화된 전분을 실온에 방치하면 전분입자들이 다시 회합되어 침전하여 단단해지는 현상이다. 노화된 전분은 점도가 감소하며 효소 침투가 어려워 소화율이 떨어지고 혈당 반응도 늦어진다.

• 가열시간이 길수록, 물의 양이 많을수록, 조리 시 가해지는 압력이 강할수록 혈당지수가 상승될 수 있다.

• 노화된 전분이나 비효소적 갈변반응 시 불용성으로 되어 소화흡수율이 떨어진다.

⑤ 식품에 함유된 전분의 특징

• 전분은 아밀로오스와 아밀로펙틴으로 구성되어 있다. 멥쌀은 아밀로오소를 20% 정도 함유하고 있으나 찹쌀은 대부분 아밀로펙틴으로 되어있다.

• 아밀로펙틴 분지를 많이 가지는 형태로 더 쉽게 젤라틴화되므로 빨리 소화된다. 아밀로오스의 비율이 높을수록 더 천천히 소화되고 혈당지수도 더 낮다.

⑥ 섬유소의 함량과 특성

• 수용성 섬유소는 물에 녹거나 겔을 형성하며 펙틴, 검, 베타-글루칸, 헤미셀룰로오스 등이 있다. 음식이 위를 통과하는 시간을 지연시키며 소화된 음식물이 장으로 흡수되는 속도를 지연시켜 혈당이 급격하게 증가하는 것을 방지한다.

• 불용성 섬유소는 물에 녹지 않으며 셀룰로오스, 리그닌 등이 있다. 수용성 섬유소에 비해 수분 보유능력이 낮아 미생물에 의해 분해되지 못한 채변으로 배설되므로 변의 용적을 증가시켜 변비를 예방하는 효과가 크다.

• 불용성 섬유소가 아닌 수용성 섬유소만이 식후 혈당 증가에 영향을 주는 것으로 보고되어지고 있는데, 자연적으로 만들어진 식품내 섬유소가 혈당반응에 영향을 미칠 것인지에 대해서는 더 많은 연구가 필요할 것이라 보고 있다.

⑦ 단백질과 지질의 함량

- 단백질 함량이 높은 식품(예: 어육류, 난류)은 혈당보다 인슐린 농도를 상승시켜 혈당 농도를 그대로 유지시키거나 낮추게 된다. 따라서 탄수화물 식품을 단백질 함량이 높은 식품과 함께 섭취하면 혈당 상승의 폭을 줄일 수 있다.

- 탄수화물 식품에 지방을 첨가하였을 때에도 만찬가지로 혈당의 변화를 감소시킨다. 그러나 지방 함량이 높은 식품은 성인병 예방을 위해 섭취량 및 빈도를 줄일 것을 권장한다. (예: 지방 함량이 높은 초콜릿, 튀김류 등)

⑧ 산 (식초, 레몬, 와인 등)

- 섭취한 음식을 위장에서 배출되는데 걸리는 시간을 지연시켜 전분의 소화를 늦춘다.

- 식초를 사용한 음식이나 산성반죽을 하여 구운 빵(예: 발효반죽으로 만든 호밀 빵)은 혈당 반응을 늦춘다.

## 6. 혈당부하지수 알아보기

혈당부하지수(Glycemic load)는 1회 분량을 기준으로 혈당반응을 비교한 값이다. 혈당지수의 결점을 보안하기 위해 만들어진 것으로, 혈당지수에 평소 해당 식품을 얼마나 많이 먹느냐를 반영한 값이다.

> 혈당부하지수 = (혈당지수 × 1회 섭취분량에 함유된 탄수화물 양) ÷ 100

• **식품의 혈당부하지수 분류**

저 혈당부하지수는 10 이하, 중 혈당부하지수는 11~19, 고 혈당부하지수는 20이상으로 구분한다.

각 식품마다 1회 분량에 함유된 당질의 함량이 다르므로 실생활에 적용할 때는 혈당지수가 아닌 혈당부하지수를 비교해야 한다. 혈당지수가 높은 식품을 피하고, 대신 혈당부하지수가 낮은 식품으로 바꾸어 먹으면 혈당조절에 도움이 된다. 하지만 식후 혈당은 당질 급원이나 종류보다는 식사나 간식에 포함된 당질의 총량이 더 중요하다. 혈당지수가 높은 식품이라 하더라도 섭취량이 적으면 혈당부하지수는 낮으며 혈당에 큰 영향을 미치지 않는다는 것을 의미한다. 예를 들어 쌀밥은 혈당지수가 69.9로 중 혈당지수에 해당되지만 1회 섭취분량이 많기 때문에 고 혈당부하지수에 해당된다. 반대로 쌀튀밥은 고 혈당지수에 해당되지만 1회 섭취분량이 적기 때문에 중 혈당부하지수에 해당된다. 따라서 1회 분량을 섭취하였을 때 고 혈당부하지수인 쌀밥이 중 혈당부하지수인 쌀튀밥보다 혈당을 증가시키게 한다. 즉, 혈당부하지수가 낮은 식품이라도 섭취량이 늘어나면 식후 혈당이 높아지게 되는 것이다. 따라서 식사계획을 할 때 총 당질 섭취량을 우선적으로 확인하고, 혈당지수나 혈당부하지수를 참고치로 활용하도록 한다. 예를 들면,

흰밥보다는 잡곡밥을, 흰빵보다는 통밀빵을, 찹쌀보다는 멥쌀을 선택하는 것이 권장된다.

현재는 혈당지수가 측정된 식품이 많지 않고, 동일한 식품이라도 혈당반응에 개인차가 존재하기 때문에 혈당지수의 이용에 제한점이 있다. 또한 혈당지수가 낮은 식품 중 지방함량이 높아 건강에 좋지 않은 것도 있으므로 주의해야 한다.

<표7-3> 식품별 혈당지수와 혈당부하지수

| 식품정보 | 혈당지수 (GI) | 1회 분량(g) | 1회 분량당 당질 양(g) | 1회 섭취량당 혈당부하지수 |
|---|---|---|---|---|
| 대두콩 | 18 | 150 | 6 | 1 |
| 우유 | 27 | 250 | 12 | 3 |
| 사과 | 38 | 120 | 15 | 6 |
| 배 | 38 | 120 | 11 | 4 |
| 밀크초콜릿 | 43 | 50 | 28 | 12 |
| 포도 | 46 | 120 | 18 | 8 |
| 쥐눈이콩 | 42 | 150 | 30 | 13 |
| 호밀빵 | 50 | 30 | 13 | 6 |
| 현미밥 | 55 | 150 | 33 | 18 |
| 파인애플 | 59 | 120 | 13 | 7 |
| 페이스트리 | 59 | 57 | 26 | 15 |
| 고구마 | 61 | 150 | 28 | 17 |
| 아이스크림 | 61 | 50 | 13 | 8 |
| 환타 | 68 | 250 | 34 | 23 |
| 수박 | 72 | 120 | 6 | 4 |
| 늙은호박 | 75 | 80 | 4 | 3 |
| 게토레이 | 78 | 250 | 15 | 12 |
| 콘푸레이크 | 81 | 30 | 26 | 21 |
| 구운감자 | 85 | 150 | 30 | 26 |
| 흰밥 | 86 | 150 | 43 | 37 |
| 떡 | 91 | 30 | 25 | 23 |
| 찹쌀밥 | 92 | 150 | 48 | 44 |

출처: 대한당뇨병학회 식품교환표 활용지침 제 3판, 대한당뇨병학회

## 7. 한국의 탄수화물 다소비 식품의 혈당지수 및 혈당부하지수

농촌진흥청과 경희대학교와 공동연구로 한국인이 많이 섭취하는 탄수화물 식품의 혈당지수와 혈당부하지수를 임상실험을 통하여 '탄수화물 다소비 식품의 혈당지수 및 혈당부하지수(2015)' 책자를 발간하였다. 탄수화물 다소비 식품은 2011년 국민건강영양조사 자료 중 만 19세~64세 성인 남녀가 많이 먹는 탄수화물 식품으로 식품의 조리와 가공방법에 따른 50종의 혈당지수와 혈당부하지수를 측정하여 제시하였다(http://lib.rda.go.kr).

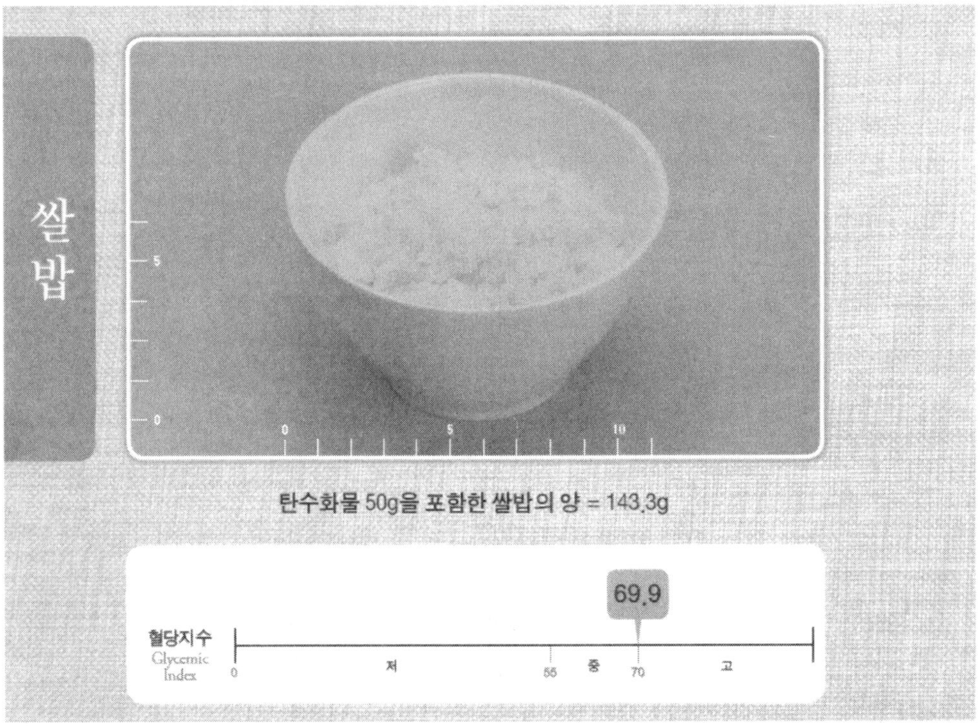


조리법

❶ 쌀(62.9g : 탄수화물 50g에 해당)을 3회 깨끗이 씻는다.
❷ 2배(126mL) 물에 30분 불린 후 체에 건져 10분간 물기를 뺀다.
❸ 쌀의 1.3배(82mL) 물을 잰다.
❹ 전기밥솥에 ❷의 물기를 뺀 쌀과 ❸의 물을 넣고 조리한다.
❺ 취사가 다 되면 조리된 밥을 주걱으로 아래위로 섞는다.

출처: 농촌진흥청, 경희대학교, 한국인 다소비 탄수화물 식품의 혈당지수와 혈당부하지수(2015)

〈그림 7-6〉 쌀밥의 혈당지수와 조리법

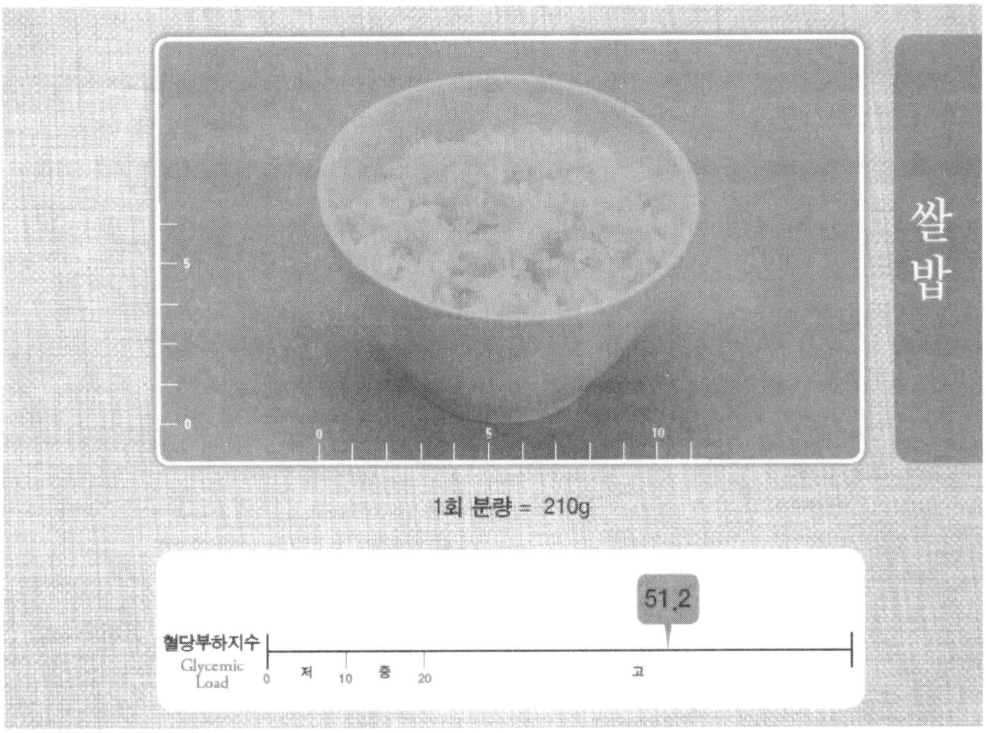


**쌀밥의 혈당지수**

- 쌀밥은 중혈당지수에 해당하지만 1회 섭취량이 많아 고 혈당부하지수에 해당한다. 따라서 주식인 쌀밥을 섭취할 때에는 다양한 식품군(어육류군, 채소군 등)을 함께 섭취하면 혈당의 급격한 상승을 늦출 수 있다.

출처: 농촌진흥청, 경희대학교, 한국인 다소비 탄수화물 식품의 혈당지수와 혈당부하지수(2015)

〈그림 7-7〉 쌀밥의 혈당부하지수

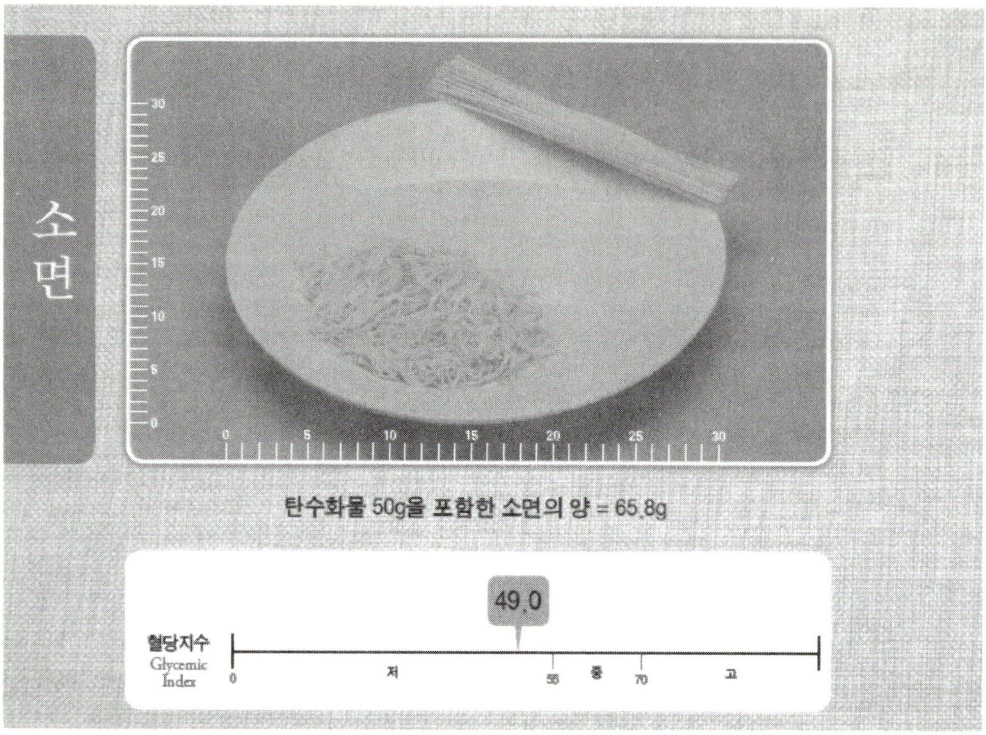


조리법

❶ 건면(65.8g : 탄수화물 50g에 해당)을 끓는 물(2,200mL)에 넣고 삶는다.

❷ 1분 정도 삶다가 끓어오르면 100mL의 물을 붓고, 다시 1분 뒤 끓어오르면 100mL를 더 붓고, 30초 정도 더 끓인다.

❸ 삶은 후 바로 찬물에서 헹구어 준다.

❹ 수분을 제거한 면을 작은 크기로 말아 체에 받쳐둔다.

❺ 끓는 물 2,800mL에 머리와 내장을 제거한 멸치를 넣고 10분 동안 끓인다.

❻ 그릇에 삶은 면을 담고 육수를 두 국자(160mL) 떠서 넣어준다.

* 다른 양념, 부재료를 추가하지 않았다.

출처: 농촌진흥청, 경희대학교, 한국인 다소비 탄수화물 식품의 혈당지수와 혈당부하지수(2015)

〈그림 7-8〉 소면의 혈당지수와 조리법

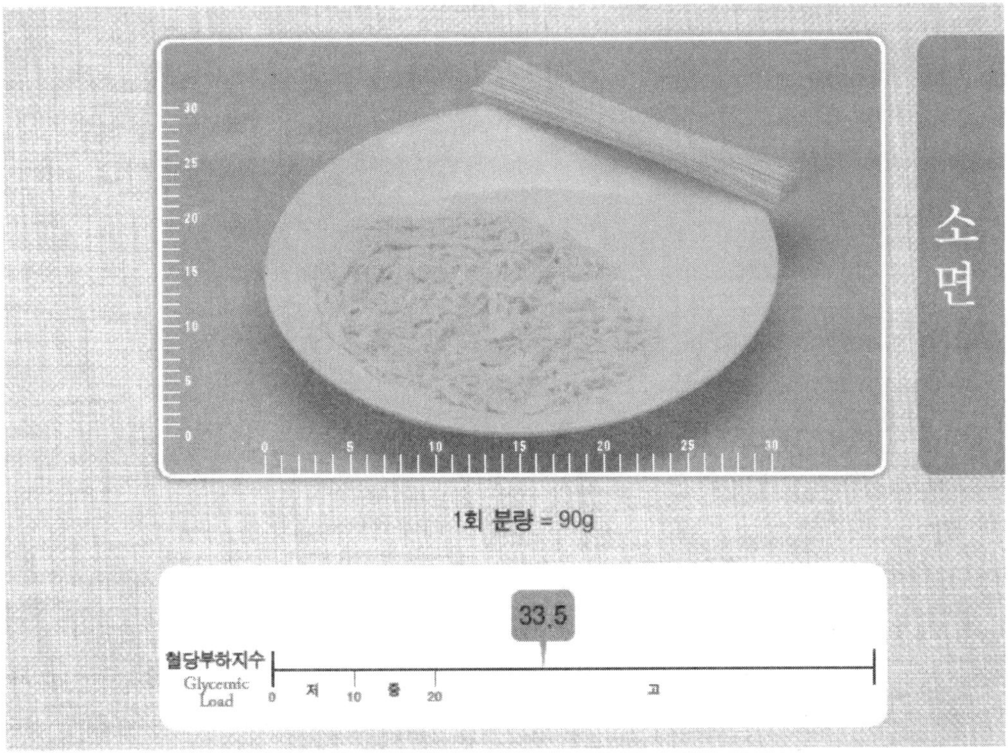


**소면의 혈당지수**

- 면류는 1회 분량이 많아 고 혈당부하지수에 속하므로, 식이섬유(호박, 표고버섯 등)와 단백질(계란, 소고기 등)을 함께 섭취하면 혈당지수를 낮출 수 있다.

출처: 농촌진흥청, 경희대학교, 한국인 다소비 탄수화물 식품의 혈당지수와 혈당부하지수(2015)

〈그림 7-9〉 소면의 혈당부하지수

〈표 7-4〉 한국인 다소비 탄수화물 식품의 혈당지수 및 혈당부하지수(2015)

| 음식명 | | 혈당지수 (GI, Glycemic Index) | | 혈당부하지수 (GL, Glycemic Load) | |
|---|---|---|---|---|---|
| | | 탄수화물 50g 해당하는 양(g) | 혈당지수 (GI) | 1회 분량(g) | 혈당부하지수 (GL) |
| 쌀 | 쌀밥 | 143.3 | 69.9 | 210 | 51.2 |
| | 쌀죽 | 447.7 | 92.5 | 250 | 25.8 |
| | 백설기 | 93.8 | 80.7 | 95 | 40.8 |
| | 가래떡 | 81.3 | 50.6 | 130 | 40.5 |
| | 쌀튀밥 | 56.2 | 72.4 | 25 | 16.1 |
| | 쌀국수면 | 156.0 | 52.5 | 180 | 30.1 |
| 찹쌀 | 찹쌀밥 | 111.1 | 75.7 | 210 | 71.6 |
| | 찹쌀경단 | 100.0 | 96.9 | 60 | 29.1 |
| 보리 | 보리밥 | 173.1 | 35.4 | 210 | 21.5 |
| | 보리튀밥 | 57.4 | 63.3 | 25 | 13.8 |
| | 보리 미숫가루 | 67.0 | 69.8 | 20 | 10.4 |
| 옥수수 | 찐 옥수수 | 170.1 | 73.4 | 90 | 19.4 |
| | 옥수수죽 | 347.4 | 91.8 | 250 | 33.0 |
| | 강냉이 | 58.1 | 69.9 | 25 | 15.0 |
| 감자 | 찐 감자 | 359.7 | 93.6 | 65 | 8.5 |
| | 감자구이 | 359.7 | 78.2 | 65 | 7.1 |
| | 감자떡 | 109.3 | 53.5 | 90 | 21.9 |
| | 감자튀김 | 238.5 | 41.5 | 115 | 10.0 |
| | 감자전 | 215.0 | 28.0 | 150 | 9.8 |
| 고구마 | 찐 고구마 | 160.3 | 70.8 | 70 | 15.5 |
| | 군고구마 | 160.3 | 90.9 | 70 | 19.8 |
| | 고구마튀김 | 107.4 | 57.7 | 45 | 12.1 |
| | 당면 | 56.8 | 60.0 | 20 | 10.6 |
| 밤 | 찐 밤 | 134.8 | 57.8 | 10 | 2.1 |
| | 군밤 | 134.8 | 54.3 | 10 | 2.0 |

출처: 농촌진흥청, 경희대학교, 한국인 다소비 탄수화물 식품의 혈당지수와 혈당부하지수(2015)

| 음식명 | | 혈당지수<br>(GI, Glycemic Index) | | 혈당부하지수<br>(GL, Glycemic Load) | |
|---|---|---|---|---|---|
| | | 탄수화물 50g 해당하는 양(g) | 혈당지수 (GI) | 1회 분량(g) | 혈당부하지수 (GL) |
| 팥 | 삶은 팥 | 73.1 | 26.5 | 10 | 1.8 |
| | 팥죽(으깬 것) | 247.9 | 38.5 | 250 | 16.7 |
| 단호박 | 찐 호박 | 277.8 | 52.1 | 70 | 6.6 |
| | 호박죽(으깬 것) | 478.6 | 53.0 | 250 | 13.9 |
| 밀(밀가루) | 소면 | 65.8 | 49.0 | 90 | 33.5 |
| | 칼국수면 | 91.5 | 48.2 | 150 | 39.5 |
| | 수제비 | 91.4 | 50.2 | 150 | 41.2 |
| | 밀전병 | 102.8 | 57.0 | 60 | 16.6 |
| | 우동면 | 152.4 | 56.5 | 210 | 38.9 |
| | 스파게티면 | 72.5 | 55.3 | 85 | 32.4 |
| | 라면 | 72.3 | 49.3 | 130.8 | 44.6 |
| | 흰 식빵 | 116.6 | 70.7 | 55 | 16.7 |
| | 호밀식빵 | 109.4 | 64.9 | 55 | 16.7 |
| | 쌀식빵 | 109.4 | 73.4 | 55 | 17.3 |
| | 카스텔라 | 114.2 | 59.9 | 50 | 13.1 |
| | 모닝빵 | 103.5 | 56.2 | 45 | 12.2 |
| 메밀 | 메밀면 | 70.2 | 59.6 | 90 | 38.2 |
| | 메밀전병 | 169.4 | 49.9 | 60 | 8.8 |
| | 메밀묵 | 318.5 | 65.7 | 70 | 7.2 |
| 기타 | 도토리묵 | 361.2 | 71.7 | 70 | 6.9 |
| | 청포묵 | 443.2 | 55.1 | 30 | 1.9 |
| | 시리얼 | 56.2 | 51.6 | 30 | 13.8 |
| | 전곡시리얼 | 57.5 | 51.4 | 30 | 13.4 |

출처: 농촌진흥청, 경희대학교, 한국인 다소비 탄수화물 식품의 혈당지수와 혈당부하지수(2015)

| | 혈당지수 | 찜, 구이 | 튀김, 전 | 떡 | 죽 |
|---|---|---|---|---|---|
| 고 | 95 | | | 찹쌀경단(97) | |
| | | 찐 감자(94) | | | 쌀죽(93) |
| | 90 | 군고구마(91) | | | 옥수수죽(92) |
| | 85 | | | | |
| | 80 | | | 백설기(81) | |
| | 75 | 감자구이(78) | | | |
| | | 찐 옥수수(73) | | | |
| | 70 | 찐 고구마(71) | | | |
| 중 | 65 | | | | |
| | 60 | | | | |
| | | 찐 밤(58) | 고구마튀김(58) | | |
| | | | 밀전병(57) | | |
| | 55 | | | | |
| 저 | | 군밤(54) | | 감자떡(53) | 호박죽(53) |
| | 50 | 찐 호박(52) | | 가래떡(51) | |
| | | | 메밀전병(50) | | |
| | 45 | | | | |
| | 40 | | 감자튀김(42) | | |
| | 35 | | | | 팥죽(39) |
| | 30 | | | | |
| | 25 | 삶은 팥(27) | 감자전(28) | | |

- 혈당지수 수치는 소수 첫째자리에서 반올림하여 표시

출처: 농촌진흥청, 경희대학교, 한국인 다소비 탄수화물 식품의 혈당지수와 혈당부하지수(2015)

〈그림7-10〉 조리법에 따른 혈당지수

| | 혈당지수 | 밥 | 빵 | 면 | 묵 | 팽화, 분쇄 |
|---|---|---|---|---|---|---|
| | 95 | | | | | |
| | 90 | | | | | |
| | 85 | | | | | |
| 고 | 80 | | | | | |
| | 75 | 찹쌀밥(76) | | | | |
| | | | 쌀식빵(73) | | 도토리묵(72) | 쌀튀밥(72) |
| | 70 | | 흰 식빵(71) | | | |
| | | 쌀밥(70) | | | 메밀묵(66) | 강냉이(70) |
| | 65 | | | | | 보리 미숫가루(70) |
| | 60 | | 호밀식빵(65) | 당면(60) | | 보리튀밥(63) |
| 중 | | | 카스텔라(60) | 메밀면(60) | 청포묵(55) | |
| | | | 모닝빵(57) | 우동면(57) | | |
| | 55 | | | 스파게티면(55) | | |
| | | | | 쌀국수면(52) | | 시리얼(52) |
| | 50 | | | 수제비(52) | | 전곡시리얼(51) |
| | | | | 라면(49) | | |
| | 45 | | | 소면(49) | | |
| 저 | 40 | | | 칼국수면(48) | | |
| | 35 | 보리밥(35) | | | | |
| | 30 | | | | | |
| | 25 | | | | | |

## 8. 혈당관리를 위한 식사행동

① 식사량은 본인의 필요 열량과 영양소가 골고루 포함되도록 식사를 한다. 과식, 소식, 폭식 등은 하지 않는다. 식사시간을 아침, 점심, 저녁을 규칙적으로 하도록 한다.

② 혈당지수가 높은 음식은 혈당을 천천히 올리는 다른 음식과 섞어 먹는다. 예를 들어 밥, 빵, 떡, 국수 같은 탄수화물은 살코기(쇠고기, 돼지고기, 닭고기 등), 생선 같은 단백질과 함께 먹으면 소화 속도와 혈당지수를 낮출 수 있다.

③ 음식 섭취 순서도 중요하다. 대개 탄수화물 음식을 먼저 먹고 반찬을 먹는데, 이렇게 먹으면 혈당이 올라가기 쉽다. 채소를 먼저 먹고, 다음에 고기나 생선처럼 단백질 음식을 먹고, 맨 마지막으로 탄수화물 음식을 먹도록 한다.

④ 밀가루 반죽에 콩가루를 넣거나, 밥에 콩을 섞는 등 가능하면 콩을 즐겨 먹는다. 콩은 수용성 식이섬유소가 풍부하게 함유된 식품으로 포도당이나 콜레스테롤의 흡수를 지연시켜 혈당이 서서히 오르게 한다.

⑤ 식초를 활용한다. 식초는 혈당을 천천히 올리는 역할을 한다. 생선조림이나 찜을 할 때 마지막에 식초를 넣으면 혈당지수도 낮출 뿐 아니라 생선살도 단단해져 더욱 맛있게 즐길 수 있다. 나물이나 샐러드를 만들 때도 식초를 사용하도록 한다.

# 제 8 장
# 식품교환표를 활용한 식단작성

## 1. 개인별 열량 필요량 산출

### 1) 활동정도에 따른 에너지 소모량 산출

활동 정도에 따라서 아래의 공식을 사용하여 에너지 소모량을 간단하게 산출할 수 있다.

에너지 소모량 = 체중(kg) × 활동별 칼로리 소모량(kcal)

<표8-1> 체중(kg)에 따른 당뇨병의 열량권장량(kcal)

| 체중정도 | 가벼운 활동 | 보통활동 | 심한활동 |
|---|---|---|---|
| 체중초과 | 20~25 | 30 | 35 |
| 정 상 | 30 | 35 | 40 |
| 체중미달 | 35 | 40 | 45~50 |

### 2) 대한당뇨병협회의 표준체중 산출법

> 남자 표준체중(kg) : 신장(m)×신장(m)× 22
> 여자 표준체중(kg) : 신장(m)×신장(m)× 21

### 3) 에너지 필요량 산출

에너지 필요량은  기초대사량, 활동대사, 식품의 특이동적 작용에 필요한 에너지 등이 포함된다. 그러므로 활동량을 조사하여 에너지 소모량을 산출하여 적절한 에너지 필요량을 결정하여야 한다.

**기초대사량(basal metabolism)**

기초대사량이란 신체 내에서 생명현상을 유지하기 위하여 무의식적으로 일어나는 불수의적 활동의 대사작용에 필요한 열량을 말한다. 즉 근육의 활동, 소화작용, 식품의 특이동작 작용을 제외하고 오로지 생명체의 기본활동인 심장 근육의 활동, 혈액순환작용의 계속성, 호흡작용, 신장 기능의 작용, 간의 활동, 기타세포의 계속적인 대사 작용, 특히 근육긴장의 유지, 내분비선 등에 필요한 열량 등을 말한다.

**활동대사량(energy expended for physical activity)**

1일 총 소모열량 중 육체적 또는 근육의 활동에 의해 하루에 소모되는 총 열량은 대부분의 사람에게 있어서 그렇게 큰 영향을 미치지 않는다. 보편적인 사람들에게는 1일 활동에 의한 열량소모는 총 소모열량의 약 30% 정도밖에 차지하지 않기 때문이다. 그러나 기초대사율과 달리 활동대사율은 활동량에 따라서 증감을 나타낼 수 있다.

<표8-2>은 각종 활동의 강도에 따른 열량의 소모 상태를 유사한 것끼리 묶어서 정리한 표이다.

### 식품의 특이동적 대사(specific dynamic action of food)

식품이 체내에서 대사될 때 역시 열량 대사를 자극하게 된다. 우리가 식품을 섭취하였을 때 식품이 지니고 있는 생리적 열량가를 완전히 공급받는 것이 아니라, 일부는 식품 자체의 대사과정에 이용되고 있다. 이것은 식품이 소화되어 흡수된 후 완전히 연소되는 과정에 에너지를 필요로 하는 과정으로 식품의 특이동적 에너지(specific dynamic action of food, SDA 또는 deitary thermogenesis)라고 한다. 보통 균형된 식사를 할 때 식품의 특이동적 작용에서 오는 열량의 상승은 총 섭취 열량의 약 10% 이내로 보고 있다.

### 4) 활동량에 따른 1일 에너지소모량 산출

① 체중을 사용하여 24시간에 소모된 기초 대사량을 계산한다.

② 하루 동안의 여러 가지 활동 상태를 일일이 기록하여 둔다. 즉 기상시간부터 시작하여 취침 시까지 그리고 수면시간을 <표8-3>과 같이 기록한다.

③ <표8-3>에 표시한 것 같은 활동기록을 기준으로 <표8-4>에 24시간 동안의 총 활동대사량을 계산한다.

〈표8-2〉 각종 활동 강도에 따른 열량 소모량

| 열량소모활동군 | 활 동 상 태 | kcal/kg/min |
|---|---|---|
| 0. 수면(기초 대사량 수준에서 활동에 의한 열량 소모량을 더해 줄 필요가 없음) | | |
| 1. 깨어서 누워있는 정도의 활동 | | 0.002 |
| 2. 앉아있는 활동 | 편안히 앉아있는 상태, 소리내어 책을 읽는 상태, 바느질하기, 글을 쓰는 상태, 먹는 상태, 공부하는 상태 | 0.007 |
| 3. 서있는 활동 | | 0.008 |
| 4. 일상생활 작업활동 | 옷 입기, 옷 벗기, 세면, 목욕, 면도 등 | 0.012 |
| 5. 아주 가벼운 활동 | 자동차 운전, 부엌에서의 가사노동, 다림질, 세탁기에서 빨래하기, 타이프를 치는 상태, 실외에서 천천히 걷는 상태, 직장에서 앉아서 일을 하는 상태, 손빨래하기(가벼운 세탁물을 세탁하는 경우), 그림을 그리거나 가구의 페인트칠하기 | 0.017 |
| 6. 가벼운 활동 | 구두닦기, 중경도의 속도로 피아노 치기, 카펫을 청소하는 경우(청소기를 이용), 실외에서 중정도의 속도로 걷는 경우 | 0.025 |
| 7. 중정도의 활동 | 중정도의 속도로 자전거를 타는 경우, 골프나 야구 등의 운동을 하는 경우, 목공일, 춤을 추는 경우, 청소하는 경우, 약간 빠른 속도로 걷는 경우(3~3.5mph) | 0.042 |
| 8. 약간 심한 활동 | 빠른 춤을 추는 경우, 말타기(말이 걷는 정도의 속도로), 탁구 치기, 스케이트 타기, 급히 걷는 경우 | 0.067 |
| 9. 심한 활동 | 나무 판자를 톱질하기, 테니스, 뛰는 말타기, 계단 오르고 내리기, 뛰기 | 0.108 |
| 10. 극심한 활동 | 권투, 축구, 레슬링 등의 운동, 배를 저으면서 타기(중간속도), 수영, 달리기 | 0.142 |

〈표8-3〉 24시간의 활동량 기록표

| 때 | 시 간 | 활 동 | 열량 소모 활동군 | | | | | | | | | | |
|---|---|---|---|---|---|---|---|---|---|---|---|---|---|
| | | | 0 | 1 | 2 | 3 | 4 | 5 | 6 | 7 | 8 | 9 | 10 |
| | 5:40 | 기상 | | | | | | | | | | | |
| | 5:40 ~ 6:10 | 세수, 양치질, 머리감기 | | | | | 30 | | | | | | |
| | 6:10 ~ 6:20 | 아침식사 | | | 10 | | | | | | | | |
| | 6:20 ~ 6:40 | 머리손질, 옷 갈아입기 | | | | | 20 | | | | | | |
| | 6:40 ~ 6:45 | 걷 기 | | | | | | | 5 | | | | |
| | 6:45 ~ 7:00 | 버스타기(서서) | | | | 15 | | | | | | | |
| 오 | 7:00 ~ 7:10 | 걷 기 | | | | | | | 10 | | | | |
| | 7:10 ~ 7:15 | 계단 오르기 | | | | | | | | 5 | | | |
| | 7:15 ~ 8:40 | 신문, TV 보기 | | | 85 | | | | | | | | |
| | 8:40 ~ 8:50 | 계단 내려오기 | | | | | | | | 10 | | | |
| 전 | 8:50 ~ 9:00 | 걷 기 | | | | | | | 10 | | | | |
| | 9:00 ~ 10:50 | 앉아서 사무보기 | | | 110 | | | | | | | | |
| | 10:50 ~ 11:00 | 계단 내려가기 | | | | | | | | 10 | | | |
| | 11:00 ~ 11:25 | 앉아서 사무업무 | | | 25 | | | | | | | | |
| | 11:25 ~ 11:30 | 걷 기 | | | | | | | 5 | | | | |
| | 11:30 ~ 11:50 | 앉아서 사무업무 | | | 20 | | | | | | | | |
| | 11:50 ~ 12:00 | 걷 기 | | | | | | | 10 | | | | |
| | 12:00 ~ 12:30 | 점심식사 | | | 30 | | | | | | | | |
| | 12:30 ~ 2:00 | 산책하기 | | | | | | 90 | | | | | |
| | 2:00 ~ 2:10 | 걷 기 | | | | | | | 10 | | | | |
| | 2:10 ~ 2:20 | 계단 오르기 | | | | | | | | 10 | | | |
| | 2:20 ~ 2:30 | 걷 기 | | | | | | | 10 | | | | |
| | 2:30 ~ 3:00 | 서서 사무업무 | | | | | | 30 | | | | | |
| | 3:00 ~ 4:15 | 회의 | | | 75 | | | | | | | | |
| | 4:15 ~ 4:25 | 걷 기 | | | | | | | 10 | | | | |
| 오 | 4:25 ~ 6:00 | 앉아서 사무업무 | | | 95 | | | | | | | | |
| | 6:00 ~ 6:10 | 걷 기 | | | | | | | 10 | | | | |
| | 6:10 ~ 6:15 | 계단 오르기 | | | | | | | | 5 | | | |
| 후 | 6:15 ~ 8:20 | 저녁 회식 | | | 125 | | | | | | | | |
| | 8:20 ~ 8:30 | 계단 오르기 | | | | | | | | 10 | | | |
| | 8:30 ~ 8:40 | 걷 기 | | | | | | | 10 | | | | |
| | 8:40 ~ 9:00 | 버스타기(서서) | | | | 20 | | | | | | | |
| | 9:00 ~ 9:10 | 걷 기 | | | | | | | 10 | | | | |
| | 9:10 ~ 9:20 | 씻기, 세수 | | | | | 10 | | | | | | |
| | 9:20 ~ 9:40 | 가족과 대화 | | | 20 | | | | | | | | |
| | 9:40 ~ 10:00 | 양치질, 잠옷 갈아입기 | | | | | 20 | | | | | | |
| | 10:00 | 취침 | | | | | | | | | | | |
| 합 계 | | | | | 595 | 35 | 80 | 120 | 100 | 50 | | | |

〈표8-4〉 1일 에너지 소모량의 측정

연령 50 세　　　　이름 ________

신장 170 cm　　　　날짜 ________

현재의 체중 68 kg

이상적인 체중 63 kg

A. 기초대사량

남자 1.0kcal × 63 kg×24시간 = 1,512 kcal : 기초 대사량(A)

여자 0.9kcal × ______ kg×24시간

B. 활동 대사에 의한 열량 소모량

| 열량 소모활동군 | | | 소모시간(분) | | 소모열량(kcal/kg) |
|---|---|---|---|---|---|
| 0. 수 면 | 기초대사 수준 | × | 460 | = | (A에 포함) 0 |
| 1. 깨어서 누워있는 정도의 활동 | 0.002 | × | 0 | = | 0 |
| 2. 앉아있는 활동 | 0.007 | × | 595 | = | 4.165 |
| 3. 서있는 활동 | 0.008 | × | 35 | = | 0.28 |
| 4. 일상생활 작업활동 | 0.012 | × | 80 | = | 0.96 |
| 5. 아주 가벼운 활동 | 0.017 | × | 120 | = | 2.04 |
| 6. 가벼운 활동 | 0.025 | × | 100 | = | 2.5 |
| 7. 중정도의 활동 | 0.042 | × | 50 | = | 2.1 |
| 8. 약간 심한 활동 | 0.067 | × | | = | |
| 9. 심한 활동 | 0.108 | × | | = | |
| 10. 극심한 활동 | 0.142 | × | | = | |
| | 합계 | | 1440분 | | 12.045 kcal/kg/24시간 |

(24시간에 해당됨)

총열량 : kcal/kg/24시간×체중(kg) = 758.8 kcal(활동을 위한 열량) (B)

C와D; 특이동적 작용(SDA)을 위한 허용량

C; BMR(kcal)(A) + 활동량 kcal(B) = 2,273.8 kcal (C)

D; C(기초 대사량 + 활동 대사 열량)의 10% = 227.3kcal (D) ; SDA

E; C+D: 1日 총 에너지 소모량 = 2,501.1kcal

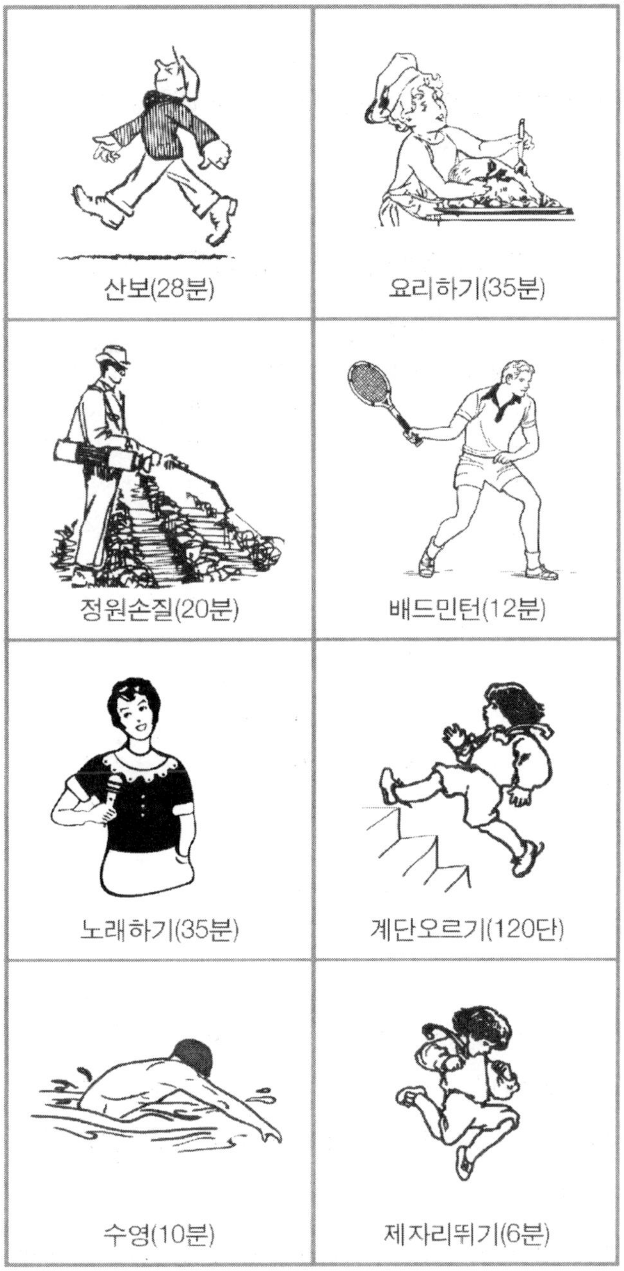
산보(28분)
요리하기(35분)
정원손질(20분)
배드민턴(12분)
노래하기(35분)
계단오르기(120단)
수영(10분)
제자리뛰기(6분)

〈그림 8-1〉 100kcal 소모 활동과 시간(분)

## 2. 열량에 따른 식품교환표 활용

식품교환표를 이용하여 필요 열량에 따른 식품교환수를 참고하여 식단을 작성할 수 있다.

<표8-5> 열량에 따른 식품교환수의 예시

| 열량 (kcal) | 곡류군 | 어육류군 | | | 채소군 | 지방군 | 우유군 | 과일군 |
|---|---|---|---|---|---|---|---|---|
| | | 지방 | 중지방 | 고지방 | | | | |
| 1,200 | 5 | 1 | 3 | 0 | 6 | 3 | 1 | 1 |
| 1,300 | 6 | 1 | 3 | 0 | 6 | 3 | 1 | 1 |
| 1,400 | 7 | 1 | 3 | 0 | 6 | 3 | 1 | 1 |
| 1,500 | 7 | 2 | 3 | 0 | 7 | 4 | 1 | 1 |
| 1,600 | 8 | 2 | 3 | 0 | 7 | 4 | 1 | 1 |
| 1,700 | 8 | 2 | 3 | 0 | 7 | 4 | 1 | 2 |
| 1,800 | 8 | 2 | 3 | 0 | 7 | 4 | 2 | 2 |
| 1,900 | 9 | 2 | 3 | 0 | 7 | 4 | 2 | 2 |
| 2,000 | 10 | 2 | 3 | 0 | 7 | 4 | 2 | 2 |
| 2,100 | 10 | 2 | 4 | 0 | 7 | 4 | 2 | 2 |
| 2,200 | 11 | 2 | 4 | 0 | 7 | 4 | 2 | 2 |
| 2,300 | 11 | 3 | 4 | 0 | 8 | 5 | 2 | 2 |
| 2,400 | 12 | 3 | 4 | 0 | 8 | 5 | 2 | 2 |
| 2,500 | 13 | 3 | 4 | 0 | 8 | 5 | 2 | 2 |

+ 이상지질혈증이 있거나 동맥경화증을 동반하고 있는 경우 포화지방산을 엄격하게 제한하기 위해 일반 우유보다는 저지방 우유가 권장된다.

+ 우유군 1교환단위를 저지방 우유 1교환단위로 대체할 경우 견과류 1교환단위를 추가할 수 있다.

+ 1800kcal 이상의 경우 우유군을 1교환단위만 섭취하기 원한다면 우유군 1교환단위를 '중지방 1교환+과일군 1교환'으로 대체할 수 있다.

| 식품군 | 총 교환 단위수 | 아침 | 점심 | 저녁 |
| --- | --- | --- | --- | --- |
| 곡류군 | 8 | 2<br>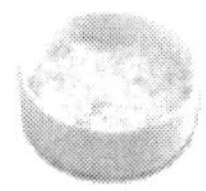<br>70g x 2교환=140g<br>잡곡밥 2/3공기 (140g) | 3<br>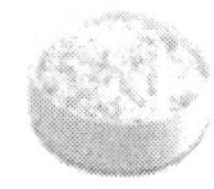<br>70g x 3교환=210g<br>조밥 1공기 (210g) | 3<br>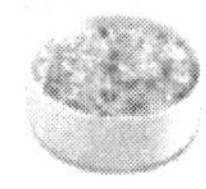<br>70g x 3교환=210g<br>흑미밥 1공기 (210g) |
| 어육류군 | 5 | 1<br>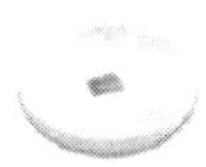<br>연두부 1교환 (150g) | 2<br>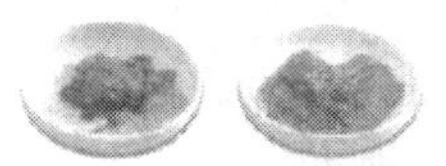<br>스테이크볶음 (쇠고기 1교환, 40g)<br>오징어초무침 (오징어 1교환, 50g) | 2<br>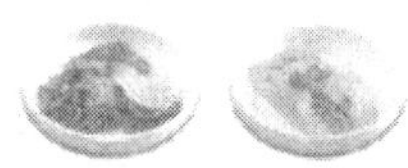<br>돈육고추잡채 (돼지고기 1교환, 40g)<br>동태전 (동태살 1교환, 50g) |
| 채소군 | 7 | 2<br>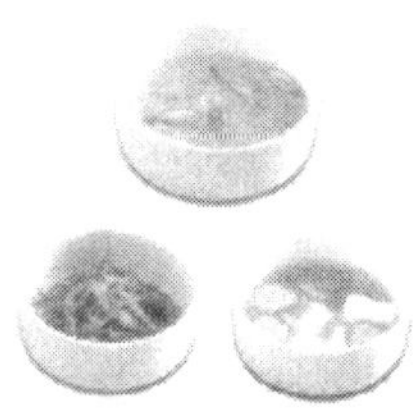<br>콩나물국 1교환 (70g)<br>미역줄기볶음 0.5교환 (35g)<br>나박김치 0.5교환 (35g) | 3<br>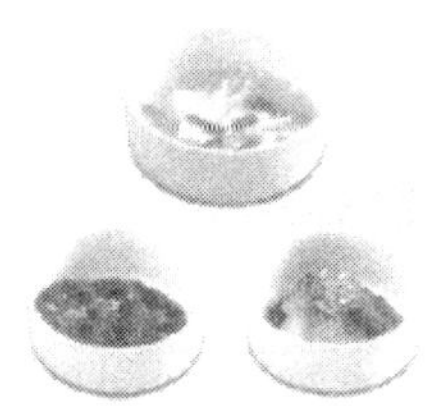<br>들깨팽이버섯탕/스테이크 볶음/<br>오징어초무침에 포함된 채소 1교환<br>연근조림 1교환 (40g)<br>청경채나물 1교환 (70g) | 2<br>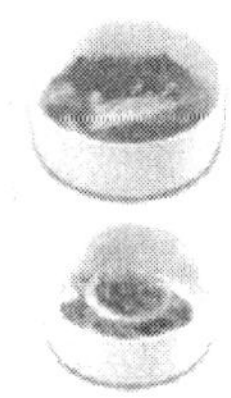<br>근대된장국 (근대 1교환, 70g)<br>마늘쫑볶음 (마늘쫑 1교환, 40g) |
| 지방군 | 4 | 1<br>식용유 1작은스푼 (5g)<br>미역줄기볶음용 | 1.5<br>들깨가루 0.5교환 (4g)<br>식용유/참기름 1작은스푼 (5g)<br>연근조림/청경채나물 조리용 | 1.5<br>식용유 1.5작은스푼 (7.5g)<br>마늘쫑볶음/동태전 조리용 |
| 우유군 | 2 | 식사시간 사이 간식으로 드세요<br>우유 1교환 (1컵, 200cc)<br>두유 1교환 (1컵, 200cc) | | 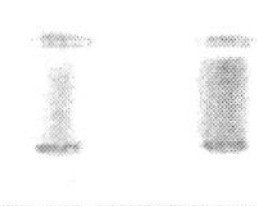 |
| 과일군 | 2 | 식사시간 사이 간식으로 드세요<br>사과 1교환 (1/3개, 80g)<br>딸기 1교환 (150g) | | 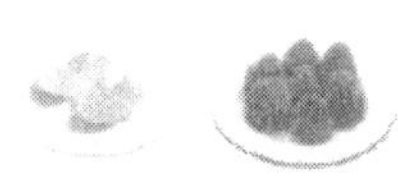 |

〈그림 8-2〉 1800kcal 식품군별 당뇨식 상차림 구성(대한당뇨병학회)

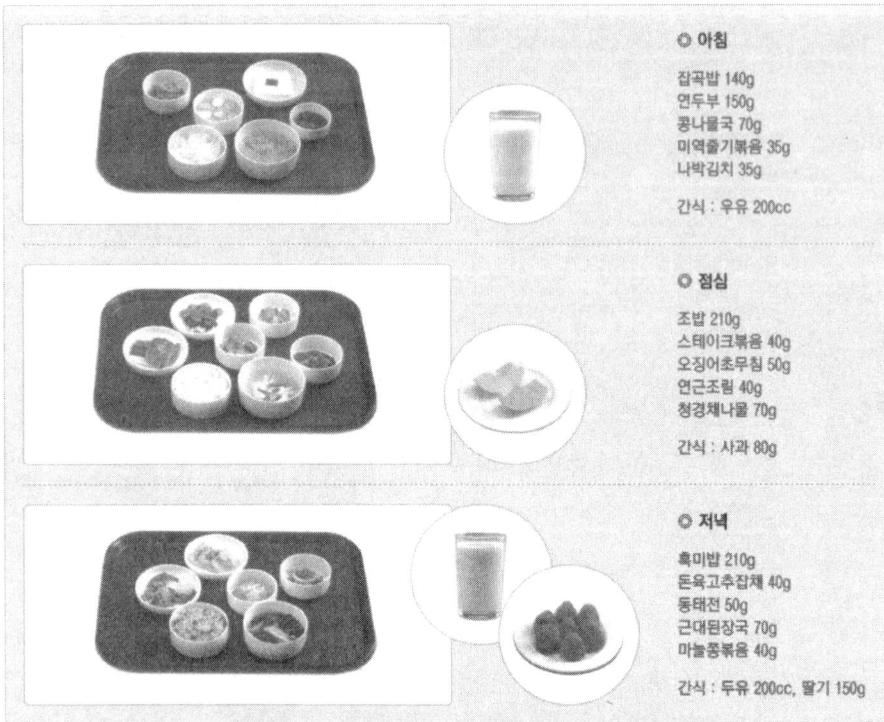
◎ 아침
잡곡밥 140g
연두부 150g
콩나물국 70g
미역줄기볶음 35g
나박김치 35g
간식 : 우유 200cc
◎ 점심
조밥 210g
스테이크볶음 40g
오징어초무침 50g
연근조림 40g
청경채나물 70g
간식 : 사과 80g
◎ 저녁
흑미밥 210g
돈육고추잡채 40g
동태전 50g
근대된장국 70g
마늘쫑볶음 40g
간식 : 두유 200cc, 딸기 150g

〈그림 8-3〉 1800kcal 1일 당뇨식 상차림 구성(대한당뇨병학회)

당뇨병 특성에 따라 1700kcal 식단작성을 하는 경우 <표8-6>을 참고하여 당뇨병의 특성에 따라 식품교환량을 정하도록 한다.

〈표 8-6〉 당뇨병의 특성에 따른 1700kcal 식단의 식품교환량 예시

| | 곡류군 | 어육류군 | | 채소군 | 지방군 | 우유군 (일반) | 과일군 | 당질: 단백질: 지방 에너지 비율 |
|---|---|---|---|---|---|---|---|---|
| | | 저지방 | 중지방 | | | | | |
| 2형 당뇨병 | 8 | 2 | 3 | 7 | 4 | 1 | 2 | 55-60 : 15-20 : 20-25 |
| 1형 당뇨병(소아) | 7 | 2 | 3 | 7 | 4 | 2 | 2 | 45-60 : 15-20 : 〈35% |
| 임신성 당뇨병 | 6.5 | 2 | 4 | 7 | 4 | 2 | 2 | 당질 〈50% |
| 당뇨병성 신장질환 DM Nephropathy | 11 | | 1 | 8 | 5 | 0.5 | 2 | 단백질 0.8g/체중kg |

## 식사계획의 예시

### ● 열량필요량 산출

남자, 57세, 키(166cm), 체중(65.3kg), 육체활동정도(보통)

표준체중 : 1.66m × 1.66m × 22kg/m2 = 60.6kg

1일 열량 필요량 = 60.6kg × 30 kcal/kg = 약 1,800kcal

### ● 열량 필요량에 따른 식사계획

<표8-7> 1800kcal 끼니별 식품교환수

| | 곡류군 | 어육류군 | | 채소군 | 지방군 | 우유군 | 과일군 |
|---|---|---|---|---|---|---|---|
| | | 저지방 | 중지방 | | | | |
| 아침 | 2 | | 1 | 2 | 1 | 1 | |
| 점심 | 2 | 1 | 1 | 2 | 2 | | 1 |
| 간식 | 1 | | | | | | |
| 저녁 | 3 | 1 | 1 | 3 | 1 | 1 | 1 |
| 총량 | 8 | 2 | 3 | 7 | 4 | 2 | 2 |

## 3. 식품군별 주의사항

### 1) 곡류군

곡류는 복합 당질이며, 식이섬유소가 풍부한 전곡류로 백미와 보리, 현미 등을 섞어서 사용하여 혈당을 서서히 올리고, 콜레스테롤을 낮추도록 한다. 흰밥보다는 잡곡밥, 통밀빵, 잡곡이 포함된 떡류 등을 선택한다. 단순당인 포도당이나 설탕 등은 급격한 혈당상승을 유발할 수 있으므로 주의한다. 곡류를 섭취할 때도 채소, 과일이나 우유 및 두유 등과 함께 섭취하여 급격한 혈당 상승이 일어나지 않도록 한다. 케이크, 달콤한 과자, 파이 류, 설탕 입힌 푸레이크, 약과, 꿀떡 등은 단순당이 많을 수 있으므로 주의하여야 한다. 유자차, 모과차 등 달콤한 차 류, 사탕, 꿀, 젤리, 초콜릿, 시럽, 잼, 엿, 양갱, 껌, 조청, 물엿 등도 단순당이 많으므로 주의하도록 한다.

### 2) 어육류군

주로 중지방이나 저지방 어육류를 선택하고 고지방 어육류군는 지방이나 콜레스테롤 등의 함량이 많으므로 주의하여 선택하도록 한다. 고혈압, 비만 등 이상지질혈증이나 심혈관질환자의 경우에는 고지방 어육류군의 섭취를 주의하여 선택하여야 한다. 눈에 보이는 지방과 껍질은 제거하고 섭취하고, 튀김보다는 찜, 구이, 삶기 등의 방법으로 조리한다. 고등어, 참치, 연어 등의 생선류는 불포화지방산, 오메가-3 지방산을 가지고 있으므로 적절히 섭취하도록 한다.

### 3) 채소군

채소군은 식이섬유소, 비타민, 무기질이 풍부하여 장의 운동을 활발하게 하여 변비를 예방하고 포만감을 주고 소화된 음식물이 장으로 흡수되는 속도를 지연시켜 혈당이 급격히 올라가는 것을 방지하여 식후 혈당 조절에 도움을 준다. 다양한 색깔의 채소는 항산화물질이 풍부하여 동맥경화, 심장질환 및 암 예방에 도움이 된다. 쉽게 먹을 수 있도록 생채소나 간단한 조리를 하여 충분히 섭취하도록 한다. 많은 양념이나 소스 등은 단순당이나 기름류가 많아서 오히려 혈당을 올리거나 열량의 섭취를 올릴 수 있으므로 주의하여야 한다. 식이섬유소를 많이 섭취하기 위해 채소즙보다는 생채소나 나물 형태로 섭취한다.

### 4) 지방군

견과류인 호두, 잣, 땅콩 등의 견과류는 불포화지방산과 단백질이 많음으로 좋은 지방과 단백질의 급원식품이다. 버터, 마가린 등보다는 식물성 기름(참기름, 들기름, 식용유 등)을 사용하는 것이 좋다. 많은 양의 식물성 기름을 사용하는 튀김이나 전 등의 음식은 열량이 높으므로 주의하여야 한다.

### 5) 우유군

우유군은 칼슘과 단백질의 좋은 급원식품이다. 저지방 우유는 일반 우유에 비하여 포화지방산과 콜레스테롤의 함량이 적으므로, 이상지질혈증, 심혈관질환이나 비만 등 지방 섭취를 주의해야 하는 경우에는 일반 우유보다 저지방 우유가 권장된다. 가당우유(초코우유, 딸기우유, 바나나우유, 호두우유 등)는 당질 함량이 높으므로 주의하여 선택하는 것이 좋다. 가당 요구르트, 가당연유, 초코우유, 바나나우유, 딸기우유, 현미우유 등도 주의하여 섭취하도록 한다.

### 6) 과일군

신선한 과일과 냉동 과일은 식이섬유소의 좋은 급원식품이나 과일주스에는 식이섬유소가 적게 들어 있으므로, 가능한 한 주스보다는 생과일로 섭취하는 것이 좋다. 과일은 대부분 단순당이며 식후혈당을 급격히 상승시키므로, 소량씩 나누어 섭취하도록 한다. 과일 통조림의 경우에는 시럽에 단순당이 많으므로 주의하여야 한다. 주스를 마시게 되는 경우에는 가능하면 가당주스보다는 무가당주스 또는 천연과즙을 선택하도록 한다. 그러나 무가당주스에도 단순당이 많으므로 한 번에 많이 먹지 않도록 주의한다.

## 4. 식품교환량 중량 확인하기

식품교환표에는 각 식품마다 1교환단위의 중량과 목측량이 제시되어 있다. 식품의 중량과 부피는 식품의 상태, 조리 전후의 변화 정도, 이용하는 용기의 크기나 음식을 눌러 담은 정도 등에 따라 다르므로 목측량을 이용하여 식사관리를 할 경우 실제 중량과 부피가 교환표에 제시된 양과 많은 차이가 날 수 있다. 따라서 식사관리 시 여러 번 반복해서 식품을 계량하면서 목측량의 정확한 크기를 익히도록 하여야 한다. 식품의 중량을 측정하는 것은 부피로 식품을 측정하는 것보다 더 정확한 방법이며 많이 사용되고 있다.

우유군, 지방군은 부피를 측정할 때는 계량컵이나 계량스푼을 사용한다. 계량컵은 200mL, 1T(큰술)은 15mL, 1t(작은술)은 5mL이다. 계량컵이나 계량스푼을 이용하여 식품의 부피를 측정할 때는 꾹 눌러 담거나 바닥을 두드려 다져지지 않도록 해야 한다.

식품교환표에 밥, 삶은 국수와 같이 익혀 놓은 상태의 중량이 제시되어 있는 경우에는 조리된 음식의 중량을 계량하지만, 대부분의 식품은 생식품의 상태로 1교환단위의 중량이 제시되어 있으므로 조리 전에 중량을 측정한다. 예를 들면 고기와 생선은 조리를 하면 중량이 줄어드는데, 식품교환표에 제시된 중량은 조리 전, 줄어들기 전의 중량이다. 식품교환표의 1교환단위의 중량은 가식부의 중량으로 제시되어 있다. 생선의 경우 대부분 머리나 가시, 내장은 먹지 않으며, 닭고기도 뼈를 먹지 않는다. 따라서 이렇게 먹지 않는 부분은 중량을 잴 때 제거하여야 한다. 과일도 순수하게 먹는 부분의 중량만 달도록 한다.

<표8-8> 어육류군 식품 조리후의 중량

| | |
|---|---|
| 소고기 40g 조리시 | 불고기 35g, 장조림 25g, 완자전 30g,<br>사태찜 30g, 로스구이 30g |
| 닭고기 40g 조리시 | 닭조림 35g, 닭가슴살구이 30g |
| 돼지고기 40g 조리시 | 목살구이 30g, 삼겹살구이 30g |
| 생선류 50g 조리시 | 갈치구이 45g, 조기구이 45g, 삼치구이 45g<br>갈치조림 45g, 조기조림 50g, 삼치조림 50g |

알코올 음료의 열량은 알코올 음료의 1교환단위의 영양소 기준을 열량 100kcal으로 곡류 1교환단위의 열량과 같도록 정하였다. 소주의 1교환단위는 소주(25% 알코올) 1잔(60mL)이며 맥주(4.5%알코올)는 1컵(200mL), 막걸리와 샴페인(6%알코올) 1컵(200mL), 포도주(12% 알코올) 1잔(100mL)이다. 당질 함량이 높은 단포도주는 곡류군 0.5단위, 칵테일은 곡류 1단위를 추가로 산정하여야 한다.

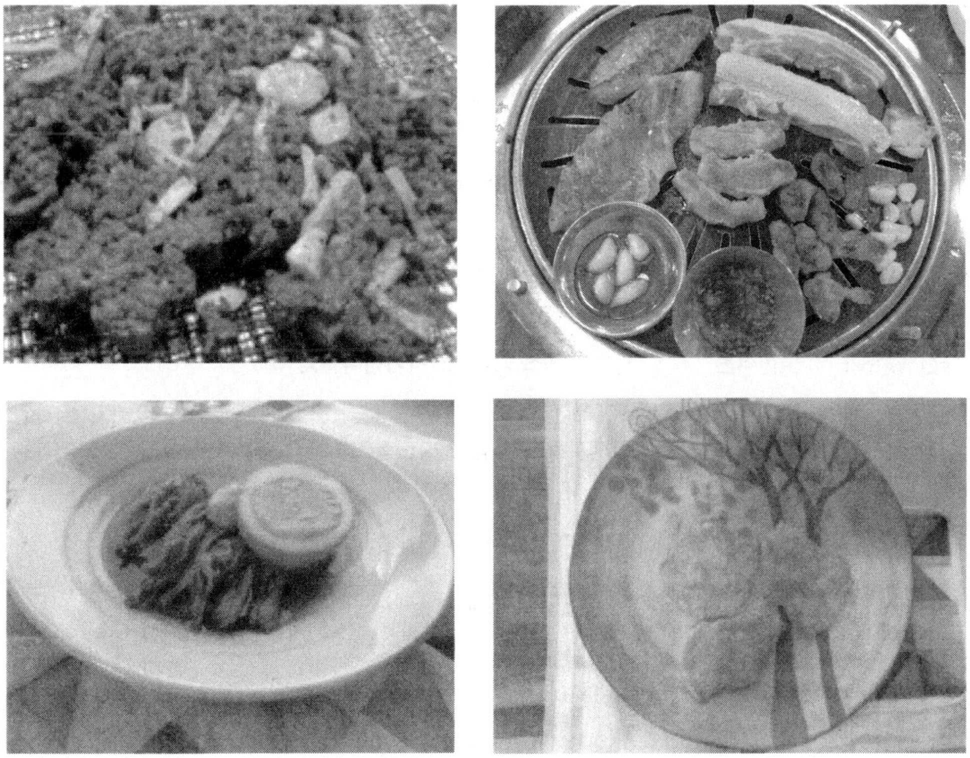

출처 :HongSM, Korean Food Love and Art Cooking ,uup, 2019

## 5. 대체 감미료, 저열량 감미료 활용

대표적인 감미료인 설탕, 꿀 등은 혈당을 빠르게 상승시키기고 열량이 높아 열량이 낮은 대체감미료를 사용하게 된다. 예를 들면 아스파탐은 설탕의 약 200배에 해당되는 단맛을 가지고 있어 극소량만으로도 충분한 단맛을 내고 열량은 거의 없다. 다이어트 콜라는 합성감미료인 아스파탐을 사용하여 단맛을 낸다. 설탕이나 꿀을 대신하여 사용할 수 있는 저열량 합성감미료들은 여러 제품명으로 출시되어 있다<표8-9>.

〈표8-9〉 합성감미료

| 제품명 | 제조사 | 주성분 | 열량 |
|---|---|---|---|
| 그린스위트 | 대상 | 유당 95.91%, 싸이클로덱스트린 2.5%, 아스파탐 1.0%, 아세설팜칼륨 0.44%, 설탕후레바 0.15% | 설탕의 1/5 |
| 네오스위트 | (주)보락 | 자일리톨, 에리스리톨 | 설탕의 1/7 |
| 화인스위트 | CJ | 유당, D-말티토르 아스파탐, 구아검, 설탕후레바 | 설탕의1/5 |
| 신당분 뉴슈가 | 성진식품 | 포도당 95%, 사카린나트륨 5% | |
| 승진 뉴슈가 | 승진식품 | 포도당95%, 사카린나트륨 5% | |
| 승진 달구나 | 승진식품 | 포도당 70%, 사카린나트륨 20%, D-솔비톨 1% | |
| 신화당 | 신진식품 | 포도당 70%, 사카린나트륨 30% | |

출처 : 당뇨병 식품교환표 활용지침 제3판, 대한당뇨병학회

## 6. 당뇨병의 바람직한 식사행동

① 세끼 식사와 간식을 규칙적으로 일정한 시기에 한다.

② 1일 필요섭취량에 익숙해지도록 습관들인다.

③ 음식의 간은 되도록 자극성이 없게 한다.

④ 공복감을 덜기 위해 같은 영양가의 식품이면 부피가 큰 것을 선택한다.

⑤ 외식 시에는 설탕을 많이 사용한 음식, 튀김음식 및 성분을 알 수 없는 음식은 피한다.

⑥ 어육류군(고지방)의 섭취는 가급적 제한한다.

⑦ 술, 소금, 청량음료, 설탕, 꿀은 제한한다.

⑧ 섬유소는 적절히 선택한다.

⑨ 합병증이 없는 경우는 기름, 설탕을 뺀 조미료는 별로 제한받지 않는다.

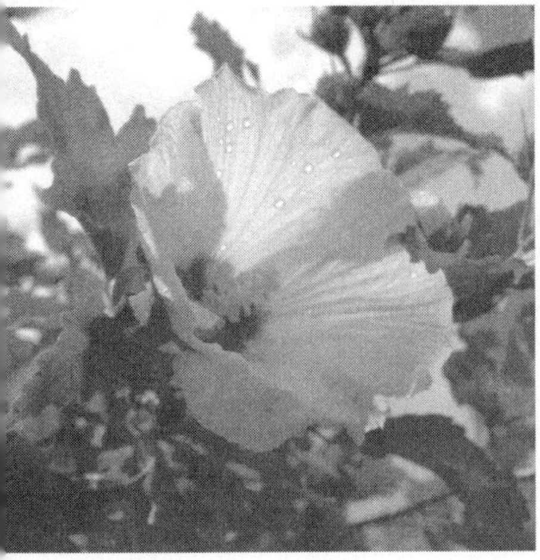

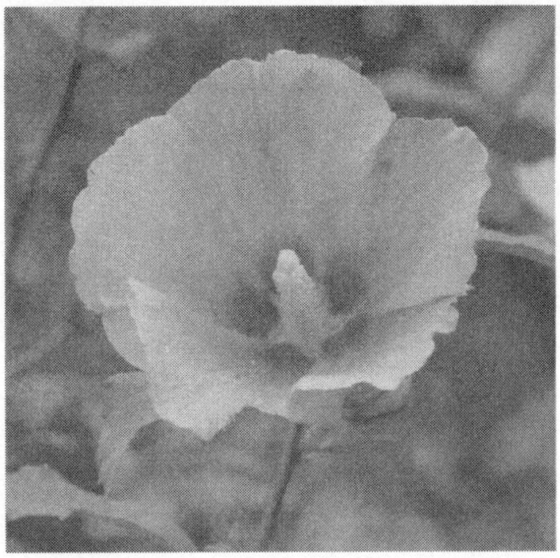

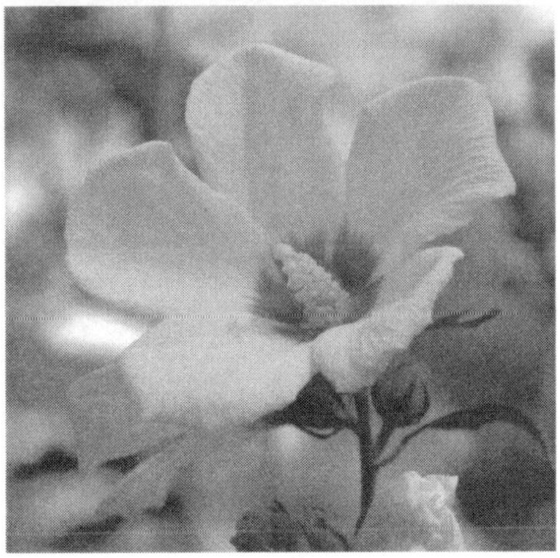

# 제2부 식품교환군별 e-식품교환량ver.2의 영양정보

제 9장 식품교환군별 e-식품교환량ver.2의 개발

제10장 식품교환군별 e-식품교환량ver.2 목측량

제11장 식품교환군별 e-식품교환량ver.2 영양정보

# 제 9 장
# 식품교환군별 e-식품교환량ver.2의 개발

## 1. 식품교환군별 e-식품교환량ver.2의 개발 필요성

식품교환표는 당뇨병 뿐만아니라 비만의 체중조절과 질병 등 다이어트에 활용이 되고 있다. 식품교환표는 다양한 식품들을 곡류군, 어육류군, 채소군, 지방군, 우유군 및 과일군으로 나누어져 있으며, 각 식품교환군의 1교환단위 당 탄수화물, 단백질, 지방과 열량을 제시하고 있다. 그러나 일부 식품에 대하여 식품교환량이 제시되고 있어서 식사요법에 적용하기가 매우 제한되어 있다.

이러한 문제를 해결하기 위하여 본 저자는 2004년에 식품교환군별 e-식품교환량을 전산으로 계산하여 산출하는 프로그램을 개발하여 인터넷상에서 참고 자료로 활용할 수 있도록 하였다. 인터넷 기반의 식품 교환량 데이터베이스 구축과 검색 시스템(ENECC/e- Food Exchange)에 관한 기초 연구에서는 농촌진흥청의 식품성분표를 기준으로 2,261개의 식품의 식품군별 식품교환량을 산출하는 공식을 통하여 식품군별 식품교환량을 산출하여 인터넷에서 검색을 할 수 있도록 하였다. 인터넷상에서 식품교환량과 영양성분을 검색하는 사이트를 제공하여 참고용으로 사용할 것을 동의하고 사용하도록 하였다.

그러나 2017년 농촌진흥청의 국가표준식품성분표가 개정되었으므로 2004년에 개발한 식품교환군별 e-식품교환량도 개정이 필요하게 되었다. 이러한 변화에 따라 2017년 농촌진흥청의 국가표준품성분표 3,000개의 식품을 식품교환군으로 분류하고 식품교환군의 영양성분에 맞도록 e-식품교환량ver.2를 개발하였다.

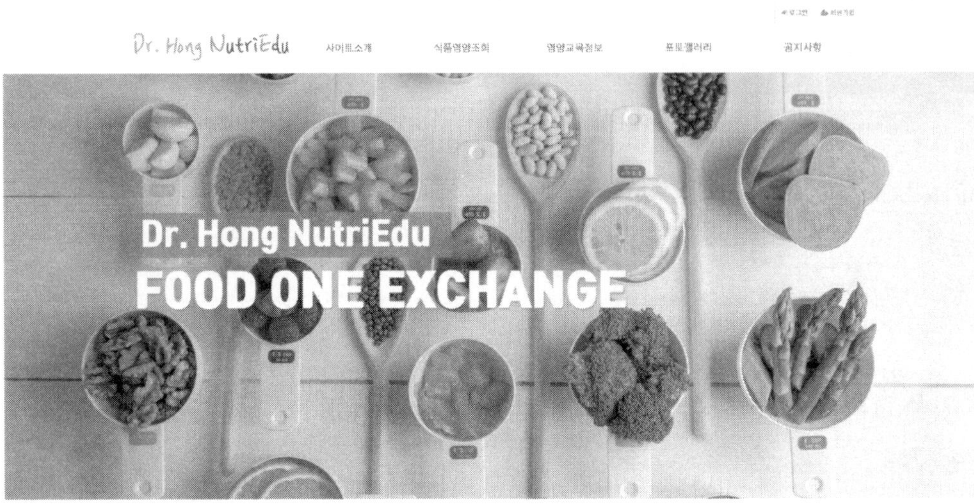


〈그림 9-1〉 Dr.Hong NutriEdu의 e-식품교환량ver.2
웹사이트(http://www.drhongnutriedu.com)

## 2. 농촌진흥청의 국가표준식품성분표(9차 개정, 2017) 소개

e-식품교환량ver.2의 식품데이터베이스는 농촌진흥청의 식품성분표 9개정판(2017)에 수록된 식품 3,000개 데이터베이스로 구축하였다. 농촌진흥청의 식품분류는 20군으로 분류되어 있지만 특정 식품군에 있더라도 식품의 특성상 다른 식품교환군으로 분류되는 경우가 있으므로 식품의 특성에 따라 분류를 하였다. 예를 들면 농촌진흥청 자료에는 채소군에 토마토가 있으나 식품교환군에서는 과일군으로 분류되어야 하며, 우유 및 유제품류에 있는 치즈는 어육류 고지방으로 분류되었다. 식품교환군은 현재 사용하고 있는 곡류군, 어육류군(저,중,고), 채소군, 지방군, 우유군, 과일군 등 6개로 분류하고 주류와 조리가공품 및 기타는 별도로 주류는 알코올군 및 조리가공품군 및 기타군으로 분류하였다. 기존의 식품데이터베이스는 식품의 가식부위 100g의 영양소를 나타내고 있으므로 각 식품교환군의 기준이 되는 영양소로 각 식품교환군의 교환수를 산출하고 에너지를 고려하였으며, 기존의 당뇨병학회에서 제시하는 식품교환량도 참고하여 사용자들에게 손쉽게 사용할 수 있도록 하였다. 알코올군, 조리가공식품군과 기타군은 열량 100칼로리를 기준으로 하였다.

<표9-1> 식품교환군의 e-식품교환량ver.2 식품수

| 식품교환군 | 식품수 |
|---|---|
| 곡류군 | 507 |
| 어육류군-저지방 | 713 |
| 어육류군-중지방 | 203 |
| 어육류군-고지방 | 140 |
| 채소군 | 826 |
| 지방군 | 101 |
| 우유-일반 | 37 |
| 우유-저지방 | 5 |
| 과일군 | 270 |
| 알코올군 | 25 |
| 조리가공식품군 | 130 |
| 기타 | 42 |
| 합계 | 3,000 |

농촌진흥청의 「국가표준식품성분표」는 대한민국 식품성분 데이터의 원천 기술로서 국가의 식량생산, 국민의 영양·건강 증진, 농업과 식품산업 정책 및 연구의 기반자료로 다양한 영역에서 쓰이고 있다. 뿐만 아니라 공공데이터의 형태로 누구에게나 무료로 제공하고 있어 게임, 스마트가전, 애플리케이션, 식생활관리서비스, 교육 도구 등 여러 가지 제품 개발에 적용되고 있다.

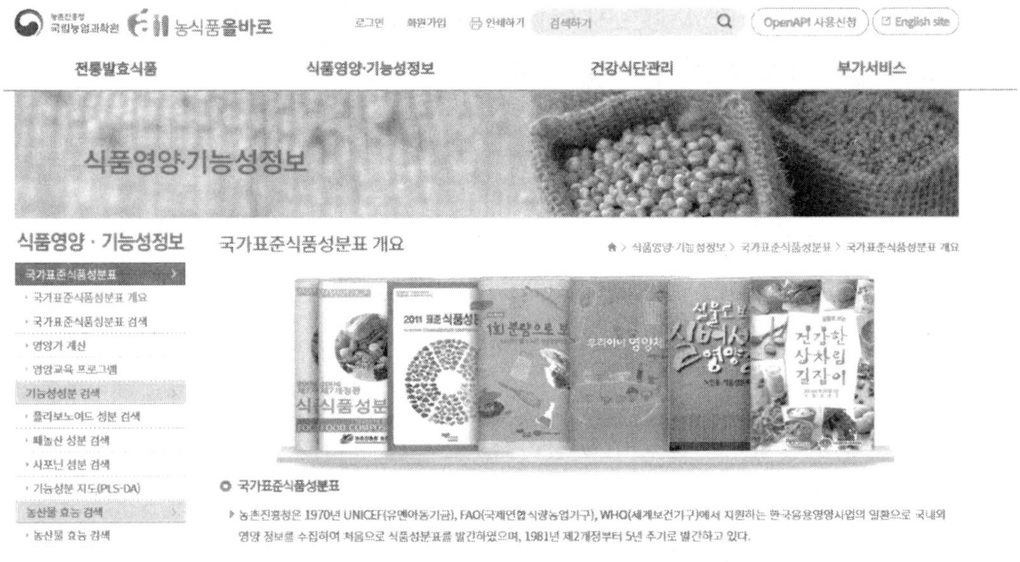


출처 : http://koreanfood.rda.go.kr/kfi/fct/fctIntro/list?menuId=PS03562

〈그림 9-2〉 농촌진흥청(국가표준식품성분표)

### 1) 수록 식품

수록 대상 식품은 국민건강영양조사 결과 우리 국민이 가장 많이 섭취하는 다소비, 다빈도 식품을 원칙으로 하였다. 곡류 및 과실류 등은 현재 우리나라에서 가장 재배면적이 넓고 생산량이 많은 품종을 선택하여 분석 수록함을 원칙으로 하였으며, 특히 채소류는 하우스 또는 온실 재배 작물과 노지재배 작물, 어패류는 자연산과 양식산으로, 육류는 부위별, 부산물, 가공품으로 구분 수록하였다. 어패류 중 일부 시료는 국립수산과학원과 협업하여 분석하였다. 식품은 식품군에 따라서 원재료의 생 것, 말린 것, 삶은 것, 찐 것, 구운 것과 가공 식품 등으로 나누어 원 식품과 함께 수록하였다. 쌀 등 몇 가지 식품은 널리 보급되어 있는 품종별 자료를 수록하였으며 돼지고기와 소고기의 경우 부위별 중량비를 고려하여 대푯값을 산출·수록하여 소비자들이 사용하기 편하게 하였다.

### 2) 식품군의 분류 및 배열

식품군의 분류 및 배열은 총20개 식품군이며 같은 식품군 내에서는 가, 나, 다 순으로 하였고 원재료가 뚜렷한 가공식품의 경우 원재료의 하위에 배열하였으며 원재료가 모호한 조리가공식품은 별도의 식품군인「조리가공식품류」에 배열하였다.

① 곡류 및 그 제품 (CEREALS)
② 감자류 및 전분류 (POTATOES AND STARCHES)
③ 당류 (SUGARS AND SWEETENERS)
④ 두류 (PULSES)
⑤ 견과류 및 종실류 (NUTS AND SEEDS)
⑥ 채소류 (VEGETABLES)
⑦ 버섯류 (MUSHROOMS)
⑧ 과일류 (FRUITS)
⑨ 육류 (MEATS)
⑩ 난류 (EGGS)
⑪ 어패류 및 기타 수산물 (FISHES)
⑫ 해조류 (SEAWEEDS)
⑬ 우유 및 유제품류 (MILKS AND MILK PRODUCTS)
⑭ 유지류 (OILS AND FATS)
⑮ 차류 (TEAS)
⑯ 음료류 (BEVERAGES)
⑰ 주류 (ALCOHOLS)
⑱ 조미료류 (SEASONINGS)

⑲ 조리가공식품류 (PREPARED FOODS)

⑳ 기타 (OTHERS)

### 3) 수록 영양성분

영양성분은 가식부 100g을 기준으로 표기하였다. 주요 영양소의 내용은 다음과 같다.

#### 에너지

에너지는 식품의 종류에 따라 FAO/WHO 에너지 환산계수 및 「일본인에 대 한 에너지 측정 조사결과」에 의거한 에너지 환산계수, Atwater 에너지 환산계수 등을 이용하였다.

#### 탄수화물

탄수화물은 1g 당 약 4kcal(1 kcal= 4.184 kJ)의 열량을 내는 신체의 중요한 에너지원이다. 단당류, 이당류, 다당류 등으로 나뉘며 체내 DNA와 RNA의 구성성분이다. 탄수화물 값은 식이섬유 포함여부에 따라 식이섬유를 포함하고 있는 경우 총 탄수화물, 식이섬유를 포함하지 않을 경우 유효 탄수화물로 정의 한다. 국가표준식품성분표에서 적용하고 있는 탄수화물은 총 탄수화물로 가식부 100g을 기준으로 아래와 같은 계산 방법에 의해 산출된다.

총 탄수화물(g/100g)=100-(수분+단백질+지방+회분+알코올)

#### 당류

당류란 과당, 포도당, 갈락토오즈와 같은 단당류와 자당, 맥아당, 유당과 같은 이당류를 통칭하는 개념으로, 당류 섭취와 건강과의 관계에 과학적 근거가 확인되면서 당류의 섭취량에 대한 관심이 높아지게 되었다. 우리가 일반적으로 섭취하는 당류는 식품에 내재하는 당과 가공 및 조리 시에 첨가 하는 첨가당으로 구분할 수 있다. 총당류란 식품에 내재하거나 식품을 가공, 조리하면서 첨가하는 포도당, 과당, 갈락토오즈 등의 단당류와 맥아당, 유당, 자당 등의 이당류의 총량을 말한다 ((FAO/WHO, 1998). 첨가당(added sugars)은 식품의 제조과정이나 조리 시에 첨가되는 당과 시럽으로 백설탕, 흑설탕, 옥수수시럽, 고농도의 과당 시럽, 단풍밀 시럽, 맥아시럽, 팬케이크 시럽, 꿀, 물엿, 당밀, 덱스트로즈 등을 포함(USDA/DHHS, 2000).

### 식이섬유

식이섬유란 인간의 소화 효소로는 분해되지 않은 난소화성 다당류로서 주로 채소, 감자류, 곡물, 과실, 해조류 등에 많이 함유되어있는 물질이다. 이들 중 식물성 물질로는 주로 탄수화물로서 식물세포벽을 이루는 불용성 셀룰로오스(불용성 식이섬유)와 수용성 펙틴, 헤미셀룰로오스와 검 물질(수용성 식이섬유) 그리고 리그닌 등이 있고, 동물성 물질로는 키틴 등이 알려져 있다.

일반적으로 통용되고 있는 섬유소가 식품 중 난소화성 섬유질 전부를 나타내는 것이 아니기에 셀룰로오스(Cellulose), 헤미셀룰로오스(Hemicellulose), 리그닌(Lignin) 등 불용성과 수용성을 모두 포함하여 식이섬유라고 칭한다.

### 단백질

단백질은 생세포의 가장 기본적인 구성요소이며 생명유지에 중요한 성분이다. 단백질은 생리기능을 조절하는 효소, 항체, 유전자 및 비타민, 호르몬 등의 주요 구성요소이다. 또한 아미노산, 펩티드, 그리고 단백질은 생체 내에서 체단백질의 생합성에 필요한 재료이며, 맛과 향기 성분이 된다. 단백질은 최종적으로 아미노산으로 분해되어 아미노산의 구성에 따라 단백질의 질을 평가하고 있다. 식품의 단백질 중에 포함되어 있는 필수아미노산 함량은 단백질의 영양적 가치 평가의 기준이 된다.

## 아미노산(Amino Acid)

아미노산의 구조

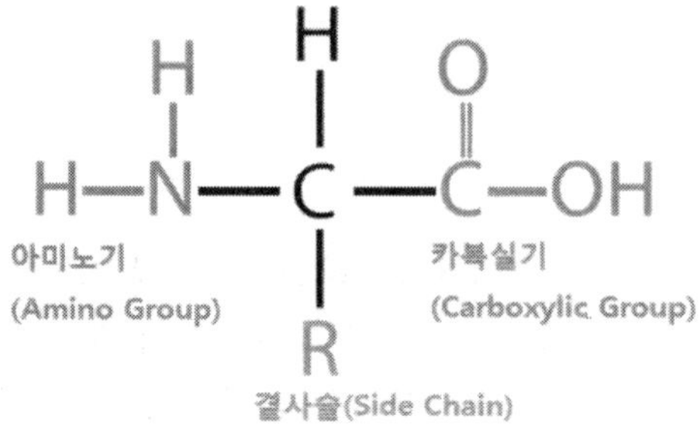


아미노산은 한 분자 내에 염기성인 아미노기(amino group, -NH2)와 산성인 카르복실기(carboxy group, -COOH)의 두 가지 특징적인 반응기가 포함되어 있는 유기화합물이다. 분자 중에 아미노기(-NH2)와 카르복실기(-COOH)의 수에 따라 중성, 산성, 그리고 염기성 아미노산으로 분류하는데, 같은 수의 아미노기와 카르복실기를 가지는 것을 중성 아미노산이라 하며, 카르복실기의 수가 아미노기의 수보다 많아 음전하를 띠는 것을 산성아미노산, 아미노기의 수가 카르복실기의 수보다 많아 양전하를 띠는 것을 염기성 아미노산이라 한다. 또한 아미노산은 측쇄인 R의 종류에 따라서 지방족, 함황, 방향족, 그리고 환상 아미노산 등으로도 분류한다.

아미노산은 필수아미노산과 비필수 아미노산으로 구분한다.

필수아미노산(essential amino acid)은 체내에서 합성되지 않거나 충분한 양이 합성되지 않으므로 식사를 통해 반드시 섭취해야 하는 아미노산을 말하며, 비필수아미노산(nonessential amino acid)은 체내에서 합성할 수 있는 아미노산을 말한다.

## 비필수 아미노산(non-essential amino acid)의 합성

비필수 아미노산은 우리 체내에서 탄수화물이나 지방의 중간 분해산물에 아미노기를 결합시켜 여러 종류의 아미노산을 합성하게 된다.

간에서 아미노산의 대사작용으로 알라닌 아미노전이요소는 ALT(alanine -aminotransferase)혹은 GPT(glutamate pyruvate transaminase)라고 부르며, 포도당 분해 중간산물인 피루브산(pyruvate)에 글루탐산의 아미노기($NH_2$기)를 주면 피루브산은 알라닌이 되고 글루탐산(glutamate)은 α-케토글루타르산(α-ketoglutamate)이 된다.

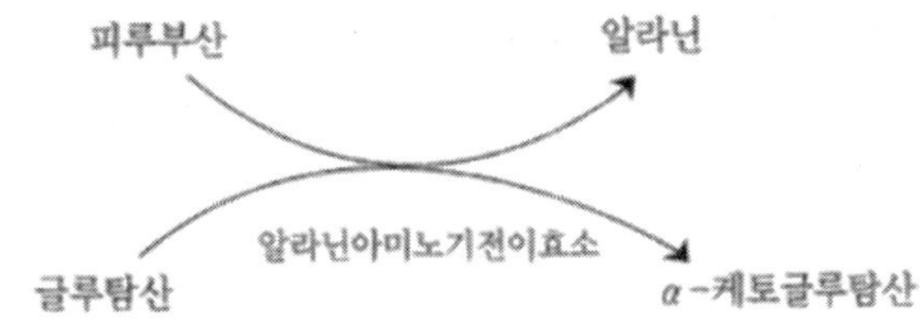


알라닌 아미노전이요소 ALT(alanine aminotransferase) 혹은 GPT (glutamate pyruvate transaminase)에 의한 아미노산 전이

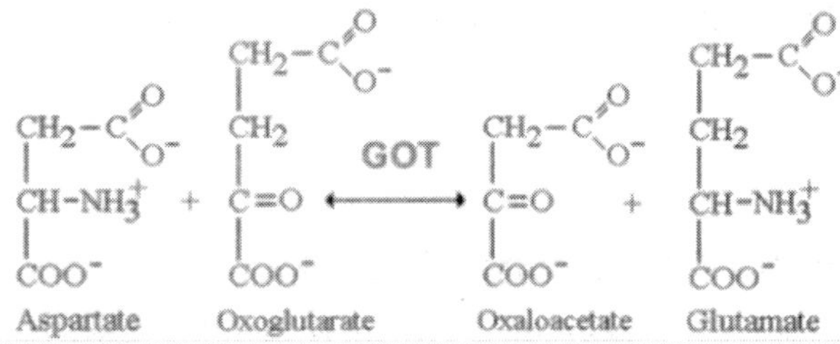


아스파르테이트 아미노전이요소 AST(aspartate aminotransferase) 혹은 GOT( glutamate oxalacetate transaminase)에 의한 아미노산 전이

아스파르테이트 아미노전이요소는 AST(aspartate aminotransferase)혹은 GOT( glutamate oxalacetate transaminase)라고 부르며, 아스파르트산(aspartate)에 글루탐산(glutamate)의 아미노기($NH_2$기)를 주면 아스파르트산(aspartate)은 옥살아세트산(oxaloacetate)이 된다.

**지방(지질)**

지질은 중성지방, 스테롤 및 지방산으로 구성되며, 에너지를 제공, 세포막의 구성성분이 되고, 지용성비타민의 흡수를 도와준다.

### 지방산(Fatty Acid)

지방산은 탄소 원자가 길게 연결된 사슬 구조로 되어 있으며, 한쪽 끝에는 카르복실기(-COOH)를, 다른 한쪽 끝에는 메틸기(-$CH_3$)를 가지고 있다.

지방산을 구성하는 탄소 원자 간의 결합방식에 따라 지방산 종류가 달라지는데, 구성하고 있는 탄소 모두가 단일결합으로 결합되어 있는 지방산을 포화지방산(saturated fatty acid), 이중결합으로 연결되어 있는 부위가 한 개 존재하는 지방산을 단일불포화지방산(monounsaturated fatty acid)이라 하며, 두 개 이상 포함된 지방산을 다가불포화지방산(polyunsaturated fatty acid)이라 한다.

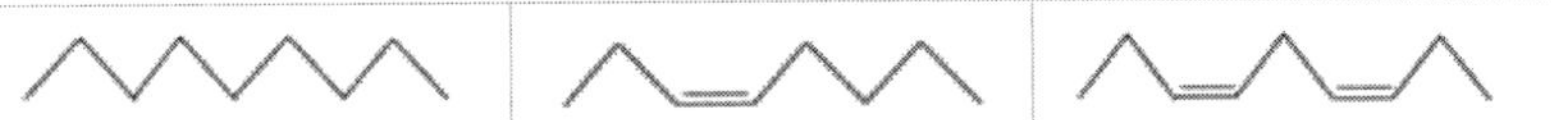

| 포화지방산<br>(이중결합 없음) | 단일불포화지방산<br>(이중결합수-1개) | 다가불포화지방산<br>(이중결합수-2개 이상) |
|---|---|---|

〈그림 9-3〉 이중결합수에 따른 지방산 분류 (포화, 단일불포화, 다가불포화)

- **오메가 지방산과 필수지방산(essencial fatty acid)**

불포화지방산의 경우 지방산의 한 쪽 끝에 존재하는 메틸기의 탄소(오메가 탄소)를 기준으로 하여, 첫 번째 이중결합이 나타나는 탄소의 위치에 따라 n-3계(3번째 탄소에 첫 번째 이중결합을 지닌 경우), n-6계(6번째 탄소에 첫 번째 이중결합을 지닌 경우), 그리고 n-9계(9번째 탄소에 첫 번째 이중결합을 지닌 경우) 지방산으로 분류한다.

필수지방산은 체내에서 합성되지 않거나 합성이 되어도 그 양이 부족하여 섭취해야만 하는 지방산으로 리놀레산(linoleic acid) 및 알파-리놀렌산(α-linolenic acid)이 대표적이며, 이밖에도 감마 리놀레닌산(gamma-linolenic acid,포화지방산), 아우릭산(lauric acid,포화지방산), palmitoleic acid(단일불포화지방산) 등이 있다.

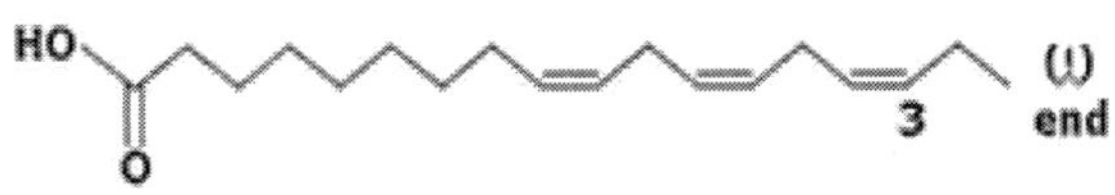


오메가 3 지방산 (알파-리놀렌산, alpha-linolenic acid, C18:3, n-3)

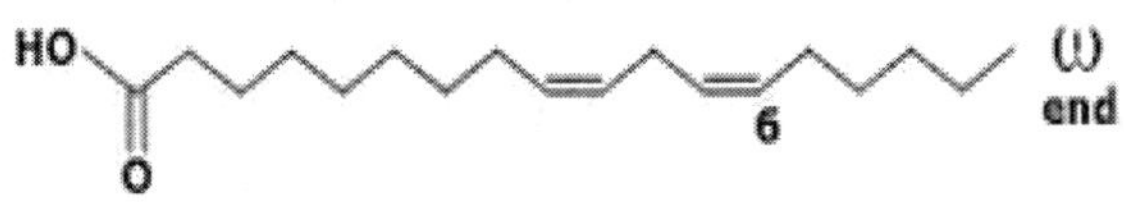


오메가 6 지방산 (리놀레산, inoleic acid, C18:2, n-6)

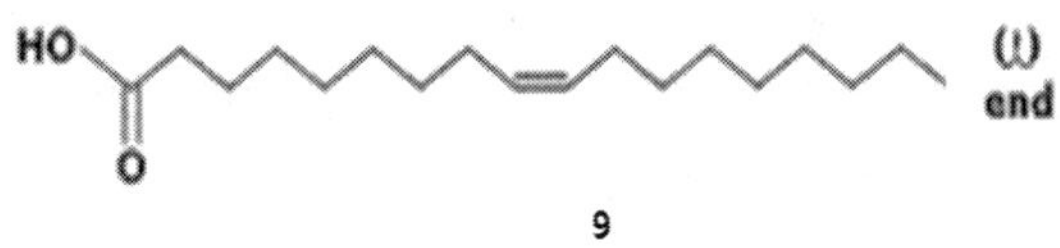


오메가 9 지방산 (올레익산, oleic acid, C18:1, n-9)

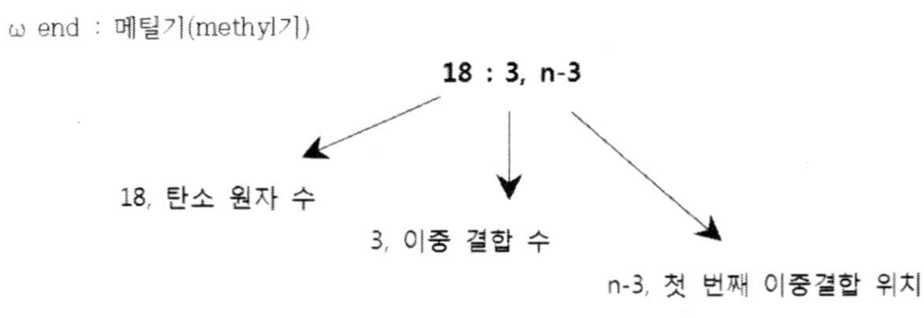


〈그림 9-4〉 오메가 지방산의 분류 및 구조 (n-3, n-6, n-9계)

• **콜레스테롤**

콜레스테롤은 스테로이드(steroid)와 알코올(alcohol)이 조합된 화합물로 여러 개의 고리구조로 이루어져 있는 스테롤중 하나로 세포막의 구성 성분이다. 주로 동물성 식품을 통해서 섭취되고 우리 체내에서 간, 장벽, 부신에서 합성된다.

• **식품영양성분 표시기호 (예)**

| 표 시(예) | 내 용 |
|---|---|
| – | 수치가 애매하거나 측정되지 않음 |
| tr | 식품성분함량이 미량존재 |
| ( ) | 인용되었거나 산출된 성분 |

**e-식품교환량ver.2의 성분표시 기호**

**e-식품교환량ver.2** 산출에서는 농진청의 - 와 tr 은 그대로 표시하였으며, ( )는 인용되었거나 산출된 성분이므로 ( )안의 값을 사용하여 e-식품교환량에 따른 영양성분으로 표시하였다.

제 10 장

# 식품교환군별 e-식품교환량ver.2 목측량

## 1. 곡류군 e-식품교환량ver.2 목측량

쌀밥, 잡곡밥, 백미, 완두콩, 미숫가루, 백미, 삶은 국수, 마른국수, 도토리묵, 식빵, 고구마, 강냉이, 감자, 인절미, 크래커, 옥수수, 밤, 가래떡, 콘플레이크 등 19종류의 식품의 목측량이다.

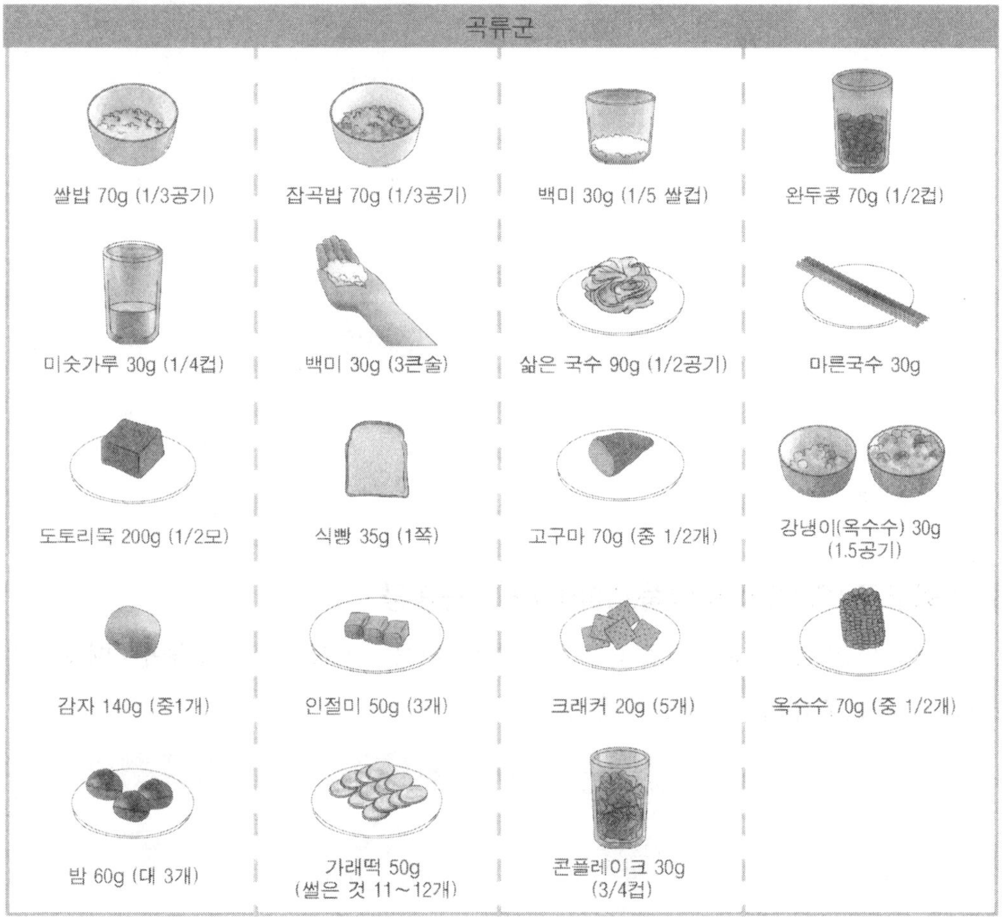
곡류군
쌀밥 70g (1/3공기)
잡곡밥 70g (1/3공기)
백미 30g (1/5 쌀컵)
완두콩 70g (1/2컵)
미숫가루 30g (1/4컵)
백미 30g (3큰술)
삶은 국수 90g (1/2공기)
마른국수 30g
도토리묵 200g (1/2모)
식빵 35g (1쪽)
고구마 70g (중 1/2개)
강냉이(옥수수) 30g (1.5공기)
감자 140g (중1개)
인절미 50g (3개)
크래커 20g (5개)
옥수수 70g (중 1/2개)
밤 60g (대 3개)
가래떡 50g (썰은 것 11~12개)
콘플레이크 30g (3/4컵)

※공기=밥그릇(소), 컵=컵(소) 200cc, 접시=지름 16.5cm, 쌀컵=1컵 쌀 150g

## 2. 어육류군(저지방) e-식품교환량ver.2 목측량

가자미, 돼지고기, 소고기, 동태, 북어채, 새우, 굴, 물오징어채, 건오징어, 멸치, 명란젓, 조개, 조기, 어묵, 꽃게 등 15종류의 식품의 목측량이다.

| 어육류군(저지방) | | | |
|---|---|---|---|
| 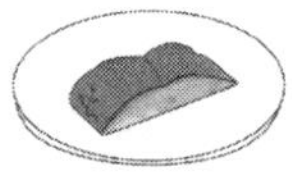<br>가자미 50g (소 1토막) | 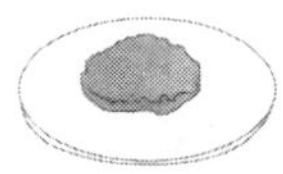<br>돼지고기 40g (로스용 1장) | 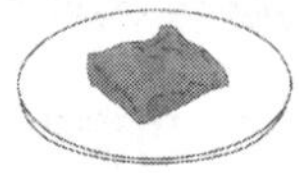<br>소고기 40g (로스용 1장) | 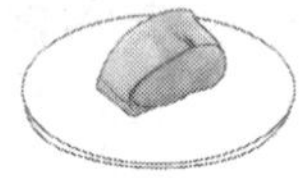<br>동태 50g (소 1토막) |
| 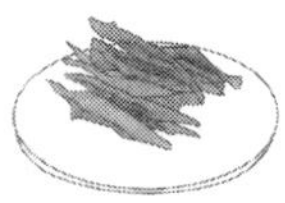<br>북어채 15g | 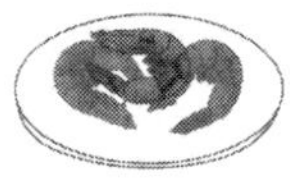<br>새우(중하) 50g (3마리) | 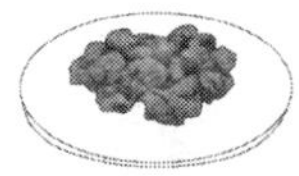<br>굴 70g (1/3컵) | 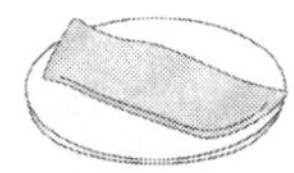<br>물오징어 50g<br>(몸통 1/3등분) |
| 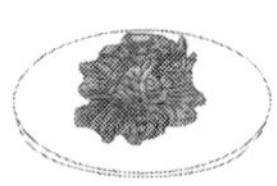<br>건오징어채 15g | 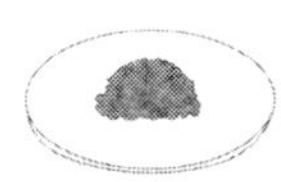<br>멸치 15g (잔것 1/4컵) | 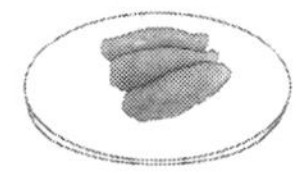<br>명란젓 40g | 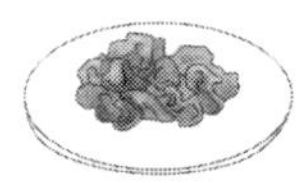<br>조개 70g (1/3컵) |
| 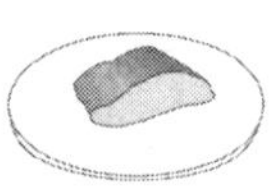<br>조기 소 50g (1토막) | 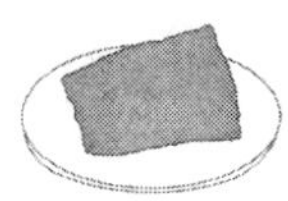<br>어묵 중 50g (1장) | 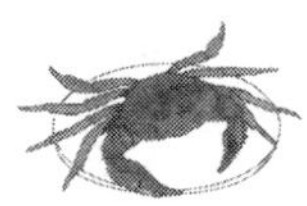<br>꽃게 70g (1마리) | |

※ 접시=지름 16.5cm

## 3. 어육류군(중지방) e-식품교환량ver.2 목측량

돼지고기, 쇠고기, 햄, 고등어, 꽁치, 갈치, 어묵, 낫또, 두부, 순두부, 메추리알, 검정콩 등 12종류의 식품의 목측량이다.

| 어육류군(중지방) | | | |
|---|---|---|---|
| 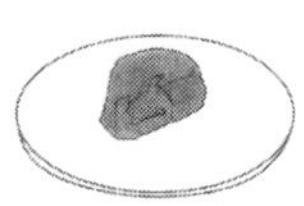<br>돼지고기(안심) 40g | 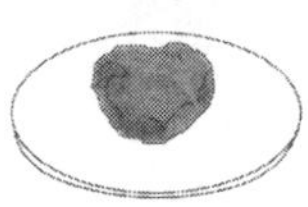<br>쇠고기(등심) 40g | 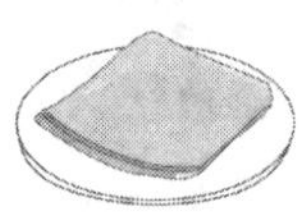<br>햄(로스) 40g 2장 | 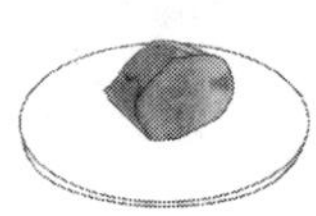<br>고등어 50g (소 1토막) |

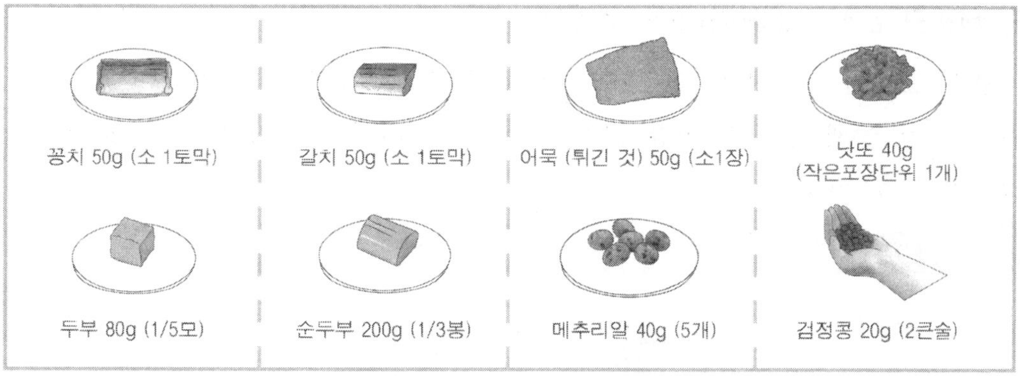

꽁치 50g (소 1토막) | 갈치 50g (소 1토막) | 어묵 (튀긴 것) 50g (소1장) | 낫또 40g (작은포장단위 1개)

두부 80g (1/5모) | 순두부 200g (1/3봉) | 메추리알 40g (5개) | 검정콩 20g (2큰술)

※ 접시=지름 16.5cm

## 4. 어육류군(고지방) e-식품교환량ver.2 목측량

닭고기, 삼겹살, 찜갈비, 양념갈비, 베이컨, 참치통조림, 치즈, 유부, 비엔나 소시지, 뱀장어 등 10종류의 식품의 목측량이다.

어육류군(고지방)

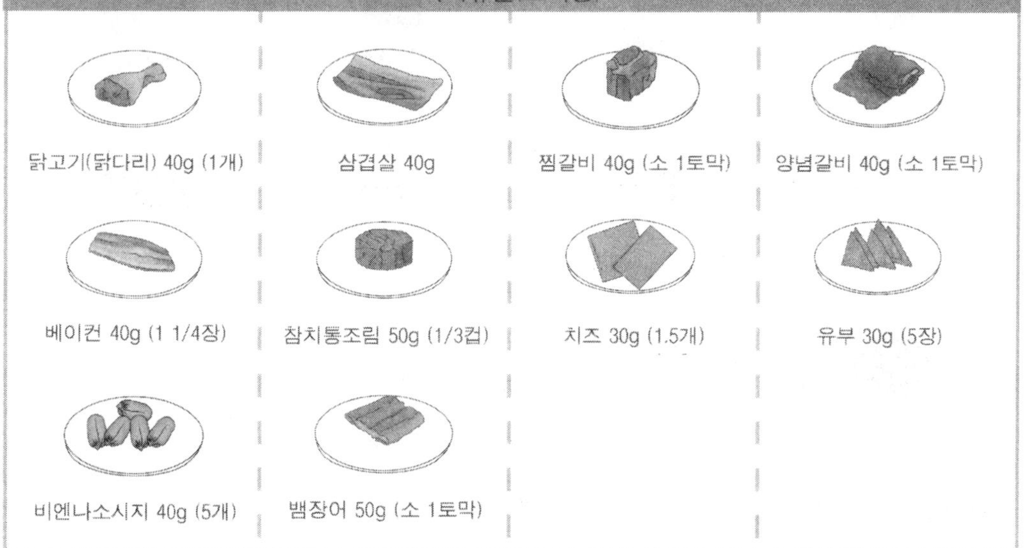

닭고기(닭다리) 40g (1개) | 삼겹살 40g | 찜갈비 40g (소 1토막) | 양념갈비 40g (소 1토막)

베이컨 40g (1 1/4장) | 참치통조림 50g (1/3컵) | 치즈 30g (1.5개) | 유부 30g (5장)

비엔나소시지 40g (5개) | 뱀장어 50g (소 1토막)

※ 접시=지름 16.5cm

## 5. 채소군 e-식품교환량ver.2 목측량

양파, 표고버섯, 단호박, 연근, 콩나물, 느타리버섯, 오이, 애호박, 당근, 당근주스, 시금치, 양배추, 배추, 피망, 고추, 상추, 김, 포기김치, 도라지, 무 등 20종류의 식품의 목측량이다.

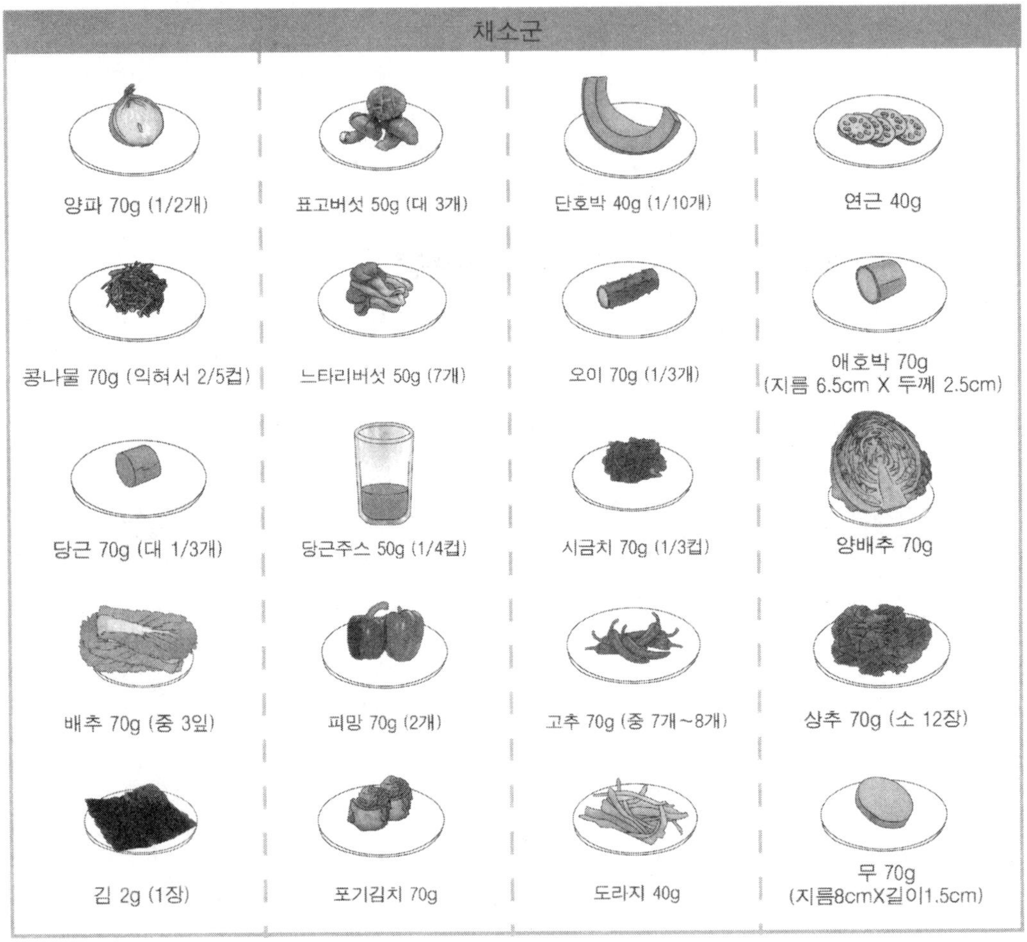


※ 컵=컵(소) 200cc, 접시=지름 16.5cm

## 6. 지방군 e-식품교환량ver.2 목측량

참기름, 땅콩, 이탈리안 드레싱, 마요네즈, 잣, 호두, 마가린, 버터 등 8종류의 식품의 목측량이다.

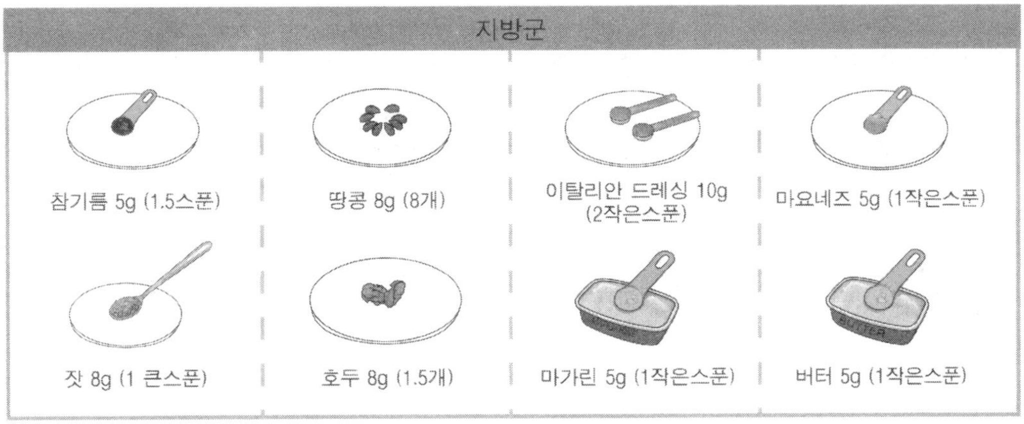


※ 접시=지름 16.5cm

## 7. 우유군 (일반) e-식품교환량ver.2 목측량

우유, 두유, 호상요구르트, 분유 등 4종류의 식품의 목측량이다.

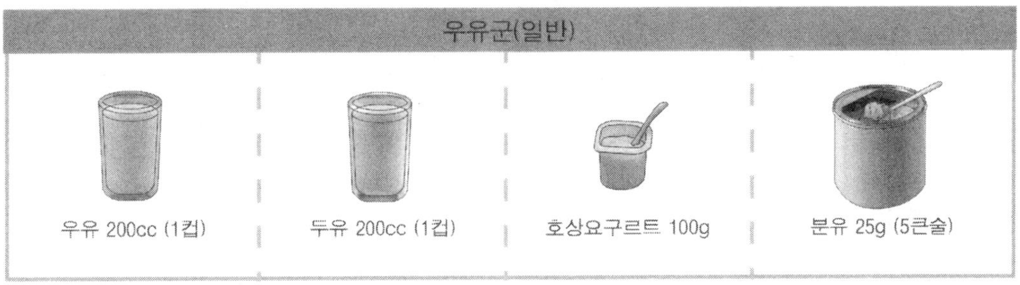


※ 컵=컵(소) 200cc

## 8. 우유군 (저지방) e-식품교환량ver.2 목측량

저지방 우유 1종류의 식품의 목측량이다.

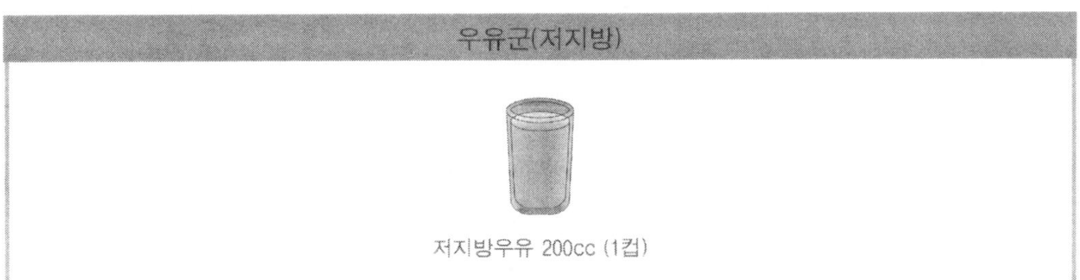

## 9. 과일군 e-식품교환량ver.2 목측량

키위, 귤, 수박, 딸기, 토마토, 오렌지, 사과, 감, 배, 오렌지주스, 포도, 곶감, 바나나 등 13종류의 식품의 목측량이다.

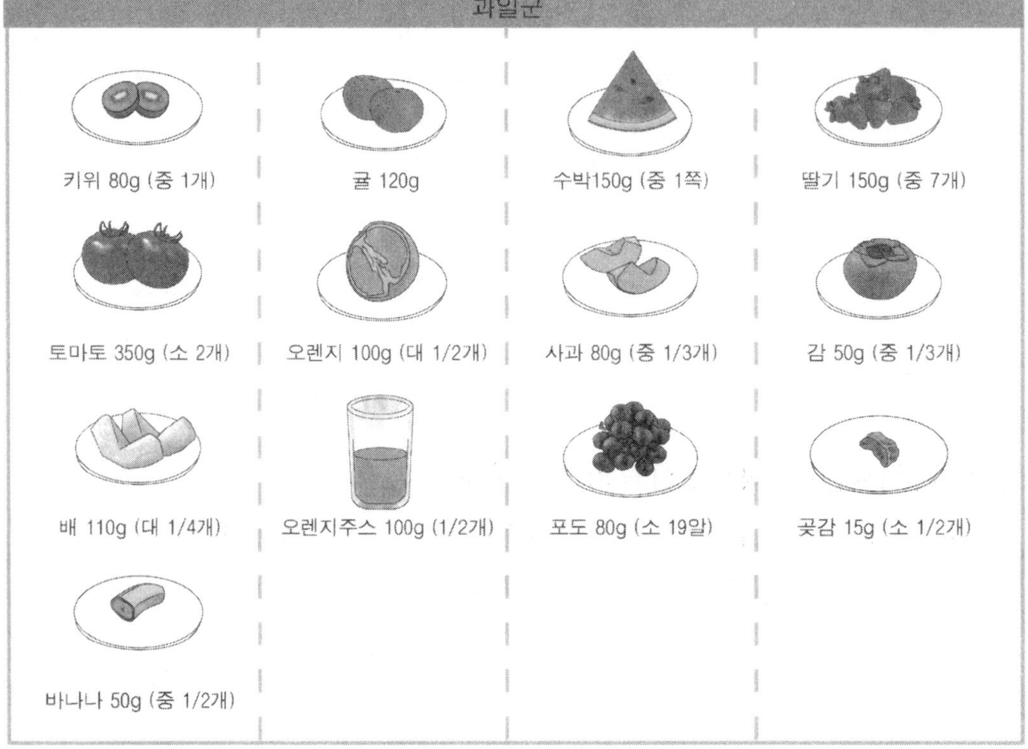


※ 접시=지름 16.5cm

곡류군

제 11 장

# 식품교환군별 e-식품교환량ver.2 영양정보

농촌진흥청 제 7차 개정판 국가표준 식품성분표Ⅰ(2017)을 활용하여 식품군별 e-식품교환량ver.2의 에너지, 탄수화물, 단백질, 지방, 총당류의 영양정보는 다음과 같다.

## 1. 곡류군 e-식품교환량ver.2 영양정보

식품교환표 – 1교환당 : 에너지(단위 kcl), 탄수화물, 단백질, 지방, 총당류 함량 (단위 g)

| 식품명 | 식품 교환량 | 영어명 | 에너지 | 탄수 화물 | 단백질 | 지방 | 총당류 |
|---|---|---|---|---|---|---|---|
| 곡류 및 그 제품 (CEREALS) | | | | | | | |
| **귀리, 겉귀리, 도정, 생것** | **30** | Oat (Covered oat), Polished, Raw | 112 | 22.1 | 3.4 | 1.1 | – |
| **귀리, 오트밀** | **25** | Oat, Oatmeal | 96 | 16.2 | 3.3 | 2.1 | – |
| **기장, 도정, 생것** | **30** | Prosomillet, Polished, Raw | 108 | 22.4 | 3.4 | 0.6 | – |
| **메밀, 도정, 생것** | **30** | Buckwheat, Polished, Raw | 109 | 20.4 | 4.1 | 1.0 | 0.15 |
| **메밀, 도정, 가루** | **30** | Buckwheat, Polished, Powder | 112 | 21.4 | 3.9 | 1.0 | 0.11 |
| **메밀 국수, 생것** | **35** | Buckwheat noodle, Wet noodle | 102 | 21.4 | 2.7 | 0.3 | 0.00 |
| **메밀 국수, 생것, 삶은것** | **90** | Buckwheat noodle, Wet noodle, Boiled | 112 | 23.2 | 3.2 | 0.4 | 0.00 |
| **메밀 국수, 말린것** | **30** | Buckwheat noodle, Dry noodle | 112 | 22.3 | 4.1 | 0.4 | 0.83 |
| **메밀 냉면, 말린것** | **30** | Buckwheat noodle, Nangmyeon, Dry noodle | 108 | 22.1 | 3.2 | 0.4 | 0.00 |
| **메밀 냉면, 말린것, 삶은것** | **70** | Buckwheat noodle, Nangmyeon, Dry noodle, Boiled | 99 | 20.1 | 3.0 | 0.4 | 0.00 |
| **메밀묵, 생것** | **160** | Buckwheat starch jelly | 93 | 20.5 | 1.4 | 0.4 | 0.00 |
| **메밀묵, 가루** | **30** | Buckwheat starch jelly, Powder | 111 | 23.2 | 2.5 | 0.6 | 0.08 |
| **멥쌀, 백미, 생것** | **30** | Rice, White, Raw | 109 | 23.9 | 1.9 | 0.1 | – |
| **멥쌀, 백미, 가루** | **30** | Rice, White, Powder | 109 | 23.6 | 1.9 | 0.3 | 0.03 |
| **멥쌀, 발아현미, 현미, 생것** | **30** | Rice, Brown, Germinated, Raw | 111 | 23.8 | 2.1 | 0.7 | – |
| **멥쌀, 밭벼, 백미, 생것** | **30** | Rice, White, Unland rice, Raw | 107 | 22.4 | 2.8 | 0.3 | 0.06 |
| **멥쌀, 밭벼, 칠분도미, 생것** | **30** | Rice, White, Unland rice, 94.4% Milling yield, Raw | 107 | 22.0 | 2.9 | 0.5 | 0.09 |
| **멥쌀, 일미벼, 현미, 생것** | **30** | Rice, Brown, Ilmibyeo, Raw | 106 | 22.9 | 2.7 | 0.3 | – |
| **멥쌀, 흑미벼, 현미, 생것** | **30** | Rice, Brown, Black rice, Raw | 107 | 22.6 | 2.3 | 0.7 | 0.20 |
| **멥쌀 과자** | **20** | Rice snack | 94 | 15.6 | 0.6 | 3.2 | – |

참고; (-) 수치가 애매하거나 측정되지 않음

식품교환표 – 1교환당 : 에너지(단위 kcl), 탄수화물, 단백질, 지방, 총당류 함량 (단위 g)

| 식품명 | 식품 교환량 | 영어명 | 에너지 | 탄수 화물 | 단백질 | 지방 | 총당류 |
|---|---|---|---|---|---|---|---|
| **멥쌀 과자, 튀밥, 팽화** | 25 | Rice snack, Puffed rice | 98 | 20.2 | 2.2 | 1.0 | – |
| **멥쌀 과자, 쌀엿강정, 팽화** | 25 | Rice snack, Puffed, Coated with rice syrup | 99 | 22.5 | 1.0 | 0.5 | 8.90 |
| **멥쌀 국수, 말린것** | 30 | Rice noodle, Dry noodle | 102 | 21.8 | 2.7 | 0.5 | – |
| **멥쌀떡, 가래떡** | 50 | Rice cake, Garaetteok, Rod shape | 107 | 24.4 | 1.9 | 0.2 | 0.05 |
| **멥쌀떡, 가래떡, 흑미** | 50 | Rice cake, Garaetteok, Rod shape, Black rice | 103 | 23.9 | 1.8 | 0.0 | – |
| **멥쌀떡, 개피떡** | 50 | Rice cake, Gaepitteok, With red bean paste filling | 104 | 22.8 | 2.2 | 0.4 | – |
| **멥쌀떡, 꿀떡** | 50 | Rice cake, Kkultteok, With honey filling | 105 | 23.1 | 1.5 | 0.7 | 3.70 |
| **멥쌀떡, 무지개떡** | 50 | Rice cake, Mujigaetteok, Coloful layers | 115 | 26.5 | 1.8 | 0.2 | – |
| **멥쌀떡, 백설기** | 50 | Rice cake, Baekseolgi, Plain | 114 | 26.3 | 1.8 | 0.2 | – |
| **멥쌀떡, 백설기, 검정콩** | 50 | Rice cake, Baekseolgi, Black bean added | 115 | 24.2 | 2.9 | 0.7 | 1.10 |
| **멥쌀떡, 송편 , 팥** | 50 | Rice cake, Songpyeon, Pine flavored, With red bean filling | 100 | 21.8 | 2.7 | 0.2 | – |
| **멥쌀떡, 송편, 깨** | 50 | Rice cake, Songpyeon, Pine flavored, With sesame filling | 112 | 22.0 | 3.0 | 1.4 | 3.22 |
| **멥쌀떡, 송편, 동부 (수입산)** | 50 | Rice cake, Songpyeon, Pine flavored, With cowpea filling, Imported | 95 | 19.9 | 3.0 | 0.3 | 1.59 |
| **멥쌀떡, 시루떡** | 50 | Rice cake, Sirutteok, Red bean layered | 92 | 19.5 | 2.9 | 0.2 | 0.47 |
| **멥쌀떡, 절편** | 50 | Rice cake, Jeolpyeon, Patterned and pressed | 108 | 24.5 | 1.8 | 0.2 | 0.05 |
| **멥쌀떡, 증편** | 50 | Rice cake, Jeungpyeon, Fermented and steamed, Plain | 99 | 22.6 | 1.5 | 0.3 | 4.48 |
| **멥쌀떡, 증편, 건포도, 깨** | 50 | Rice cake, Jeungpyeon, Fermented and steamed, Raisin and sesame seed | 96 | 22.0 | 1.5 | 0.1 | 4.51 |
| **멥쌀미음, 백미** | 500 | Rice Gruel, White rice | 105 | 23.5 | 1.5 | 0.0 | 0.00 |
| **멥쌀미음, 현미** | 500 | Rice Gruel, Brown rice | 100 | 22.0 | 2.0 | 0.5 | 0.50 |
| **멥쌀밥, 누룽지** | 25 | Rice, White, Scorched, Nurungji | 98 | 21.7 | 1.7 | 0.1 | – |

식품교환표 – 1교환당 : 에너지(단위 kcl), 탄수화물, 단백질, 지방, 총당류 함량 (단위 g)

| 식품명 | 식품 교환량 | 영어명 | 에너지 | 탄수화물 | 단백질 | 지방 | 총당류 |
|---|---|---|---|---|---|---|---|
| **멥쌀밥, 백미** | 70 | Rice, White, Cooked | 106 | 23.2 | 2.1 | 0.1 | – |
| **멥쌀밥, 칠분도미** | 60 | Rice, White, 94.4% Milling yield, Cooked | 101 | 22.0 | 1.6 | 0.3 | 0.12 |
| **멥쌀밥, 현미** | 60 | Rice, Brown, Cooked | 100 | 22.4 | 2.0 | 0.1 | – |
| **멥쌀밥, 밭벼, 백미** | 60 | Rice, White, Uplnad rice, Cooked | 101 | 21.7 | 2.1 | 0.2 | 0.06 |
| **멥쌀밥, 밭벼, 칠분도미** | 60 | Rice, Brown, 94.4% Milling yield, Uplnad rice, Cooked | 101 | 21.4 | 2.2 | 0.3 | 0.12 |
| **멥쌀밥, 밭벼, 현미** | 60 | Rice, Brown, Uplnad rice, Cooked | 98 | 20.6 | 2.5 | 0.6 | 0.66 |
| **즉석밥, 누룽지** | 25 | Instant rice, White rice, Scorched rice, Nurungj | 104 | 22.7 | 1.7 | 0.2 | 0.29 |
| **즉석밥, 누룽지, 끓는물 부음** | 140 | Instant rice, white rice, Scorched rice, Nurungj, Hot water added | 97 | 21.1 | 1.8 | 0.1 | 1.61 |
| **즉석밥, 잡곡밥 (멥쌀, 찹쌀, 흑미, 팥, 기장, 찰수수)** | 70 | Instant rice, Mixed grains (Nonglutinous rice, Glutinous rice, Black rice, Adzuki bean, Prosomillet, Glutinous sorghum) | 105 | 23.6 | 2.0 | 0.3 | 0.02 |
| **즉석밥, 백미** | 70 | Instant rice, White rice | 106 | 23.5 | 1.5 | 0.2 | 0.73 |
| **멥쌀죽, 백미** | 140 | Rice porridge, White rice | 99 | 21.8 | 2.0 | 0.0 | – |
| **멥쌀죽, 현미** | 140 | Rice porridge, Brown rice | 98 | 21.3 | 1.7 | 0.6 | 0.56 |
| **멥쌀죽, 칠분도미** | 140 | Rice porridge, Brown rice, 94.4% Milling yield | 99 | 21.8 | 1.5 | 0.3 | 0.14 |
| **밀, 통밀, 생것** | 30 | Wheat, Whole, Raw | 103 | 22.4 | 4.0 | 0.5 | – |
| **밀, 도정, 생것** | 30 | Wheat, Polished, Raw | 100 | 22.7 | 3.2 | 0.3 | – |
| **밀, 강력밀가루** | 30 | Wheat flour, White, Strong | 100 | 21.9 | 4.1 | 0.3 | 0.00 |
| **밀, 도우넛가루** | 25 | Wheat, Doughnut flour, Dry mix | 101 | 18.5 | 2.1 | 1.7 | – |
| **밀, 박력밀가루** | 30 | Wheat, Soft wheat flour | 112 | 23.3 | 2.7 | 0.3 | 0.00 |
| **밀, 부침가루** | 30 | Wheat flour, Pan-frying, Seasoned, Dry mix | 110 | 22.7 | 2.9 | 0.3 | 1.05 |
| **밀, 빵가루** | 25 | Wheat, Bread crumb | 98 | 19.3 | 3.0 | 0.5 | 1.19 |

식품교환표 – 1교환당 : 에너지(단위 kcl), 탄수화물, 단백질, 지방, 총당류 함량 (단위 g)

| 식품명 | 식품 교환량 | 영어명 | 에너지 | 탄수 화물 | 단백질 | 지방 | 총당류 |
|---|---|---|---|---|---|---|---|
| **밀, 중력밀가루** | **30** | Wheat flour, White, All-purpose | 113 | 23.0 | 3.1 | 0.3 | 0.00 |
| **밀, 통밀가루** | **30** | Wheat flour, Whole | 110 | 21.5 | 3.6 | 0.5 | – |
| **밀, 팬케이크가루** | **25** | Wheat flour, Pancake, Dry mix | 99 | 19.0 | 2.0 | 1.2 | – |
| **과자, 건빵** | **25** | Snack, Hard tack | 105 | 18.8 | 2.5 | 2.2 | 4.21 |
| **과자, 만주, 밤** | **30** | Snack, Manju, Chestnut | 99 | 21.3 | 1.9 | 0.7 | 12.74 |
| **과자, 모나카** | **30** | Snack, Monaka | 104 | 24.8 | 1.0 | 0.1 | 10.97 |
| **과자, 비스킷, 하드** | **20** | Snack, Biscuits, Hard type | 107 | 12.5 | 1.3 | 5.7 | 1.84 |
| **과자, 비스킷, 소프트** | **20** | Snack, Biscuits, Soft type | 98 | 12.1 | 1.1 | 5.0 | 4.69 |
| **과자, 사과파이** | **20** | Snack, Apple pie | 94 | 13.0 | 1.1 | 4.2 | 4.57 |
| **과자, 전병** | **25** | Snack, Jeonbyeong | 100 | 21.0 | 1.9 | 0.9 | 12.03 |
| **과자, 스넥, 새우** | **20** | Snack, Shrimp | 99 | 13.3 | 1.2 | 4.6 | 0.80 |
| **과자, 스넥, 감자** | **20** | Snack, Potato | 107 | 12.2 | 1.0 | 6.1 | 0.00 |
| **과자, 스넥, 옥수수** | **20** | Snack, Corn | 104 | 13.1 | 1.1 | 5.3 | 0.40 |
| **과자, 약과** | **25** | Snack, Yakgwa, Plain | 106 | 17.9 | 1.0 | 3.3 | – |
| **과자, 와플** | **35** | Waffle, Plain | 102 | 11.5 | 2.8 | 4.9 | – |
| **과자, 잼 와플** | **35** | Waffle, With jam | 100 | 20.1 | 1.7 | 1.5 | 12.74 |
| **과자, 커스터드 크림 와플** | **40** | Waffle, With custard cream | 101 | 15.2 | 2.9 | 3.2 | 6.04 |
| **과자, 초코볼** | **20** | Snack, Chocolate ball | 100 | 14.0 | 0.9 | 4.5 | – |
| **과자, 초코파이** | **25** | Snack, Chocolate pie | 107 | 16.9 | 1.1 | 3.9 | 7.80 |
| **과자, 쿠키, 통밀** | **20** | Snack, Cookie, Whole wheat | 94 | 14.5 | 1.3 | 3.4 | 3.44 |

식품교환표 – 1교환당 : 에너지(단위 kcl), 탄수화물, 단백질, 지방, 총당류 함량 (단위 g)

| 식품명 | 식품 교환량 | 영어명 | 에너지 | 탄수 화물 | 단백질 | 지방 | 총당류 |
|---|---|---|---|---|---|---|---|
| **과자, 쿠키, 땅콩버터** | **20** | Snack, Cookie, Peanut butter | 99 | 13.6 | 1.7 | 4.2 | 4.48 |
| **과자, 쿠키, 초코칩** | **20** | Snack, Cookie, Chocolate chip | 99 | 14.3 | 1.2 | 4.1 | 4.64 |
| **과자, 쿠키, 버터** | **20** | Snack, Cookie, Butter | 102 | 13.3 | 1.3 | 4.9 | 3.29 |
| **과자, 크랙커** | **20** | Cracker | 103 | 11.8 | 1.4 | 5.6 | – |
| **과자, 크랙커, 땅콩샌드** | **20** | Cracker, Peanut butter | 105 | 12.8 | 1.5 | 5.2 | 2.93 |
| **과자, 크랙커, 치즈샌드** | **20** | Cracker, Cheese | 99 | 13.6 | 1.2 | 4.4 | 2.94 |
| **과자, 크랙커, 채소샌드** | **20** | Cracker, Vegetable | 101 | 13.7 | 1.5 | 4.5 | 2.42 |
| **과자, 피칸파이** | **30** | Pecan pie | 108 | 13.0 | 2.4 | 5.2 | – |
| **과자, 뻥튀기, 원반 모양, 팽화** | **25** | Snack, Puffed, Korean rice popper | 96 | 20.6 | 2.8 | 0.3 | 0.44 |
| **과자, 마카로니 과자, 튀긴것** | **20** | Snack, Wheat, Fried, Macaroni Shape | 91 | 14.3 | 2.3 | 2.8 | 0.27 |
| **국수, 생것** | **35** | Noodle, Wet noodle | 102 | 21.0 | 2.5 | 0.3 | 2.59 |
| **국수, 말린것** | **30** | Noodle, Dry noodle | 110 | 22.2 | 3.1 | 0.4 | 1.93 |
| **국수, 말린것, 삶은것** | **90** | Noodle, Dry noodle, Boiled | 111 | 22.4 | 3.1 | 0.4 | 0.00 |
| **국수, 소면, 말린것** | **30** | Noodle, Somyeon, Dry noodle | 111 | 22.5 | 3.1 | 0.4 | 0.58 |
| **국수, 소면, 말린것, 삶은것** | **90** | Noodle, Somyeon, Dry noodle, Boiled | 113 | 22.8 | 3.2 | 0.4 | 0.00 |
| **국수, 우동, 생것** | **60** | Noodle, Udong, Wet noodle | 98 | 19.9 | 2.0 | 0.8 | 0.00 |
| **국수, 우동, 생것, 삶은것** | **70** | Noodle, Udong, Wet noodle, Boiled | 97 | 20.4 | 2.1 | 0.3 | 0.00 |
| **국수, 중국국수, 생면** | **35** | Noodle, Chinese noodle, Wet noodle | 98 | 19.5 | 3.0 | 0.4 | 0.35 |
| **국수, 쫄면, 말린것** | **30** | Noodle, Jjomyeon, Dry noodle | 104 | 21.4 | 2.7 | 0.3 | 1.35 |
| **국수, 칼국수, 생것** | **35** | Noodle, Kalguksu(Chopped noodles), Wet noodle | 106 | 22.1 | 2.5 | 0.3 | 0.00 |

식품교환표 – 1교환당 : 에너지(단위 kcl), 탄수화물, 단백질, 지방, 총당류 함량 (단위 g)

| 식품명 | 식품 교환량 | 영어명 | 에너지 | 탄수 화물 | 단백질 | 지방 | 총당류 |
|---|---|---|---|---|---|---|---|
| **국수, 칼국수, 생것, 삶은것** | **70** | Noodle, Kalguksu (Chopped noodles), Wet noodle, Boiled | 98 | 20.3 | 2.4 | 0.3 | 0.00 |
| **국수, 칼국수, 반건조** | **35** | Noodle, Kalguksu (Chopped noodles), Semi-dried noodle | 98 | 20.1 | 2.2 | 0.5 | – |
| **라면, 말린것** | **20** | Ramyeon, Instant, Dry noodle | 89 | 13.8 | 1.6 | 2.9 | 0.00 |
| **라면, 말린것, 끓인것** | **60** | Ramyeon, Instant, Noodle only, Cooked | 105 | 17.8 | 2.2 | 2.5 | 0.00 |
| **빵, 곰보빵** | **25** | Streusel bread | 104 | 15.4 | 2.4 | 3.6 | 4.25 |
| **빵, 팥 도우넛** | **30** | Doughnut, With adzuki bean paste filling | 104 | 13.7 | 2.0 | 4.6 | – |
| **빵, 하드 롤빵** | **35** | Roll bread, Hard roll | 103 | 18.4 | 3.5 | 1.5 | 0.62 |
| **빵, 소프트 롤빵** | **35** | Roll bread, Soft roll | 111 | 17.0 | 3.5 | 3.2 | 2.24 |
| **빵, 우유 머핀** | **35** | Muffin, Milk muffin | 104 | 14.5 | 2.4 | 4.0 | – |
| **빵, 모닝빵** | **35** | Morning roll | 111 | 20.6 | 3.2 | 1.7 | 3.97 |
| **빵, 모카빵** | **30** | Loaf mocha bread | 106 | 19.0 | 2.5 | 2.3 | 4.63 |
| **빵, 바게트빵** | **35** | Baguette | 98 | 20.1 | 3.3 | 0.5 | 0.63 |
| **빵, 달걀 베이글** | **35** | Bagel, Egg | 97 | 18.6 | 3.7 | 0.7 | – |
| **빵, 식빵** | **35** | Loaf bread | 98 | 17.4 | 3.2 | 1.7 | 1.44 |
| **빵, 식빵, 구운것** | **35** | Loaf bread, Toast | 93 | 17.3 | 3.3 | 1.2 | 1.45 |
| **빵, 식빵, 옥수수** | **35** | Loaf bread, Corn | 95 | 17.7 | 3.3 | 1.2 | 1.86 |
| **빵, 잼빵** | **35** | Bun, With jam filling | 104 | 19.1 | 2.3 | 2.0 | 12.39 |
| **빵, 찐빵, 팥** | **45** | Steamed bread, With adzuki bean paste filling | 96 | 20.0 | 2.7 | 0.6 | 4.69 |
| **빵, 채소 찐빵** | **45** | Steamed bread, Vegetables | 104 | 16.8 | 3.6 | 2.5 | – |
| **빵, 카스텔라** | **35** | Sponge cake | 105 | 20.8 | 2.4 | 1.3 | 8.70 |

식품교환표 – 1교환당 : 에너지(단위 kcl), 탄수화물, 단백질, 지방, 총당류 함량 (단위 g)

| 식품명 | 식품 교환량 | 영어명 | 에너지 | 탄수화물 | 단백질 | 지방 | 총당류 |
|---|---|---|---|---|---|---|---|
| **빵, 크로와상** | **20** | Croissants | 90 | 8.8 | 1.6 | 5.4 | – |
| **빵, 버터 크로와상** | **25** | Croissants, Butter | 102 | 11.5 | 2.1 | 5.3 | 2.82 |
| **빵, 크로켓** | **35** | Croquette | 107 | 10.4 | 2.1 | 6.4 | – |
| **빵, 크림빵** | **35** | Bun, With cream filling | 96 | 15.9 | 2.1 | 2.7 | – |
| **빵, 팥빵** | **40** | Bun, With adzuki bean paste filling | 101 | 19.4 | 3.0 | 1.3 | 6.55 |
| **빵, 페이스트리** | **20** | Danish pastries | 91 | 9.3 | 1.7 | 5.3 | – |
| **빵, 치즈 페이스트리** | **30** | Danish pastries, Cheese | 112 | 11.2 | 2.4 | 6.6 | 2.09 |
| **빵, 과일 페이스트리** | **30** | Danish pastries, Fruits | 111 | 14.3 | 1.6 | 5.6 | 8.26 |
| **빵, 붕어빵, 팥** | **40** | Fish-shaped bun, With red bean paste filling | 102 | 17.6 | 1.9 | 2.6 | 4.79 |
| **빵, 소시지빵** | **30** | Sausage bread | 97 | 9.9 | 3.2 | 5.0 | 1.52 |
| **빵, 난** | **40** | Naan | 105 | 19.0 | 4.1 | 1.4 | 1.08 |
| **케이크, 과일 (후르츠)** | **30** | Cakes, Fruits | 97 | 18.5 | 0.9 | 2.7 | 8.23 |
| **케이크, 롤케이크** | **30** | Cakes, Roll | 111 | 11.8 | 2.3 | 6.1 | 5.22 |
| **케이크, 생크림 블루베리** | **35** | Cakes, Whipping cream and blueberries | 98 | 8.5 | 1.1 | 6.6 | 8.00 |
| **케이크, 쇼튼드 케이크** | **30** | Cakes, Shortened | 98 | 13.1 | 2.1 | 4.1 | 7.44 |
| **케이크, 스펀지 케이크** | **30** | Cakes, Sponge | 106 | 14.2 | 2.0 | 4.6 | – |
| **케이크, 엔젤푸드 케이크** | **40** | Cakes, Angel food | 103 | 23.1 | 2.4 | 0.3 | – |
| **케이크, 초콜릿 케이크** | **25** | Cakes, Chocolate | 104 | 12.3 | 1.3 | 5.5 | 9.55 |
| **케이크, 치즈 케이크** | **30** | Cakes, Cheese | 99 | 8.6 | 1.8 | 6.4 | 5.28 |
| **케이크, 파운드 케이크** | **25** | Cakes, Pound | 102 | 12.4 | 1.4 | 5.2 | 4.36 |

식품교환표 – 1교환당 : 에너지(단위 kcl), 탄수화물, 단백질, 지방, 총당류 함량 (단위 g)

| 식품명 | 식품 교환량 | 영어명 | 에너지 | 탄수 화물 | 단백질 | 지방 | 총당류 |
|---|---|---|---|---|---|---|---|
| **파스타, 마카로니, 말린것** | **25** | Pasta, Macaroni, Dry noodle | 95 | 19.3 | 3.1 | 0.1 | – |
| **파스타, 마카로니, 말린것, 삶은것** | **90** | Pasta, Macaroni, Dry noodle, Boiled | 113 | 23.2 | 3.4 | 0.2 | – |
| **파스타, 스파게티, 말린것** | **30** | Pasta, Spaghetti, Dry noodle | 110 | 23.0 | 3.5 | 0.4 | 0.42 |
| **파스타, 스파게티, 말린것, 삶은것** | **70** | Pasta, Spaghetti, Dry noodle, Boiled | 90 | 18.8 | 2.7 | 0.0 | – |
| **보리, 쌀보리, 도정, 생것** | **30** | Barley, Naked barley, Raw | 103 | 22.3 | 2.8 | 0.5 | 1.35 |
| **보리, 겉보리, 압맥, 생것** | **30** | Barley, Hulled, Rolled | 103 | 22.6 | 2.6 | 0.5 | 0.10 |
| **보리, 겉보리, 할맥** | **30** | Barley, Hulled, Cut polished | 106 | 23.3 | 2.8 | 0.5 | 0.58 |
| **보리, 가루** | **30** | Barley, Powder | 107 | 22.9 | 3.3 | 0.5 | 0.09 |
| **보리, 미숫가루** | **25** | Barley, Parched powder | 100 | 19.0 | 3.6 | 1.4 | 0.27 |
| **보리, 엿기름, 말린것** | **30** | Barley, Malt, Dried | 107 | 21.5 | 4.4 | 0.8 | 3.07 |
| **보리, 찰보리, 도정, 생것** | **30** | Barley, Glutinous barley, Polished, Raw | 104 | 21.7 | 3.6 | 0.6 | 3.74 |
| **보리, 늘보리, 도정, 생것** | **30** | Barley, Tetrastichum barley, Polished, Raw | 104 | 22.5 | 2.9 | 0.5 | 0.69 |
| **수수, 도정, 생것** | **30** | Sorghum, Polished, Raw | 101 | 21.5 | 3.0 | 0.9 | 0.08 |
| **수수떡, 수수경단** | **45** | Sorghum, Rice cake, Ball cake | 98 | 19.4 | 3.7 | 0.6 | – |
| **시리얼, 옥수수, 아몬드** | **25** | Breakfast Cereals, Corn, Almond | 107 | 19.5 | 1.8 | 2.3 | 8.70 |
| **시리얼, 옥수수** | **30** | Breakfast Cereals, Corn | 113 | 26.4 | 1.5 | 0.2 | 11.87 |
| **시리얼, 현미** | **25** | Breakfast Cereals, Brown rice | 99 | 21.3 | 1.7 | 0.7 | 4.31 |
| **시리얼, 옥수수, 그래놀라** | **25** | Breakfast Cereals, Corn, Granola | 109 | 20.2 | 1.4 | 2.4 | 7.37 |
| **시리얼, 옥수수, 그래놀라, 건조과일** | **25** | Breakfast Cereals, Cereals, Corn, Granola, Dry fruit mix | 99 | 21.2 | 1.5 | 0.9 | 8.79 |
| **시리얼, 쌀** | **25** | Breakfast cereals, Rice | 98 | 21.7 | 1.7 | 0.4 | 5.43 |

식품교환표 – 1교환당 : 에너지(단위 kcl), 탄수화물, 단백질, 지방, 총당류 함량 (단위 g)

| 식품명 | 식품 교환량 | 영어명 | 에너지 | 탄수 화물 | 단백질 | 지방 | 총당류 |
|---|---|---|---|---|---|---|---|
| **시리얼, 코코아** | **25** | Breakfast cereals, Corn, Whole Wheat, Cocoa powder | 102 | 21.4 | 1.5 | 1.1 | 10.23 |
| **옥수수, 단옥수수, 생것** | **90** | Sweet corn, Raw | 98 | 21.1 | 3.4 | 0.5 | – |
| **옥수수, 메옥수수, 생것** | **60** | Corn, Raw | 107 | 21.8 | 3.2 | 1.2 | 0.19 |
| **옥수수, 메옥수수, 삶은것** | **60** | Corn, Boiled | 104 | 20.9 | 3.1 | 1.3 | 0.19 |
| **옥수수, 찰옥수수, 생것** | **70** | Glutinous corn, Raw | 99 | 20.6 | 3.4 | 0.8 | – |
| **옥수수, 가루** | **30** | Corn, Powder | 109 | 25.0 | 2.2 | 0.3 | 0.16 |
| **옥수수, 홀커넬, 통조림** | **120** | Corn, Whole kernel, Canned | 98 | 21.4 | 2.8 | 0.6 | 8.76 |
| **옥수수 과자, 강냉이** | **25** | Corn, Popped corn | 100 | 22.0 | 1.8 | 0.8 | 3.38 |
| **옥수수 과자, 콘칩** | **20** | Corn, Corn chip | 108 | 11.4 | 1.2 | 6.7 | 0.05 |
| **옥수수 과자, 팝콘** | **20** | Corn, Popcorn | 107 | 11.5 | 1.5 | 6.1 | – |
| **옥수수 묵** | **200** | Corn Starch jelly | 110 | 25.2 | 2.2 | 0.0 | – |
| **율무, 도정, 생것** | **30** | Job's tears (*Coix lacryma-jobi*), Polished, Raw | 113 | 21.2 | 4.6 | 1.0 | – |
| **율무죽** | **220** | Gruel, Job's Tears, Cooked | 97 | 20.9 | 1.1 | 0.9 | – |
| **잡곡, 현미, 찹쌀, 현미찹쌀, 보리 등 생것** | **30** | Mixed Grains (Brown rice, glutinous rice, brown glutinous rice, barley), Raw | 107 | 22.0 | 2.9 | 0.6 | 0.28 |
| **조, 메조, 도정, 생것** | **30** | Nonglutinous millet, Polished, Raw | 112 | 21.8 | 3.2 | 1.1 | 0.14 |
| **조, 차조, 도정, 생것** | **30** | Glutinous millet, Polished, Raw | 108 | 21.3 | 2.9 | 1.1 | 0.25 |
| **찹쌀, 가루** | **30** | Glutinous rice, Powder | 113 | 24.6 | 1.9 | 0.2 | 0.02 |
| **찹쌀, 백미, 생것** | **30** | Glutinous rice, Raw | 113 | 24.6 | 2.2 | 0.1 | – |
| **찹쌀, 현미, 생것** | **30** | Brown glutinous rice, Raw | 108 | 22.7 | 2.2 | 0.8 | – |
| **찹쌀, 찹쌀미숫가루** | **25** | Roated grain mixrture, Glutinous rice, Powder | 97 | 20.9 | 2.3 | 0.4 | – |

식품교환표 – 1교환당 : 에너지(단위 kcl), 탄수화물, 단백질, 지방, 총당류 함량 (단위 g)

| 식품명 | 식품 교환량 | 영어명 | 에너지 | 탄수화물 | 단백질 | 지방 | 총당류 |
|---|---|---|---|---|---|---|---|
| **찹쌀, 동진찰벼, 백미, 생것** | **30** | Glutinous rice, Dongjinchalbyeo, Raw | 109 | 23.4 | 2.0 | 0.3 | 0.02 |
| **찹쌀, 동진찰벼, 현미, 생것** | **30** | Brown glutinous rice, Dongjinchalbyeo, Raw | 107 | 22.9 | 2.1 | 0.7 | 0.12 |
| **찹쌀 과자, 산자** | **25** | Glutinous rice cookie, Sanja (Fried dough of sweet rice rolled in popped rice) | 104 | 18.9 | 0.5 | 3.0 | – |
| **찹쌀 과자, 유과** | **25** | Glutinous rice cookie, Yugwa (Deep-fried mixture of grain flour and honey) | 103 | 19.4 | 0.5 | 2.6 | 3.68 |
| **찹쌀 과자, 전병** | **20** | Glutinous rice cookie, Glutinous rice cracker | 89 | 15.9 | 1.6 | 2.1 | – |
| **찹쌀떡** | **40** | Glutinous rice cake with red bean paste | 98 | 21.1 | 1.9 | 0.7 | 2.59 |
| **찹쌀떡, 경단 카스텔라** | **40** | Glutinous rice cake, Gyeongdan (Sweet glutinous rice ball), Coat with castella powder | 95 | 20.4 | 1.6 | 0.7 | – |
| **찹쌀떡, 모듬찰떡** | **45** | Glutinous rice cake, Assorted glutinous rice cake | 100 | 21.3 | 2.6 | 0.5 | – |
| **찹쌀떡, 약식** | **40** | Glutinous rice cake, Yaksik (Glutinous rice mixed with honey) | 98 | 20.9 | 1.5 | 0.9 | – |
| **찹쌀떡, 인절미, 팥고물** | **50** | Glutinous rice cake, Injeolmi (Cubed rice cake), With adzuki bean flour | 102 | 22.4 | 2.1 | 0.5 | – |
| **찹쌀떡, 인절미, 콩고물** | **45** | Glutinous rice cake, Injeolmi (Cubed rice cake), With soybean flour | 104 | 22.4 | 2.5 | 0.5 | 1.26 |
| **찹쌀떡, 찰시루떡** | **50** | Glutinous rice cake, Chalsirutteok (Steamed glutinous rice cake with shreded red bean) | 91 | 18.8 | 3.3 | 0.2 | 0.61 |
| **찹쌀빵, 찹쌀도우넛** | **35** | Glutinous rice bread, Glutinous rice doughnuts | 104 | 20.0 | 1.8 | 1.9 | – |
| **퀴노아, 쪄서 말린것** | **30** | Quinoa (*Chenopodium quinoa Willd.*), Steamed and dried | 109 | 21.8 | 2.9 | 1.0 | 0.44 |
| **호밀, 가루** | **30** | Rye (Secale cerealeL.), Powder | 105 | 22.7 | 2.6 | 0.5 | 0.27 |
| **호밀, 통호밀, 생것** | **30** | Rye (Secale cerealeL.), Whole grain, Raw | 100 | 21.2 | 4.8 | 0.5 | – |
| **호밀빵** | **40** | Rye (Secale cerealeL.), bread | 106 | 21.1 | 3.4 | 0.9 | – |

식품교환표 – 1교환당 : 에너지(단위 kcl), 탄수화물, 단백질, 지방, 총당류 함량 (단위 g)

| 식품명 | 식품 교환량 | 영어명 | 에너지 | 탄수 화물 | 단백질 | 지방 | 총당류 |
|---|---|---|---|---|---|---|---|
| 감자류 및 전분류 (POTATOES AND STARCHES) | | | | | | | |
| **감자, 대지, 생것** | **140** | Potato, Daeji, Raw | 94 | 21.1 | 2.8 | 0.1 | 0.00 |
| **감자, 부침가루** | **30** | Korean pancake mix, Potato starch | 107 | 22.1 | 3.6 | 0.4 | – |
| **감자, 자색, 생것** | **120** | Potato, Purpled flesh, Raw | 98 | 22.2 | 3.4 | tr | – |
| **감자 과자, 감자칩, 구운것** | **20** | Potato, Potato chip, Baked | 94 | 14.3 | 1.0 | 3.6 | 1.00 |
| **감자 과자, 감자칩, 튀긴것** | **20** | Potato, Potato chip, Deep–fried | 113 | 10.5 | 1.1 | 7.4 | – |
| **감자 튀김, 튀긴것** | **35** | Potato, Deep–fried | 103 | 15.5 | 1.2 | 4.0 | 0.07 |
| **감자 튀김, 해쉬브라운, 튀긴것** | **45** | Potato, Hashed brown, Deep–fried | 99 | 12.8 | 1.2 | 5.2 | 0.12 |
| **으깬감자** | **120** | Potato, Hashed brown, Deep–fried | 100 | 21.1 | 2.3 | 0.7 | 1.78 |
| **고구마, 말린것** | **30** | Sweet potato, Dried | 94 | 22.7 | 0.7 | 0.0 | – |
| **고구마, 찐것** | **70** | Sweet potato, Steamed | 91 | 21.9 | 1.1 | tr | – |
| **고구마, 베니하루까, 생것** | **70** | Sweet potato, Beni haruka, Raw | 103 | 24.4 | 0.7 | 0.3 | 4.96 |
| **고구마, 분질 (밤) 고구마, 생것** | **70** | Sweet potato, Dry and firm type, Raw | 108 | 26.0 | 0.7 | 0.1 | 6.88 |
| **고구마, 분질 (밤) 고구마, 찐것** | **60** | Sweet potato, Dry and firm type, Steamed | 101 | 24.6 | 0.6 | 0.1 | 7.81 |
| **고구마, 분질 (밤) 고구마, 구운것** | **50** | Sweet potato, Dry and firm type, Baked | 95 | 23.0 | 0.5 | 0.1 | 7.48 |
| **고구마, 신율미, 생것** | **60** | Sweet potato, Sinyulmi, Raw | 98 | 23.3 | 0.6 | 0.4 | 2.78 |
| **고구마, 점질 (호박) 고구마, 생것** | **70** | Sweet potato, Moist and soft type, Raw | 99 | 23.6 | 0.8 | 0.1 | 6.88 |
| **고구마, 점질 (호박) 고구마, 찐것** | **60** | Sweet potato, Moist and soft type, Steamed | 94 | 22.7 | 0.7 | 0.1 | 8.69 |
| **고구마, 점질 (호박) 고구마, 구운것** | **50** | Sweet potato, Moist and soft type, Baked | 93 | 22.5 | 0.6 | 0.1 | 11.61 |
| **당면, 고구마, 말린것** | **30** | Noodle, Cellophane, Sweet potato starch, Dried | 107 | 26.6 | 0.0 | 0.0 | 0.00 |
| **당면, 고구마, 삶은것** | **90** | Noodle, Cellophane, Sweet potato starch, Boiled | 111 | 27.3 | 0.0 | 0.0 | 0.00 |
| **돼지감자, 생것** | **300** | Jerusalem artichoke (*Helianthus tuberosus*), Raw | 105 | 44.8 | 6.5 | 0.3 | 19.11 |

식품교환표 – 1교환당 : 에너지(단위 kcl), 탄수화물, 단백질, 지방, 총당류 함량 (단위 g)

| 식품명 | 식품 교환량 | 영어명 | 에너지 | 탄수화물 | 단백질 | 지방 | 총당류 |
|---|---|---|---|---|---|---|---|
| **돼지감자, 말린것** | **60** | Jerusalem artichoke (*Helianthus tuberosus*), Dried | 103 | 44.6 | 6.3 | 0.3 | 6.98 |
| **마, 단마, 생것** | **160** | Yam (*Dioscorea japonica* Thunb.), Raw | 101 | 22.5 | 2.9 | 0.2 | 1.60 |
| **마, 장마, 생것** | **220** | Yam (*Dioscorea japonica* Thunb.), Long type, Raw | 99 | 21.0 | 3.4 | 0.6 | 4.88 |
| **마, 장마, 삶은것** | **200** | Yam (*Dioscorea japonica* Thunb.), Long type, Boiled | 98 | 21.0 | 2.9 | 0.5 | 4.94 |
| **마, 둥근마, 생것** | **70** | Yam (*Dioscorea japonica* Thunb.), Round type, Raw | 106 | 23.3 | 2.5 | 0.7 | 0.11 |
| **야콘, 뿌리, 생것** | **160** | Yacon (*Polymnia sonchifolia* Poep. & Endl.), Roots, Raw | 99 | 23.5 | 1.1 | 0.2 | – |
| **전분, 감자, 가루** | **30** | Starches, Potato, powder | 100 | 24.8 | 0.0 | 0.0 | 0.02 |
| **전분, 고구마, 가루** | **30** | Starches, Sweet potato, powder | 103 | 25.3 | 0.0 | 0.1 | – |
| **전분, 쌀, 가루** | **30** | Starches, Rice, powder | 110 | 26.8 | 0.1 | 0.2 | 0.00 |
| **전분, 옥수수, 가루** | **30** | Starches, Corn, powder | 110 | 26.9 | 0.1 | 0.2 | 0.02 |
| **칡뿌리, 생것** | **70** | East Asian arrowroot (*Pueraria lobata* (Willd.) Ohwi), Raw | 96 | 22.4 | 1.7 | 0.1 | 2.89 |
| **칡즙** | **500** | East Asian arrowroot (*Pueraria lobata* (Willd.) Ohwi), Juice | 105 | 24.6 | 2.2 | 0.0 | 8.05 |

식품교환표 – 1교환당 : 에너지(단위 kcl), 탄수화물, 단백질, 지방, 총당류 함량 (단위 g)

| 식품명 | 식품 교환량 | 영어명 | 에너지 | 탄수화물 | 단백질 | 지방 | 총당류 |
|---|---|---|---|---|---|---|---|
| 당류 (SUGARS AND SWEETENERS) | | | | | | | |
| **토란, 생것** | **140** | Taro (*Colocasia esculenta* (L.) Schott), Raw | 99 | 22.1 | 2.9 | 0.2 | 0.00 |
| **과당** | **30** | Fructose | 110 | 30.0 | 0.0 | 0.0 | 29.97 |
| **꿀** | **35** | Honey | 103 | 27.9 | 0.1 | 0.0 | 25.41 |
| **꿀, 밤** | **30** | Honey, Chestnut | 94 | 25.5 | 0.1 | 0.0 | 20.21 |
| **꿀, 아카시아** | **30** | Honey, Acacia | 96 | 25.9 | 0.0 | 0.0 | 22.40 |
| **꿀, 잡화** | **30** | Honey, Polyfloral | 95 | 25.8 | 0.1 | 0.0 | 22.79 |
| **꿀, 토종** | **30** | Honey, Traditional | 94 | 25.4 | 0.1 | 0.0 | 20.15 |
| **로얄제리** | **70** | Royal Jelly | 97 | 18.3 | 7.3 | 0.5 | – |
| **엿, 고구마** | **40** | Yeot (Crude maltose), Sweet potato | 105 | 27.9 | 0.6 | tr | – |
| **물엿** | **30** | Starch syrup | 96 | 24.9 | 0.0 | 0.0 | 6.62 |
| **사탕, 드롭스** | **25** | Candies, Drops | 95 | 24.4 | 0.1 | 0.1 | 10.69 |
| **사탕, 마쉬멜로** | **30** | Candies, Marshmallow | 98 | 23.8 | 0.7 | 0.0 | 18.36 |
| **사탕, 박하사탕** | **25** | Candies, Mint | 96 | 24.6 | 0.0 | 0.0 | 10.42 |
| **사탕, 버터** | **30** | Candies, Butter | 106 | 27.2 | 0.1 | 2.5 | 10.28 |
| **사탕, 땅콩** | **30** | Candies, Peanut | 106 | 27.4 | 0.1 | 2.1 | 11.12 |
| **설탕, 가루** | **25** | Sugars, Powder | 97 | 24.9 | 0.0 | 0.0 | 24.45 |
| **설탕, 각설탕** | **25** | Sugars, Cube sugar | 97 | 25.0 | 0.0 | 0.0 | 25.0 |
| **설탕, 백설탕** | **25** | Sugars, White sugar | 97 | 25.0 | 0.0 | 0.0 | 23.36 |
| **설탕, 빙설탕** | **25** | Sugars, Candy sugar | 97 | 25.0 | 0.0 | 0.0 | 25.03 |
| **설탕, 황설탕** | **25** | Sugars, Light brown sugar | 97 | 25.0 | 0.0 | 0.0 | 20.04 |
| **설탕, 흑설탕** | **30** | Sugars, Dark brown sugar | 114 | 29.4 | 0.0 | 0.0 | 27.0 |

식품교환표 – 1교환당 : 에너지(단위 kcl), 탄수화물, 단백질, 지방, 총당류 함량 (단위 g)

| 식품명 | 식품 교환량 | 영어명 | 에너지 | 탄수 화물 | 단백질 | 지방 | 총당류 |
|---|---|---|---|---|---|---|---|
| **시럽, 단풍나무** | **40** | Syrups, Maple | 104 | 26.8 | 0.0 | 0.0 | 24.18 |
| **시럽, 초코** | **35** | Syrups, Chocolate | 94 | 23.5 | 0.7 | 0.0 | – |
| **양갱, 팥** | **35** | Yanggaeng, Sweet red bean jelly | 104 | 25.7 | 1.2 | 0.0 | 14.68 |
| **젤라틴, 디저트용, 가루** | **25** | Gelatin, For dessert, Powder mix | 95 | 22.6 | 2.0 | 0.0 | 21.51 |
| **젤리** | **30** | Jelly | 98 | 24.5 | 0.0 | 0.0 | – |
| **조청, 고구마** | **35** | Chochung, Korean traditional syrups, Sweet potato | 101 | 27.0 | 0.5 | 0.1 | 16.4 |
| **조청, 쌀** | **30** | Chochung, Korean traditional syrups, Rice | 98 | 26.4 | 0.2 | 0.1 | 14.97 |
| **초콜릿, 다크 초콜릿** | **15** | Chocolates, Dark | 90 | 6.9 | 1.2 | 6.4 | 3.6 |
| **초콜릿, 땅콩 초콜릿** | **20** | Chocolates, Peanut | 104 | 9.9 | 2.6 | 6.7 | 7.52 |
| **초콜릿, 밀크 라이스 시리얼 초콜릿** | **20** | Chocolates, Milk, Rice cereal | 102 | 11.9 | 1.5 | 5.9 | 10.21 |
| **초콜릿, 밀크 아몬드 초콜릿** | **20** | Chocolates, Milk, Almond | 105 | 10.7 | 1.8 | 6.9 | 8.78 |
| **초콜릿, 스위트 초콜릿** | **20** | Chocolates, Sweet | 101 | 12.1 | 0.8 | 6.8 | 10.3 |
| **초콜릿, 화이트 초콜릿** | **20** | Chocolates, White | 108 | 11.8 | 1.2 | 6.4 | 11.8 |
| **카라멜, 밀크 (우유)** | **25** | Caramel, Milk | 106 | 20.0 | 0.5 | 2.7 | – |
| **포도당** | **30** | Glucose (Dextrose) | 101 | 27.3 | 0.0 | 0.0 | 26.49 |
| **푸딩, 바닐라 가루, 우유에 섞은것** | **90** | Puddings dry mix, Vanilla powder added milk | 103 | 17.7 | 2.4 | 2.6 | 16.23 |
| **푸딩, 커스터드** | **90** | Puddings, Custard | 113 | 13.2 | 5.0 | 4.5 | 12.24 |

식품교환표 – 1교환당 : 에너지(단위 kcl), 탄수화물, 단백질, 지방, 총당류 함량 (단위 g)

| 식품명 | 식품 교환량 | 영어명 | 에너지 | 탄수 화물 | 단백질 | 지방 | 총당류 |
|---|---|---|---|---|---|---|---|
| 두류 (PULSES) | | | | | | | |
| **강낭콩, 생것** | **60** | Kidney bean (*Phaseolus vulgaris*), Raw | 103 | 19.4 | 5.3 | 0.5 | 0.00 |
| **강낭콩, 말린것** | **30** | Kidney bean (*Phaseolus vulgaris*), Dried | 105 | 19.2 | 6.4 | 0.3 | – |
| **녹두, 말린것** | **30** | Mungbean, Dried | 106 | 18.0 | 7.4 | 0.5 | 0.00 |
| **녹두, 삶은것** | **60** | Mungbean, Boiled | 95 | 16.0 | 6.8 | 0.4 | 0.00 |
| **녹두 빈대떡, 가루** | **30** | Mungbean pancake mix | 104 | 19.0 | 6.2 | 0.4 | – |
| **녹두 빈대떡가루, 반죽** | **100** | Mungbean pancake mix, Batter, Prepared | 98 | 17.0 | 6.2 | 0.6 | – |
| **녹두 국수, 말린것** | **30** | Mungbean noodle, Dry noodle | 107 | 26.3 | 0.1 | 0.1 | 0.00 |
| **녹두묵** | **250** | Nokdumuk, Mungbean starch jelly | 90 | 22.5 | 0.3 | 0.0 | – |
| **동부, 생것** | **60** | Cowpea (*Vigna unguiculata* L. Walp.), Raw | 98 | 17.0 | 6.7 | 0.2 | – |
| **동부, 말린것** | **30** | Cowpea (*Vigna unguiculata* L. Walp.), Dried | 105 | 19.3 | 5.7 | 0.5 | 0.00 |
| **리마콩, 말린것** | **30** | Lima bean (*Phaseolus lunatus* L.), Dried | 105 | 18.2 | 6.6 | 0.5 | 0.36 |
| **리마콩, 삶은것** | **70** | Lima bean (*Phaseolus lunatus* L.), Boiled | 106 | 18.2 | 6.7 | 0.6 | 0.35 |
| **렌즈콩 (렌틸콩), 인도산, 빨간색, 말린것** | **30** | Lentils (*Lens culinaris* Medik.), India, Red, Dried | 108 | 19.1 | 6.7 | 0.5 | 0.60 |
| **렌즈콩 (렌틸콩), 인도산, 갈색, 말린것** | **30** | Lentils (*Lens culinaris* Medik.), India, Brown, Dried | 108 | 19.6 | 6.3 | 0.4 | 0.67 |
| **완두, 생것** | **90** | Peas(*Pisum sativum* L.), Raw | 103 | 17.6 | 7.1 | 0.4 | 0.00 |
| **완두, 말린것** | **30** | Peas(*Pisum sativum* L.), Dried | 109 | 20.1 | 6.2 | 0.4 | – |
| **팥, 검정팥, 말린것** | **30** | Adzuki bean, Black, Dried | 104 | 19.3 | 6.5 | 0.1 | – |
| **팥, 검정팥, 삶은것** | **70** | Adzuki bean, Black, Boiled | 100 | 18.5 | 6.4 | 0.1 | – |
| **팥, 붉은팥, 말린것** | **30** | Adzuki bean, Red, Dried | 106 | 20.5 | 5.8 | 0.0 | – |
| **팥, 붉은팥, 삶은것** | **50** | Adzuki bean, Red, Boiled | 99 | 18.9 | 5.7 | 0.1 | – |

식품교환표 – 1교환당 : 에너지(단위 kcl), 탄수화물, 단백질, 지방, 총당류 함량 (단위 g)

| 식품명 | 식품 교환량 | 영어명 | 에너지 | 탄수 화물 | 단백질 | 지방 | 총당류 |
|---|---|---|---|---|---|---|---|
| 견과류 및 종실류(NUTS AND SEEDS) | | | | | | | |
| **도토리, 가루** | **30** | Acorn Powder | 106 | 25.1 | 0.3 | 0.3 | – |
| **도토리 국수, 말린것** | **30** | Noodle, Acorn starch, Dry noodle | 103 | 21.7 | 3.7 | 0.2 | – |
| **도토리묵** | **220** | Acorn, Muk (Starch jelly) | 97 | 22.4 | 0.4 | 0.4 | – |
| **밤, 생것** | **70** | Chestnut, Raw | 106 | 23.4 | 2.3 | 0.4 | 3.47 |
| **밤, 삶은것** | **70** | Chestnut, Boiled | 108 | 23.8 | 2.4 | 0.4 | 4.24 |
| **밤, 통조림** | **45** | Chestnut, Canned | 101 | 24.8 | 0.5 | 0.0 | – |
| **밤, 삼조생, 구운것** | **50** | Chestnut, Samjosaeng, Raw | 103 | 22.7 | 2.3 | 0.3 | 3.88 |
| **은행, 생것** | **50** | Ginkgo nut (*Ginkgo biloba* L.), Raw | 102 | 21.4 | 2.3 | 0.8 | 1.48 |
| **은행, 삶은것** | **50** | Ginkgo nut (*Ginkgo biloba* L.), Boiled | 93 | 19.1 | 2.2 | 0.9 | 0.96 |
| **은행, 볶은것** | **45** | Ginkgo nut (*Ginkgo biloba* L.), Roasted | 99 | 20.6 | 2.3 | 0.9 | 1.50 |
| **잣죽** | **300** | Pine nut, Gruel, Cooked | 90 | 15.0 | 2.1 | 2.7 | – |
| **참깨 과자, 엿강정** | **20** | Sesame seed cookie, Yeotgangjung | 108 | 9.1 | 3.0 | 6.6 | – |
| **참깨죽** | **250** | Sesame seed, Gruel, Cooked | 95 | 14.8 | 2.5 | 3.0 | – |
| **코코넛수, 과즙** | **500** | Coconut water, Fruit juice | 95 | 18.6 | 3.6 | 1.0 | 13.05 |
| 채소류 (VEGETABLES) | | | | | | | |
| **녹색완두, 미숙, 생것** | **100** | Green peas, Immature, Raw | 93 | 15.3 | 6.9 | 0.4 | 2.70 |
| **녹색완두, 미숙, 데친것** | **100** | Green peas, Immature, Blanched | 110 | 18.5 | 8.3 | 0.2 | 3.10 |
| **녹색완두, 미숙, 통조림** | **100** | Green peas, Immature, Canned | 98 | 19.7 | 3.6 | 0.4 | 3.50 |
| 차류 (TEAS) | | | | | | | |
| **유자차, 당절임** | **40** | Yuzu (*Citrus junos* Siebold ex Tanaka) tea, Preserved with sugar | 98 | 25.1 | 0.1 | 0.1 | – |
| **율무차, 가루** | **25** | Job's tears (*Coix lacryma-jobi* var. ma-*yuen* (Rom. Caill.) Stapf) tea, Powder | 98 | 19.1 | 1.9 | 1.9 | – |

식품교환표 – 1교환당 : 에너지(단위 kcl), 탄수화물, 단백질, 지방, 총당류 함량 (단위 g)

| 식품명 | 식품 교환량 | 영어명 | 에너지 | 탄수 화물 | 단백질 | 지방 | 총당류 |
|---|---|---|---|---|---|---|---|
| 음료류 (BEVERAGES) | | | | | | | |
| **식혜, 캔** | **300** | Sikhye (Sweet rice beverage made from malt), Canned | 96 | 23.7 | 0.2 | 0.0 | 17.82 |
| **유산균음료, 복숭아맛** | **250** | Lactic fermented beverage, Peach flavored | 90 | 22.1 | 0.5 | 0.0 | 18.53 |
| **이온 음료, 레몬향** | **250** | Isotonic drink, Lemon flavored | 93 | 22.9 | 0.0 | 0.0 | 14.1 |
| **탄산 음료, 레몬소다** | **220** | Carbonated beverages, Lemon-lime soda | 97 | 23.9 | 0.0 | 0.0 | 20.22 |
| **탄산 음료, 보리소다** | **220** | Carbonated beverages, Barley flavored | 103 | 25.9 | 0.0 | 0.0 | 21.41 |
| **탄산 음료, 사이다** | **250** | Carbonated beverages, Sprite | 100 | 25.0 | 0.0 | 0.0 | 22.03 |
| **탄산 음료, 오렌지소다** | **200** | Carbonated beverages, Orange soda | 96 | 24.2 | 0.0 | 0.0 | 21.44 |
| **탄산 음료, 요구르트소다** | **220** | Carbonated beverages, Yoghurt soda | 103 | 25.8 | 0.0 | 0.0 | 20.72 |
| **탄산 음료, 진저에일** | **300** | Carbonated beverages, Ginger ale | 102 | 26.3 | 0.0 | 0.0 | 26.7 |
| **탄산 음료, 콜라** | **250** | Carbonated beverages, Coke | 95 | 23.7 | 0.0 | 0.0 | 22.58 |
| **탄산 음료, 크림소다** | **200** | Carbonated beverages, Cream soda | 102 | 26.6 | 0.0 | 0.0 | 26.6 |
| **탄산 음료, 포도소다** | **200** | Carbonated beverages, Grape soda | 104 | 26.1 | 0.0 | 0.0 | 22.34 |
| **토닉워터** | **300** | Tonic water | 102 | 26.4 | 0.0 | 0.0 | 26.4 |
| 조미료류 (SEASONINGS) | | | | | | | |
| **스파게티 소스, 병조림** | 120 | Spaghetti sauce, Bottled | 97 | 16.1 | 1.8 | 2.9 | 8.06 |
| **초고추장** | 45 | Fermented red chili-pepper paste with vinegar and sugar | 95 | 24.2 | 1.7 | 0.5 | 16.21 |

## 2. 어육류군(저지방) e-식품교환량ver.2 영양정보

식품교환표 – 1교환당 : 에너지(단위 kcl), 탄수화물, 단백질, 지방, 총당류 함량 (단위 g)

| 식품명 | 식품 교환량 | 영어명 | 에너지 | 탄수 화물 | 단백질 | 지방 | 총당류 |
|---|---|---|---|---|---|---|---|
| 육류 (MEATS) 29종 | | | | | | | |
| 거위고기, 살코기, 생것 | 30 | Goose meat, Lean, Raw | 48 | 0.0 | 9.1 | 2.9 | – |
| 고래고기, 생것 | 50 | Whale meat, Raw | 56 | 0.0 | 13.3 | 0.3 | 0.00 |
| 꿩고기, 숫꿩, 생것 | 40 | Meat, Pheasant, Male, Raw | 50 | 0.0 | 11.0 | 0.3 | – |
| 닭고기, 가슴 (껍질 제거), 생것 | 50 | Chicken, Breast, Meat only, Raw | 54 | 0.0 | 5.7 | 0.2 | 0.00 |
| 닭고기, 가슴 (껍질 제거), 삶은것 | 40 | Chicken, Breast, Meat only, Boiled | 51 | 0.0 | 11.2 | 0.4 | 0.00 |
| 닭고기, 다리 (껍질 제거), 튀긴것 | 25 | Chicken, Leg, Meat only, Deep-fried | 52 | 0.3 | 14.2 | 4.7 | – |
| 닭고기, 살코기, 생것 | 40 | Chicken, Meat only, Raw | 46 | 0.0 | 9.6 | 0.6 | – |
| 닭고기, 토종, 살코기 | 50 | Chicken, Meat only, Korean native, Raw | 54 | 1.1 | 8.0 | 0.5 | – |
| 돼지고기, 뒷다리, 생것 | 40 | Pork meat, Ham, Raw | 48 | 0.0 | 5.3 | 0.8 | 0.00 |
| 돼지고기, 등심, 생것 | 40 | Pork meat, Loin, Deungsimsal, Raw | 54 | 0.0 | 9.6 | 1.4 | 0.00 |
| 돼지고기, 사태, 삶은것 | 25 | Pork meat, Shank, Boiled | 50 | 0.0 | 8.7 | 2.5 | 0.00 |
| 돼지고기, 살코기, 생것 | 40 | Pork meat, Lean, Raw | 74 | 0.0 | 7.9 | 4.5 | 0.00 |
| 돼지고기, 안심 (안심살), 삶은것 | 30 | Pork meat, Tenderloin, Ansimsal, Boiled | 53 | 0.0 | 12.9 | 1.7 | 0.00 |
| 돼지고기, 앞다리 (꾸리살), 생것 | 40 | Pork meat, Picnic Shoulder, Kkurisal, Raw | 54 | – | 7.5 | 2.4 | 0.00 |
| 돼지고기, 뒷다리 (도가니살), 생것 | 40 | Pork meat, Ham, Doganisal, Raw | 52 | 0.0 | 5.3 | 1.1 | 0.00 |
| 돼지고기, 뒷다리 (뒷사태살), 생것 | 40 | Pork meat, Ham, Dwitsataesal, Raw | 54 | 0.0 | 8.2 | 2.0 | 0.00 |
| 소고기, 한우, 살코기, 생것 | 25 | Beef meat, Hanwoo, Lean, Raw | 52 | 0.0 | 5.6 | 4.2 | 0.00 |
| 소고기, 한우, 채끝 (채끝살), 생것 | 40 | Beef meat, Hanwoo, Striploin, Chaekkeutsal, Raw | 50 | 0.1 | 6.8 | 2.2 | – |
| 소고기, 한우 (1등급), 사태 (앞사태), 생것 | 30 | Beef meat, Hanwoo, 1 grade, Shank, Apsatae, Raw | 44 | 0.0 | 23.1 | 5.2 | 0.00 |
| 소 부산물, 간, 생것 | 40 | Beef edible offal, Liver, Raw | 52 | 1.3 | 11.4 | 2.8 | – |

| 식품명 | 식품 교환량 | 영어명 | 에너지 | 탄수 화물 | 단백질 | 지방 | 총당류 |
|---|---|---|---|---|---|---|---|
| **소 부산물, 선지 (피), 생것** | **100** | Beef edible offal, Blood, Raw | 52 | 1.1 | 5.1 | 0.0 | – |
| **소 부산물, 신장, 생것** | **60** | Beef edible offal, Kidney, Raw | 54 | 1.8 | 12.5 | 1.4 | – |
| **소 부산물, 심장, 생것** | **50** | Beef edible offal, Heart, Raw | 53 | 0.0 | 15.8 | 4.2 | – |
| **소 부산물, 양 (위), 생것** | **80** | Beef edible offal, Stomach, Raw | 49 | 0.1 | 5.9 | 1.2 | – |
| **소 부산물, 천엽, 생것** | **100** | Beef edible offal, Omasum, Raw | 51 | 0.0 | 1.5 | 0.1 | – |
| **소 부산물, 허파, 생것** | **60** | Beef edible offal, Lung, Raw | 49 | 0.6 | 6.3 | 0.4 | – |
| **육포** | **15** | Sliced beef with sauce and dried | 54 | 8.1 | 19.6 | 3.3 | – |
| **오리고기, 살코기, 생것** | **40** | Duck meat, Lean, Raw | 47 | 0.0 | 3.2 | 0.5 | 0.00 |
| **칠면조고기, 미국산, 생것** | **40** | Turkey meat, USA, Raw | 57 | 0.1 | 21.6 | 5.6 | 0.07 |
| 난류 (EGGS) 2종 | | | | | | | |
| **달걀, 가루** | **15** | Egg, Powder | 56 | 1.8 | 33.0 | 0.0 | 0.00 |
| **달걀, 난백, 생것** | **100** | Egg, White, Raw | 51 | 0.6 | 6.5 | 0.0 | 0.14 |
| 어패류 및 기타 수산물 (FISHES) 123종 | | | | | | | |
| **가다랑어, 생것** | **40** | Skipjack tuna (*Katsuwonus pelamis*), Raw | 51 | 0.1 | 10.4 | 0.7 | – |
| **가물치, 생것** | **60** | Snakehead (*Channa argus*), Raw | 52 | 0.1 | 7.3 | 0.3 | – |
| **가자미, 생것** | **40** | Flounder, Raw | 52 | 0.2 | 11.1 | 1.9 | – |
| **까나리, 생것** | **40** | Sandlance (*Ammodytes personatus*), Raw | 45 | 0.1 | 6.4 | 1.9 | – |
| **날치 부산물, 알, 생것** | **50** | Flyingfish (*Cypselurus agoo agoo*) edible offal, Roe, Raw | 48 | 5.0 | 6.1 | 1.3 | – |
| **넙치 (광어), 생것** | **40** | Bastard halibut (*Paralichthys olivaceus*), Raw | 50 | 0.0 | 11.2 | 1.6 | 0.00 |
| **노래미, 생것** | **60** | Spottybelly greenling (*Hexagrammos agrammus*), Raw | 54 | 0.4 | 8.8 | 0.7 | – |
| **농어, 생것** | **50** | Common sea bass (*Lateolabrax japonicus*), Raw | 48 | 0.1 | 7.3 | 0.8 | – |
| **다금바리, 생것** | **50** | Sawedged perch (*Niphon spinosus*), Raw | 50 | 0.0 | 4.8 | 0.5 | – |

식품교환표 – 1교환당 : 에너지(단위 kcl), 탄수화물, 단백질, 지방, 총당류 함량 (단위 g)

| 식품명 | 식품 교환량 | 영어명 | 에너지 | 탄수 화물 | 단백질 | 지방 | 총당류 |
|---|---|---|---|---|---|---|---|
| **다랑어, 참다랑어, 냉동** | **40** | Bluefin tuna (*Thunnus thynnus*), Frozen | 46 | 0.1 | 14.7 | 0.6 | – |
| **다랑어, 참다랑어, 구운것** | **25** | Bluefin tuna (*Thunnus thynnus*), Roasted | 46 | 0.0 | 6.0 | 1.3 | – |
| **대구, 생것** | **60** | Pacific cod (*Gadus macrocephalus*), Raw | 52 | 0.2 | 11.7 | 0.2 | – |
| **대구, 말린것** | **20** | Pacific cod (*Gadus macrocephalus*), Dried | 52 | 0.1 | 22.4 | 0.8 | – |
| **도다리, 생것** | **60** | Fine-spotted flounder (*Pleuronichthys cornutus*), Raw | 47 | 0.3 | 8.8 | 0.1 | – |
| **도루묵, 생것** | **40** | Sandfish (*Arctoscopus japonicus*), Raw | 45 | 0.3 | 9.6 | 2.8 | – |
| **돔, 감성돔, 생것** | **50** | Black sea bream (*Acanthopagrus schlegelii*), Raw | 51 | 0.1 | 9.4 | 1.2 | – |
| **돔, 옥돔, 생것** | **60** | Red tilefish (*Branchiostegus japonicus*), Raw | 50 | 0.4 | 7.2 | 0.1 | – |
| **돔, 옥돔, 반건조** | **50** | Red tilefish (*Branchiostegus japonicus*), Semi-dried | 52 | 0.0 | 11.7 | 1.4 | – |
| **돔, 옥돔, 삶은것** | **40** | Red tilefish (*Branchiostegus japonicus*), Boiled | 50 | Tr | 12.4 | 2.4 | – |
| **망둥어 (풀망둑), 생것** | **60** | Javelin goby (*Acanthogobius hasta*), Raw | 47 | 0.1 | 6.6 | 0.3 | – |
| **메기, 물메기, 생것** | **60** | Cubed snailfish (*Liparis tessellatus*), Raw | 47 | 0.0 | 2.5 | 0.1 | – |
| **멸치, 생것** | **40** | Anchovy (*Engraulis japonicus*), Raw | 50 | 0.1 | 3.5 | 1.1 | – |
| **멸치, 대멸치, 삶아서 말린것** | **15** | Anchovy (*Engraulis japonicus*), Large, Boiled and dried | 45 | 0.0 | 11.9 | 1.1 | – |
| **멸치, 중멸치, 삶아서 말린것** | **20** | Anchovy (*Engraulis japonicus*), Medium, Boiled and dried | 49 | 0.6 | 29.8 | 2.0 | 0.00 |
| **멸치, 잔멸치, 삶아서 말린것** | **20** | Anchovy (*Engraulis japonicus*), Small, Boiled and dried | 45 | 0.0 | 6.4 | 0.7 | 0.00 |
| **명태, 생것** | **60** | Alaska pollock (*Theragra chalcogramma*), Raw | 49 | 0.0 | 8.8 | 0.4 | – |
| **명태, 북어, 말린것** | **15** | Alaska pollock (*Theragra chalcogramma*), Dried | 44 | 0.0 | 43.2 | 2.2 | – |
| **명태, 코다리, 반건조** | **50** | Alaska pollock (*Theragra chalcogramma*), Semi-dried | 54 | 0.0 | 3.3 | 0.3 | – |
| **명태, 동태, 냉동** | **70** | Alaska pollock (*Theragra chalcogramma*), Frozen | 51 | 0.0 | 6.4 | 0.2 | – |

식품교환표 – 1교환당 : 에너지(단위 kcl), 탄수화물, 단백질, 지방, 총당류 함량 (단위 g)

| 식품명 | 식품 교환량 | 영어명 | 에너지 | 탄수 화물 | 단백질 | 지방 | 총당류 |
|---|---|---|---|---|---|---|---|
| **명태, 포, 말린것** | 15 | Alaska pollock (*Theragra chalcogramma*), Dried, Strips | 56 | 0.0 | 33.1 | 1.0 | – |
| **명태 부산물, 알, 생것** | 40 | Alaska pollock (*Theragra chalcogramma*) Roe, Raw | 50 | 1.1 | 8.2 | 1.2 | – |
| **명태젓, 명란젓, 염절임** | 40 | Alaska pollock (*Theragra chalcogramma*) Roe, Salt-fermented | 50 | 1.4 | 10.3 | 1.5 | – |
| **명태젓, 창난젓, 염절임** | 40 | Alaska pollock (*Theragra chalcogramma*) Intestine, Salt-fermented, Seasoned | 46 | 4.1 | 6.5 | 1.6 | – |
| **미꾸라지, 생것** | 50 | Pond loach (*Misgurnus anguillicaudatus*), Raw | 48 | 0.1 | 9.7 | 1.7 | – |
| **민어, 구운것** | 50 | Brown croaker (*Miichthys miiuy*), Roasted | 53 | Tr | 16.4 | 0.6 | – |
| **방어, 생것** | 60 | Yellowtail (*Seriola quinqueradiata*), Raw | 52 | 0.1 | 2.8 | 0.1 | – |
| **뱅어, 생것** | 70 | Icefish (*Salangichthys microdon*), Raw | 48 | 0.1 | 5.3 | 0.4 | – |
| **뱅어, 말린것** | 15 | Icefish (*Salangichthys microdon*), Dried | 47 | 0.0 | 33.7 | 4.7 | – |
| **병어, 생것** | 40 | Silver pomfret (*Pampus argenteus*), Raw | 51 | 0.2 | 8.2 | 3.2 | – |
| **복어, 까치복, 생것** | 60 | Yellowfin puffer (*Takifuguxanthopterus*), Raw | 52 | 0.3 | 9.7 | 0.1 | – |
| **볼락, 생것** | 50 | Black rock fish (*Sebastes inermis*), Raw | 47 | 0.3 | 9.7 | 0.5 | – |
| **부세, 생것** | 50 | Large yellow croaker (*Larimichthys crocea*), Raw | 52 | 0.0 | 10.3 | 2.0 | – |
| **붕어, 생것** | 50 | Crucian carp (*Carassius auratus*), Raw | 47 | 0.1 | 10.9 | 1.1 | – |
| **빙어, 생것** | 60 | Pond smelt (*Hypomesus olidus*), Raw | 52 | – | 2.8 | 0.1 | – |
| **상어, 망상어, 생것** | 60 | Surffish (*Ditrema temminckii Bleeker*), Raw | 54 | 0.1 | 11.3 | 0.5 | – |
| **상어 , 지느러미, 생것** | 15 | Shark, Shark fin, Raw | 52 | 0.0 | 32.3 | 0.0 | – |
| **서대, 참서대, 생것** | 60 | Red tongue sole (*Cynoglossus joyneri*), Raw | 51 | 0.3 | 9.3 | 0.2 | – |
| **송어, 생것** | 40 | Trout (*Oncorhynchus masou*), Raw | 48 | 0.1 | 10.5 | 1.7 | – |
| **숭어, 생것** | 50 | Common mullet (*Mugil cephalus*), Raw | 54 | 0.3 | 17.4 | 1.2 | – |

식품교환표 – 1교환당 : 에너지(단위 kcl), 탄수화물, 단백질, 지방, 총당류 함량 (단위 g)

| 식품명 | 식품 교환량 | 영어명 | 에너지 | 탄수 화물 | 단백질 | 지방 | 총당류 |
|---|---|---|---|---|---|---|---|
| **쏘가리, 생것** | **50** | Mandarin fish (*Siniperca scherzeri*), Raw | 55 | 0.0 | 6.9 | 1.6 | – |
| **아귀, 생것** | **80** | Blackmouth angler (*Lophiomus setigerus*), Raw | 51 | 0.1 | 3.5 | 0.1 | – |
| **양미리, 생것** | **40** | Naked sand lance (*Hypoptychus dybowskii*), Raw | 49 | 0.0 | 10.8 | 1.7 | – |
| **양미리, 말린것** | **25** | Naked sand lance (*Hypoptychus dybowskii*), Dried | 52 | 0.4 | 9.0 | 2.6 | – |
| **연어, 생것** | **50** | Chum salmon (*Oncorhynchus keta*), Raw | 53 | 0.1 | 8.2 | 0.8 | – |
| **연어, 훈제** | **30** | Chum salmon (*Oncorhynchus keta*), Smoked | 51 | 0.1 | 9.2 | 3.1 | – |
| **연어, 통조림** | **40** | Chum salmon (*Oncorhynchus keta*), Canned | 54 | 0.1 | 8.0 | 2.2 | – |
| **은어, 생것** | **40** | Sweet fish (*Plecoglossus altivelis*), Wild–caught, Raw | 45 | 0.1 | 5.0 | 1.4 | – |
| **잉어, 생것** | **40** | Common crap (*Cyprinus carpio*), Raw | 45 | 0.2 | 8.8 | 2.0 | – |
| **전갱이, 삶은것** | **30** | Horse mackerel (*Trachurus japonicus*), Boiled | 45 | 0.0 | 3.4 | 0.9 | – |
| **전어, 생것** | **50** | Dotted gizzard shad (*Konosirus punctatus*), Raw | 54 | 0.1 | 7.7 | 1.1 | – |
| **정어리, 말린것** | **15** | Sardine (*Sardinops melanostictus*), Dried | 50 | 0.2 | 18.2 | 5.9 | – |
| **조기(참조기), 생것** | **40** | Yellow croaker (*Larimichthys polyactis*), Raw | 47 | 0.0 | 11.4 | 2.4 | 0.00 |
| **준치, 생것** | **40** | Slender shad (*Ilisha elongata*), Raw | 51 | 0.0 | 3.0 | 0.7 | – |
| **쥐치, 생것** | **60** | Threadsail filefish (*Stephanolepis cirrhifer*), Raw | 50 | 0.2 | 9.6 | 0.1 | – |
| **쥐치, 포, 말린것** | **15** | File fish (*Stephanolepis cirrhifer*), Seasoned, Dried | 50 | 20.6 | 25.1 | 1.4 | – |
| **학공치, 생것** | **50** | Half beak (*Hyporhamphus sajori*), Raw | 47 | 0.4 | 8.9 | 0.9 | – |
| **홍어, 생것** | **60** | Skate ray (*Okamejei kenojei*), Raw | 53 | 0.0 | 11.8 | 0.3 | – |
| **황어, 생것** | **50** | Sea rundace (*Tribolodon hakonensis*), Raw | 48 | 0.0 | 2.7 | 0.3 | – |
| **가리비, 생것** | **60** | Scallop, Raw | 48 | 0.0 | 6.1 | 0.7 | 0.09 |

식품교환표 – 1교환당 : 에너지(단위 kcl), 탄수화물, 단백질, 지방, 총당류 함량 (단위 g)

| 식품명 | 식품 교환량 | 영어명 | 에너지 | 탄수화물 | 단백질 | 지방 | 총당류 |
|---|---|---|---|---|---|---|---|
| **가리비, 말린것** | **15** | Scallop, Dried | 53 | 2.2 | 38.8 | 0.2 | – |
| **가리비, 통조림** | **40** | Scallop, Canned | 45 | 2.2 | 10.8 | 0.2 | – |
| **가리비, 관자, 생것** | **50** | Scallop, Adductor muscle, Raw | 53 | 1.4 | 12.5 | 0.5 | – |
| **고둥, 나팔고둥, 생것** | **50** | Triton shell (*Charonia sauliae*), Raw | 55 | 2.3 | 9.5 | 1.8 | – |
| **굴, 통조림** | **60** | Oyster, Canned | 52 | 0.0 | 11.8 | 2.2 | – |
| **굴, 참굴, 생것** | **60** | Pacific oyster (*Crassostrea gigas*), Wild-caught, Raw | 49 | 3.2 | 5.8 | 1.3 | 0.58 |
| **꼬막, 생것** | **80** | Granulated ark shell (*Tegillarca granosa*), Raw | 50 | 1.1 | 8.8 | 0.2 | – |
| **다슬기, 생것** | **60** | Melania snail (*Semisulcospira libertina*), Raw | 46 | 3.2 | 9.5 | 1.0 | – |
| **담치, 진주담치, 생것** | **70** | Blue mussel (*Mytilus edulis*), Wild-caught, Raw | 52 | 3.6 | 7.2 | 0.8 | – |
| **대합, 북방대합, 생것** | **80** | Sakhalin surf-clam (*Pseudocardium sachalinensis*), Raw | 50 | 0.7 | 8.4 | 0.6 | – |
| **동죽, 생것** | **70** | Surf clam (*Mactra veneriformis*), Raw | 48 | 0.6 | 8.3 | 1.1 | – |
| **바지락, 생것** | **70** | Little neck clam (*Ruditapes philippinarum*), Wild-caught, Raw | 51 | 1.6 | 6.1 | 0.5 | 0.38 |
| **백합, 생것** | **70** | Orient hard clam (*Meretrix lusoria*), Raw | 51 | 1.8 | 5.9 | 0.5 | – |
| **소라, 생것** | **50** | Turban shell (*Turbo cornutus*), Raw | 54 | 2.8 | 14.5 | 0.2 | – |
| **오분자기, 생것** | **50** | Supertexta (*Sulculus diversicolor supertexta*), Raw | 47 | 2.3 | 6.7 | 1.1 | – |
| **우렁이, 논우렁이, 생것** | **70** | River snail (*Cipangopaludina chinensis malleata*), Raw | 50 | 0.8 | 2.1 | 0.3 | – |
| **재첩, 생것** | **50** | Marsh clam (*Corbicula fluminea*), Raw | 47 | 4.6 | 10.0 | 1.5 | – |
| **전복, 말린것** | **20** | Abalone (*Nordotis discus discus*), Dried | 51 | 2.1 | 50.4 | 0.8 | – |
| **조개, 개량조개, 생것** | **80** | Sunray surf clam (*Mactra chinensis*), Raw | 50 | 0.6 | 6.0 | 0.4 | – |
| **조개, 맛조개, 생것** | **90** | Gould's razor shell (*Solen strictus*), Raw | 50 | 1.0 | 7.8 | 0.8 | – |

식품교환표 – 1교환당 : 에너지(단위 kcl), 탄수화물, 단백질, 지방, 총당류 함량 (단위 g)

| 식품명 | 식품 교환량 | 영어명 | 에너지 | 탄수화물 | 단백질 | 지방 | 총당류 |
|---|---|---|---|---|---|---|---|
| **조개, 우럭, 생것** | **50** | Soft shell clam (*Mya arenaria*), Raw | 49 | 1.6 | 9.8 | 1.2 | – |
| **조개, 피조개, 생것** | **80** | Ark shell (*Scapharca broughtonii*), Wild-caught, Raw | 52 | 1.6 | 7.0 | 0.4 | – |
| **홍합, 생것** | **60** | Hard shelled mussel (*Mytilus coruscus*), Raw | 49 | 1.2 | 5.5 | 0.5 | – |
| **가재, 갯가재, 생것** | **60** | Mantis prawn(Oratosquilla oratoria), Raw | 52 | 0.7 | 14.5 | 1.5 | – |
| **가재, 바닷가재, 생것** | **40** | Lobster (*Homarus americanus*), Raw | 50 | 1.8 | 9.3 | 3.1 | – |
| **개불, 생것** | **90** | Urechis unicinctus (*Ochetostoma erythrogrammon*), Raw | 48 | 1.0 | 6.3 | 0.1 | – |
| **게, 꽃게, 생것** | **60** | Blue crab (Portunus trituberculatus), Raw | 46 | 0.2 | 6.5 | 0.3 | 0.16 |
| **게, 대게, 생것** | **60** | Tanner crab (Chionoecetes opilio), Raw | 51 | 0.3 | 10.4 | 0.6 | – |
| **게맛살** | **40** | Imitation crab meat, Stick, Raw | 47 | 14.9 | 8.5 | 0.1 | – |
| **꼴뚜기, 생것** | **60** | Beka squid (*Loligo beka*), Raw | 47 | 0.6 | 8.2 | 1.1 | – |
| **낙지, 생것** | **80** | Whiparm octopus (*Octopus variabilis*), Raw | 47 | – | 9.1 | 0.3 | 0.14 |
| **멍게, 생것** | **60** | Common sea squirt (*Halocynthia roretzi*), Wild-caught, Raw | 47 | 1.2 | 1.1 | 0.3 | – |
| **문어, 생것** | **70** | Giant octopus (*Enteroctopus dofleini*), Raw | 52 | 0.1 | 7.8 | 0.4 | – |
| **문어, 말린것** | **15** | Giant octopus (*Enteroctopus dofleini*), Dried | 52 | 4.3 | 86.4 | 3.7 | – |
| **문어, 삶은것** | **50** | Giant octopus (*Enteroctopus dofleini*), Boiled | 50 | 0.0 | 8.7 | 0.3 | – |
| **미더덕, 생것** | **120** | Warty sea squirt (*Styela clava*), Raw | 54 | 2.5 | 2.6 | 0.7 | – |
| **새우, 꽃새우, 생것** | **40** | Southern rough shrimp (*Trachysalambria curvirostris*), Raw | 46 | 0.1 | 3.3 | 0.3 | – |
| **새우, 대하, 생것** | **60** | Fleshy prawn (*Fenneropenaeus chinensis*), Raw | 50 | 0.0 | 7.2 | 0.2 | – |
| **새우, 대하, 말린것** | **15** | Oriental prawn (*Fenneropenaeus chinensis*), Dried | 54 | 7.8 | 31.2 | 1.8 | – |
| **새우젓, 염절임** | **40** | Shrimp, Salt-fermented | 52 | 2.3 | 2.4 | 0.0 | – |

식품교환표 – 1교환당 : 에너지(단위 kcl), 탄수화물, 단백질, 지방, 총당류 함량 (단위 g)

| 식품명 | 식품 교환량 | 영어명 | 에너지 | 탄수화물 | 단백질 | 지방 | 총당류 |
|---|---|---|---|---|---|---|---|
| **오징어, 생것** | **50** | Japanese flying squid (*Todarodes pacificus*), Raw | 47 | 0.1 | 9.4 | 0.7 | 0.00 |
| **오징어, 말린것** | **15** | Japanese flying squid (*Todarodes pacificus*), Dried | 53 | 0.1 | 47.5 | 4.8 | – |
| **오징어, 구운것** | **50** | Japanese flying squid (*Todarodes pacificus*), Roasted | 55 | 0.1 | 21.2 | 0.9 | – |
| **오징어, 갑오징어, 생것** | **70** | Cuttle fish (*Speia esculenta*), Raw | 53 | 0.1 | 10.6 | 0.8 | – |
| **주꾸미, 생것** | **90** | Webfoot octopus (*Octopus membranaceus*), Raw | 48 | 0.3 | 6.5 | 0.3 | – |
| **크릴, 생것** | **70** | Antarctic krill (*Euphausia superba*), Raw | 53 | 0.4 | 24.2 | 5.2 | – |
| **한치, 생것** | **60** | Mitra squid (*Photololigo chinesis*), Raw | 49 | 0.0 | 2.2 | 0.3 | – |
| **해삼, 생것** | **200** | Sea cucumber (*Stichopus japonicus*), Raw | 48 | 10.4 | 29.6 | 3.2 | – |
| **해삼, 말린것** | **15** | Sea cucumber (*Stichopus japonicus*), Dried | 53 | 1.5 | 38.8 | 0.5 | – |
| **해파리, 생것** | **800** | Jelly–fish (*Rhopilema esculenta*), Raw | 48 | 0.0 | 0.5 | 0.0 | – |
| **어묵, 찐것** | **50** | Fish paste, Steamed | 49 | 3.7 | 3.1 | 0.2 | – |
| **어묵, 튀긴것** | **40** | Fish paste, Fried | 56 | 7.1 | 4.7 | 0.9 | – |
| **낙지젓, 염절임** | **30** | Whiparm octopus (*Octopus variabilis*), Salted and fermented, Raw | 48 | 13.5 | 5.0 | 0.7 | 5.69 |
| **멍게젓, 염절임** | **40** | Common sea squirt (*Halocynthia roretzi*), Salted and fermented | 56 | 11.5 | 4.6 | 0.6 | 6.13 |
| 우유 및 유제품류 (MILKS AND MILK PRODUCTS) 1종 | | | | | | | |
| **치즈, 카테지** | **50** | Cheese, Cottage | 53 | 1.7 | 12.0 | 4.1 | 0.45 |
| 조미료류 (SEASONINGS) 14종 | | | | | | | |
| **간장, 양조** | **50** | Soy sauce, Brewing | 52 | 9.9 | 5.5 | 0.0 | 0.00 |
| **간장, 왜간장** | **90** | Soy sauce, Improved | 48 | 1.2 | 1.9 | 0.1 | – |
| **간장, 재래** | **60** | Soy Sacuce, Korean traditional | 50 | 10.2 | 2.2 | 0.0 | 0.00 |
| **굴 소스** | **25** | Oyster sauce | 55 | 20.8 | 1.0 | 0.0 | 3.68 |
| **데리야끼 소스** | **60** | Sauce, Teriyaki | 53 | 4.7 | 1.8 | 0.0 | 4.23 |

식품교환표 – 1교환당 : 에너지(단위 kcl), 탄수화물, 단백질, 지방, 총당류 함량 (단위 g)

| 식품명 | 식품 교환량 | 영어명 | 에너지 | 탄수 화물 | 단백질 | 지방 | 총당류 |
|---|---|---|---|---|---|---|---|
| **돈까스 소스** | **40** | Pork cutlet sauce | 53 | 9.8 | 0.2 | 0.0 | 6.69 |
| **된장, 개량, 찌개용** | **30** | Doenjang, Improved, For stew | 52 | 4.6 | 3.1 | 1.4 | 1.35 |
| **된장, 보리** | **30** | Doenjang, With barley | 49 | 7.6 | 3.3 | 0.6 | – |
| **된장, 일식 (미소)** | **25** | Doenjang, Japanese style | 47 | 4.4 | 2.3 | 1.2 | 1.11 |
| **바비큐 소스** | **30** | Seasoning sauce, barbecue sauce, soy sauce based | 51 | 16.6 | 2.2 | 1.1 | 13.80 |
| **쌈장** | **20** | Ssamjang (Mixed soybean paste with red pepper paste) | 48 | 3.9 | 1.0 | 0.5 | 2.57 |
| **청국장** | **50** | Cheonggukjang (Fermented soybean paste) | 54 | 3.7 | 2.6 | 0.2 | – |
| **청국장, 가루** | **10** | Cheonggukjang (Fermented soybean paste), Powder | 41 | 20.2 | 27.2 | 11.5 | – |
| **춘장** | **25** | Chunjang (Black bean paste) | 52 | 9.1 | 3.5 | 1.2 | 2.42 |

## 3. 어육류군(중지방) e-식품교환량ver.2 영양정보

식품교환표 – 1교환당 : 에너지(단위 kcl), 탄수화물, 단백질, 지방, 총당류 함량 (단위 g)

| 식품명 | 식품 교환량 | 영어명 | 에너지 | 탄수 화물 | 단백질 | 지방 | 총당류 |
|---|---|---|---|---|---|---|---|
| 두류 (PULSES) 15종 | | | | | | | |
| **쥐눈이콩 (검정소립콩), 말린것** | **20** | Jwinunikong (*Rhynchosia nulubilis*), Dried | 81 | 6.1 | 7.5 | 2.9 | 1.21 |
| **쥐눈이콩 (검정소립콩), 삶은것** | **40** | Jwinunikong (*Rhynchosia nulubilis*), Boiled | 74 | 2.5 | 3.6 | 1.4 | 0.35 |
| **콩 (대두), 노란콩, 말린것** | **20** | Soybean (*Glycine max* (L.) Merr.), Dried | 82 | 13.2 | 14.5 | 5.9 | 2.74 |
| **콩 (대두), 노란콩 가루, 볶은것** | **20** | Soybean (*Glycine max* (L.) Merr.), Powder, Roasted | 85 | 6.5 | 7.4 | 4.2 | – |
| **콩 (대두), 노란콩, 삶은것** | **40** | Soybean (*Glycine max* (L.) Merr.), Boiled | 80 | 4.8 | 7.1 | 3.8 | 1.03 |
| **콩 (대두), 서리태, 말린것** | **20** | Soybean (*Glycine max* (L.) Merr.), Black beans, Seoritae, Dried | 83 | 4.6 | 5.8 | 2.4 | 1.05 |
| **콩 (대두), 서리태, 삶은것** | **40** | Soybean (*Glycine max* (L.) Merr.), Black beans, Seoritae, Boiled | 78 | 2.3 | 3.8 | 1.8 | 1.44 |
| **콩 (대두), 서리태, 볶은것** | **15** | Soybean (*Glycine max* (L.) Merr.), Black beans, Seoritae, Roasted | 65 | 9.4 | 12.5 | 5.0 | 2.33 |
| **콩 (대두), 흑태, 말린것** | **20** | Soybean (*Glycine max* (L.) Merr.), Black beans, Heuktae, Dried | 81 | 26.0 | 28.9 | 12.3 | 5.57 |
| **콩조림 (콩자반)** | **30** | Kongjorim (Simmered beans in soy sauce and sugar) | 81 | 54.7 | 27.0 | 5.9 | – |
| **두부** | **80** | Tofu, Firm | 78 | 4.5 | 11.5 | 5.6 | 0.00 |
| **두부, 순두부** | **140** | Tofu, Unpressed | 77 | 0.2 | 1.7 | 0.9 | – |
| **두부, 연두부** | **120** | Tofu, Silken, Soft | 74 | 1.2 | 1.1 | 0.7 | – |
| **두부, 유부, 튀긴것** | **30** | Tofu, Fried | 114 | 3.9 | 20.4 | 31.0 | – |
| **비지** | **25** | Kongbiji, Tofu by-products, Soy pulp | 19 | 4.7 | 1.4 | 0.6 | – |
| 견과류 및 종실류 (NUTS AND SEEDS) 1종 | | | | | | | |
| **잣두부** | **100** | Pine nuts curd | 78 | 1.2 | 2.3 | 1.3 | – |
| 육류 (MEATS) 26종 | | | | | | | |
| **닭고기, 넓적다리 (껍질 제거), 생것** | **40** | Chicken, Thigh, Meat only, Raw | 74 | 0.0 | 9.3 | 5.9 | 0.00 |
| **닭꼬치** | **30** | Chicken Skewers, Dak-Kkochi, Cooked | 76 | 7.6 | 6.6 | 4.9 | – |
| **돼지고기, 사태, 생것** | **50** | Pork meat, Shank, Raw | 77 | 0.0 | 7.9 | 3.1 | 0.00 |
| **돼지고기, 사태, 구운 것 (팬)** | **40** | Pork meat, Shank, Pan-broiled | 84 | 0.0 | 11.4 | 3.9 | 0.00 |

식품교환표 – 1교환당 : 에너지(단위 kcl), 탄수화물, 단백질, 지방, 총당류 함량 (단위 g)

| 식품명 | 식품 교환량 | 영어명 | 에너지 | 탄수화물 | 단백질 | 지방 | 총당류 |
|---|---|---|---|---|---|---|---|
| **돼지고기, 안심 (안심살), 생것** | **40** | Pork meat, Tenderloin, Ansimsal, Raw | 49 | 0.0 | 8.9 | 1.3 | 0.00 |
| **돼지고기, 등심 (등심덧살), 생것** | **40** | Pork meat, Loin, Deungsimdeotsal, Raw | 80 | 0.0 | 7.0 | 5.5 | 0.00 |
| **돼지고기, 삼겹살 (갈매기살), 생것** | **40** | Pork meat, Belly, Galmaegisal, Raw | 74 | – | 5.4 | 3.6 | 0.00 |
| **돼지 부산물, 족발, 생것** | **40** | Pork edible offal, Feet, Raw | 85 | 0.0 | 13.9 | 7.6 | 0.00 |
| **돼지 부산물, 족발, 삶은것** | **30** | Pork by-products, Feet, Boiled | 71 | 0.0 | 13.2 | 9.6 | 0.00 |
| **햄, 등심햄** | **60** | Ham, Loin | 79 | 3.0 | 8.3 | 2.1 | – |
| **햄, 로스햄** | **60** | Ham, Ross | 77 | 1.4 | 4.0 | 1.1 | – |
| **햄, 슬라이스햄** | **50** | Ham, Sliced, Raw | 82 | 2.3 | 10.0 | 5.2 | 0.00 |
| **포크커틀릿, 냉동** | **25** | Pork cutlet, Frozen | 72 | 12.6 | 5.6 | 10.9 | – |
| **돼지불고기, 생것** | **60** | Sliced pork with sauces, Raw | 79 | 1.0 | 5.6 | 2.8 | – |
| **순대** | **60** | Sundae (Korean sausage) | 70 | 4.5 | 0.4 | 1.7 | – |
| **순대, 찐것** | **40** | Sundae (Korean sausage), Steamed | 72 | 5.9 | 2.0 | 2.6 | – |
| **소고기, 한우, 등심, 생것** | **30** | Beef meat, Hanwoo, Loin, Raw | 91 | – | 3.1 | 5.3 | 0.00 |
| **소고기, 한우, 등심, 삶은것** | **30** | Beef meat, Hanwoo, Loin, Boiled | 104 | 0.0 | 10.1 | 10.7 | 0.00 |
| **소고기, 한우, 등심, 구운 것 (팬)** | **20** | Beef meat, Hanwoo, Loin, Pan-broiled | 77 | – | 5.7 | 10.2 | 0.00 |
| **소고기, 한우, 양지, 생것** | **40** | Beef meat, Hanwoo, Plate, Raw | 99 | 0.0 | 5.6 | 5.6 | 0.00 |
| **소고기, 한우, 양지, 삶은것** | **30** | Beef meat, Hanwoo, Plate, Boiled | 80 | – | 6.6 | 2.8 | 0.00 |
| **소고기, 한우, 양지, 구운 것 (팬)** | **30** | Beef meat, Hanwoo, Plate, Pan-broiled | 91 | – | 17.9 | 14.9 | 0.00 |
| **소고기, 한우 (1등급), 등심 (꽃등심살), 생것** | **20** | Beef meat, Hanwoo, 1 grade, Loin, Kkotdeungsimsal, Raw | 65 | – | 7.1 | 11.1 | 0.00 |
| **소 부산물, 소장 (곱창), 생것** | **70** | Beef edible offal, Small intestine, Raw | 99 | 0.0 | 2.7 | 3.4 | – |

식품교환표 – 1교환당 : 에너지(단위 kcl), 탄수화물, 단백질, 지방, 총당류 함량 (단위 g)

| 식품명 | 식품 교환량 | 영어명 | 에너지 | 탄수화물 | 단백질 | 지방 | 총당류 |
|---|---|---|---|---|---|---|---|
| **염소고기, 생것** | **40** | Goat meat, Raw | 71 | – | 11.9 | 6.2 | 0.00 |
| **염소고기, 삶은것** | **30** | Goat meat, Boiled | 74 | 0.0 | 14.7 | 6.8 | 0.00 |
| 난류 (EGGS) 2종 | | | | | | | |
| **달걀, 생것** | **60** | Egg, Whole, Raw | 82 | 1.7 | 6.2 | 3.7 | 0.11 |
| **달걀, 삶은것** | **50** | Egg, Whole, Boiled | 72 | 1.1 | 7.0 | 4.0 | 0.09 |
| 어패류 및 기타 수산물 (FISHES) 21종 | | | | | | | |
| **갈치, 생것** | **50** | Hair tail (*Trichiurus lepturus*), Raw | 74 | 0.0 | 7.4 | 3.0 | – |
| **게르치, 생것** | **50** | Japanese bluefish (*Scombrops boops*), Raw | 78 | 0.0 | 6.2 | 2.3 | – |
| **고등어, 생것** | **40** | Mackerel (*Scomber japonicus*), Raw | 72 | 0.0 | 10.1 | 5.2 | – |
| **고등어, 자반고등어, 염장** | **30** | Mackerel (*Scomber japonicus*), Salted | 75 | 1.9 | 5.7 | 4.8 | 0.00 |
| **꽁치, 생것** | **50** | Pacific saury (*Cololabis saira*), Raw | 71 | 0.2 | 9.1 | 1.9 | – |
| **꽁치, 구운것** | **30** | Pacific saury (*Cololabis saira*), Roasted | 81 | 0.1 | 7.2 | 5.4 | – |
| **다랑어, 참다랑어, 생것** | **40** | Bluefin tuna (*Thunnus thynnus*), Raw | 70 | 0.0 | 16.8 | 5.7 | – |
| **민어, 튀긴 것 (튀김옷)** | **30** | Brown croaker (*Miichthys miiuy*), Fried, Batter dipped | 66 | 3.0 | 7.3 | 5.1 | – |
| **삼치, 생것** | **70** | Spanish mackerel (*Scomberomorus niphonius*), Raw | 78 | 0.0 | 10.0 | 1.5 | 0.00 |
| **삼치, 구운것** | **40** | Spanish mackerel (*Scomberomorus niphonius*), Roasted | 81 | 0.0 | 9.4 | 4.3 | – |
| **임연수어, 생것** | **50** | Atka mackerel (*Pleurogrammus azonus*), Raw | 75 | 0.2 | 7.8 | 2.8 | – |
| **임연수어, 반건조** | **40** | Atka mackerel (*Pleurogrammus azonus*), Semi–dried | 70 | 0.0 | 8.2 | 3.8 | – |
| **잉어, 삶은것** | **40** | Common crap (*Cyprinus carpio*), Boiled | 83 | 0.1 | 7.7 | 5.4 | – |
| **장어, 갯장어, 생것** | **40** | Daggertooth pike conger (*Muraenesox cinereus*), Raw | 67 | 0.2 | 7.2 | 4.0 | – |
| **전갱이, 생것** | **40** | Horse mackerel (*Trachurus japonicus*), Raw | 53 | 0.0 | 7.2 | 1.7 | – |
| **정어리, 생것** | **40** | Sardine (*Sardinops melanostictus*), Raw | 67 | 0.0 | 4.0 | 1.8 | – |

(중지방) 어육류군

식품교환표 – 1교환당 : 에너지(단위 kcl), 탄수화물, 단백질, 지방, 총당류 함량 (단위 g)

| 식품명 | 식품 교환량 | 영어명 | 에너지 | 탄수화물 | 단백질 | 지방 | 총당류 |
|---|---|---|---|---|---|---|---|
| **청어, 생것** | 35 | Pacific herring (*Clupea pallasii*), Raw | 72 | 0.2 | 8.2 | 7.6 | – |
| **청어, 말린것** | 20 | Pacific herring (*Clupea pallasii*), Dried | 82 | 0.3 | 11.1 | 6.0 | – |
| **청어, 염장** | 50 | Pacific herring (*Clupea pallasii*), Salted | 79 | 0.1 | 8.8 | 4.5 | – |
| **새우 튀김** | 25 | Shrimp, Deep-ried | 75 | 7.9 | 2.7 | 5.3 | – |
| **성게, 생것** | 50 | Sea urchin (*Echinoidea*), Raw | 76 | 0.8 | 6.3 | 3.4 | – |
| 우유 및 유제품류 (MILKS AND MILK PRODUCTS) 1종 | | | | | | | |
| **치즈, 모짜렐라** | 30 | Cheese, Mozzarella | 88 | 2.7 | 14.0 | 8.4 | 0.45 |
| 조미료류 (SEASONINGS) 5종 | | | | | | | |
| **나토** | 40 | Natto, Jappanese fermented soybean | 80 | 4.8 | 6.6 | 4.0 | 0.04 |
| **된장, 양조** | 50 | Doenjang, Improved | 69 | 9.0 | 6.7 | 2.2 | – |
| **된장, 재래** | 40 | Doenjang, Traditional | 77 | 7.6 | 5.5 | 2.9 | 2.18 |
| **청국장, 찌개용** | 60 | Cheonggukjang (Fermented soybean paste), For stew | 82 | 1.6 | 1.6 | 0.9 | 0.23 |
| **템페** | 40 | Tempeh, Molded soybean products | 77 | 1.5 | 4.1 | 2.2 | – |

## 4. 어육류군(고지방) e-식품교환량ver.2 영양정보

식품교환표 – 1교환당 : 에너지(단위 kcl), 탄수화물, 단백질, 지방, 총당류 함량 (단위 g)

| 식품명 | 식품 교환량 | 영어명 | 에너지 | 탄수 화물 | 단백질 | 지방 | 총당류 |
|---|---|---|---|---|---|---|---|
| 육류 (MEATS) 32종 | | | | | | | |
| **닭고기, 전체, 튀긴것** | 35 | Chicken, Meat and skin, Whole chicken, Deep-fried | 98 | 2.4 | 9.6 | 6.8 | – |
| **닭고기, 날개, 생것** | 60 | Chicken, Wing, Meat and skin, Raw | 105 | 0.0 | 5.6 | 3.2 | 0.00 |
| **닭고기, 날개, 삶은것** | 40 | Chicken, Wing, Meat and skin, Boiled | 92 | 0.0 | 16.3 | 8.8 | 0.00 |
| **닭고기, 날개, 튀긴 것 (튀김옷)** | 30 | Chicken, Wing, Meat and skin, Deep-fried, Batter | 97 | 3.3 | 6.0 | 6.5 | – |
| **닭고기, 다리, 생것** | 65 | Chicken, Leg, Meat and skin, Raw | 99 | 0.0 | 10.7 | 4.2 | 0.00 |
| **닭고기, 다리, 튀긴 것 (튀김옷)** | 30 | Chicken, Leg, Meat and skin, Deep-fried, Batter | 95 | 9.6 | 12.6 | 14.6 | – |
| **닭고기, 성계, 생것** | 55 | Chicken, Meat and skin, Fowl, Raw | 97 | 0.1 | 16.2 | 9.0 | – |
| **닭고기, 오골계, 생것** | 70 | Chicken, Meat and skin, Ogolgye (Gallus gallus var. domesticus Brisson), Black skin and bone, Raw | 96 | 0.0 | 5.7 | 1.8 | – |
| **닭고기, 토종, 생것** | 85 | Chicken, Meat and skin, Korean native, Raw | 100 | 0.2 | 17.6 | 2.1 | – |
| **닭고기, 토종, 껍질** | 30 | Chicken, Skin, Korean native, Raw | 102 | 0.0 | 5.0 | 12.6 | – |
| **닭고기, 토종, 날개** | 80 | Chicken, Wing, Meat and skin, Korean native, Raw | 98 | 0.4 | 10.2 | 1.8 | – |
| **돼지고기, 갈비, 생것** | 40 | Pork meat, Rib, Raw | 92 | 0.0 | 4.4 | 4.3 | 0.00 |
| **돼지고기, 목심 (목심살), 생것** | 50 | Pork meat, Boston butt, Moksimsal, Raw | 111 | – | 4.3 | 4.1 | 0.00 |
| **돼지고기, 삼겹살 (삼겹살), 생것** | 25 | Pork meat, Belly, Samgyeopsal, Raw | 95 | 0.0 | 2.7 | 7.1 | 0.00 |
| **돼지고기, 삼겹살 (삼겹살), 삶은 것** | 25 | Pork meat, Belly, Samgyeopsal, Boiled | 104 | – | 7.8 | 14.7 | 0.00 |
| **돼지고기, 삼겹살 (삼겹살), 구운 것 (팬)** | 20 | Pork meat, Belly, Samgyeopsal, Pan-broiled | 94 | – | 6.8 | 12.4 | 0.00 |
| **돼지고기, 삼겹살 (등갈비), 생것** | 40 | Pork meat, Belly, Deunggalbi, Raw | 92 | 0.0 | 10.7 | 10.3 | 0.00 |
| **돼지고기, 삼겹살 (오돌삼겹), 생것** | 30 | Pork meat, Belly, Odolsamgyeop, Raw | 95 | 0.0 | 3.4 | 5.4 | 0.00 |
| **돼지 부산물, 소장 (곱창), 삶은 것** | 60 | Pork by-products, Small intestine, Boiled | 103 | 0.0 | 5.6 | 4.8 | – |
| **소시지, 말린것** | 20 | Sausage, Dried | 99 | 0.8 | 10.2 | 17.2 | – |

식품교환표 – 1교환당 : 에너지(단위 kcl), 탄수화물, 단백질, 지방, 총당류 함량 (단위 g)

| 식품명 | 식품 교환량 | 영어명 | 에너지 | 탄수 화물 | 단백질 | 지방 | 총당류 |
|---|---|---|---|---|---|---|---|
| **소시지, 볼로냐소시지** | **40** | Sausage, Bologna | 100 | 1.2 | 5.0 | 8.4 | – |
| **소시지, 워너 (비엔나) 소시지** | **40** | Sausage, Wiener (Vienna) | 102 | 4.7 | 7.6 | 8.5 | 0.51 |
| **소시지, 프랑크푸르트소시지** | **40** | Sausage, Frankfrut | 110 | 1.8 | 5.8 | 8.8 | – |
| **햄, 런천미트햄** | **50** | Ham, Luncheon meat | 101 | 3.2 | 6.2 | 4.6 | 0.42 |
| **햄, 어깨살햄** | **40** | Ham, Shoulder, Raw | 92 | 0.1 | 3.2 | 3.6 | – |
| **베이컨** | **40** | Bacon | 98 | 2.6 | 6.1 | 6.8 | 0.39 |
| **베이컨, 구운것** | **20** | Bacon, Roasted | 110 | 0.7 | 17.9 | 21.6 | 0.00 |
| **소 부산물, 꼬리, 생것** | **40** | Beef edible offal, Tail, Raw | 98 | 0.0 | 7.0 | 7.6 | – |
| **소 부산물, 혀, 생것** | **50** | Beef edible offal, Tongue, Raw | 93 | 0.0 | 3.3 | 3.6 | – |
| **양고기, 외국산, 다리, 생것** | **40** | Mutton meat, Imported, Legs, Raw | 90 | 0.0 | 7.5 | 6.1 | – |
| **어린양고기, 미국산, 갈비, 생것** | **25** | Lamb meat, USA, Rib, Raw | 93 | 0.0 | 7.3 | 17.2 | – |
| **오리고기, 껍질 포함, 생것** | **40** | Duck meat, With skin, Raw | 97 | 0.0 | 5.0 | 5.7 | 0.00 |
| 난류 (EGGS) 6종 | | | | | | | |
| **거위알, 생것** | **50** | Egg, Goose, Raw | 97 | 0.6 | 9.2 | 9.9 | – |
| **달걀, 난황, 생것** | **30** | Egg, Yolk, Raw | 95 | 5.6 | 8.8 | 14.1 | 0.04 |
| **스크램블에그, 볶은것** | **70** | Hen's egg, Scrambled egg | 104 | 0.8 | 5.0 | 5.5 | 0.70 |
| **메추리알, 생것** | **60** | Egg, Quail, Raw | 106 | 1.3 | 7.6 | 7.3 | – |
| **오리알, 생것** | **50** | Egg, Duck, Raw | 97 | 1.2 | 7.5 | 8.4 | – |
| **피단, 오리알** | **60** | Egg, Duck, Pidan | 105 | 0.2 | 4.0 | 3.7 | – |
| 어패류 및 기타 수산물 (FISHES) 7종 | | | | | | | |
| **갈치젓, 염절임** | **60** | Hair tail (*Trichiurus lepturus*), Salted and fermented | 107 | 0.0 | 6.2 | 8.9 | – |
| **고등어, 반건조** | **30** | Mackerel (*Scomber japonicus*), Semi-dried | 104 | 0.1 | 10.3 | 15.7 | – |

식품교환표 – 1교환당 : 에너지(단위 kcl), 탄수화물, 단백질, 지방, 총당류 함량 (단위 g)

| 식품명 | 식품 교환량 | 영어명 | 에너지 | 탄수 화물 | 단백질 | 지방 | 총당류 |
|---|---|---|---|---|---|---|---|
| **고등어, 통조림** | 60 | Mackerel (*Scomber japonicus*), Canned | 95 | 0.1 | 8.2 | 5.0 | – |
| **꽁치, 조미통조림** | 55 | Pacific saury (*Cololabis saira*), Seasoned, Canned | 101 | 1.2 | 9.5 | 5.2 | – |
| **다랑어, 참다랑어, 유지통조림** | 50 | Bluefin tuna (*Thunnus thynnus*), Canned in oil | 96 | 0.0 | 11.2 | 5.3 | 0.00 |
| **밴댕이, 생것** | 50 | Big-eyed herring (*Sardinella zunasi*), Raw | 110 | 0.1 | 4.9 | 5.0 | – |
| **장어, 뱀장어, 생것** | 50 | Japanese eel (*Anguilla japonica* Temminck & Schlegel), Raw | 109 | 0.1 | 4.3 | 5.1 | – |
| 우유 및 유제품류 (MILKS AND MILK PRODUCTS) 10종 | | | | | | | |
| **치즈, 체다** | 30 | Cheese, Cheddar | 89 | 1.5 | 4.7 | 5.3 | 0.06 |
| **치즈, 크림** | 30 | Cheese, Cream | 105 | 1.7 | 1.8 | 10.3 | 1.13 |
| **치즈, 파마산** | 25 | Cheese, Parmesan | 105 | 4.2 | 8.5 | 8.4 | 0.02 |
| **치즈, 블루** | 30 | Cheese, Blue | 106 | 0.7 | 6.4 | 8.6 | 0.15 |
| **치즈, 브리** | 30 | Cheese, Brie | 100 | 0.1 | 6.2 | 8.3 | 0.14 |
| **치즈, 까망베르** | 30 | Cheese, Camembert | 90 | 0.1 | 5.0 | 6.1 | 0.12 |
| **치즈, 고다** | 30 | Cheese, Gouda | 107 | 1.3 | 15.0 | 16.5 | 1.33 |
| **치즈, 브릭** | 25 | Cheese, Brick | 93 | 0.6 | 4.6 | 5.9 | 0.10 |
| **치즈, 리코타** | 60 | Cheese, Ricotta | 97 | 2.7 | 2.8 | 4.6 | – |
| **커피크리머, 가루** | 20 | Coffee creamer, Powder | 103 | 18.7 | 0.5 | 8.7 | 1.29 |

## 5. 채소군 e-식품교환량ver.2 영양정보

식품교환표 – 1교환당 : 에너지(단위 kcl), 탄수화물, 단백질, 지방, 총당류 함량 (단위 g)

| 식품명 | 식품 교환량 | 영어명 | 에너지 | 탄수화물 | 단백질 | 지방 | 총당류 |
|---|---|---|---|---|---|---|---|
| 채소류 (VEGETABLES) 201종 | | | | | | | |
| **가죽나물, 생것** | **40** | *Ailanthus altissima*, Young leaf bud, Raw | 20 | 3.8 | 2.1 | 0.2 | 0.00 |
| **가죽나물, 말린것** | **7** | *Ailanthus altissima*, Young leaf bud, Dried | 19 | 3.3 | 1.5 | 0.4 | – |
| **가지, 생것** | **100** | Eggplant (*Solanum melongena* L.), Raw | 19 | 4.4 | 1.1 | 0.0 | 2.32 |
| **가지, 말린것** | **7** | Eggplant (*Solanum melongena* L.), Dried | 19 | 4.3 | 0.9 | 0.2 | 1.18 |
| **갓, 생것** | **60** | Mustard (*Brassica juncea* (L.) Czern.), Raw | 22 | 4.4 | 2.1 | 0.1 | – |
| **고구마, 줄기, 생것** | **100** | Sweet potato, Stems, Raw | 18 | 3.6 | 0.8 | 0.0 | 0.00 |
| **고구마, 줄기, 말린것** | **6** | Sweet potato, Stems, Dried | 20 | 4.5 | 0.4 | 0.0 | 1.03 |
| **고구마, 줄기, 삶은것** | **140** | Sweet potato, Stems, Boiled | 20 | 4.0 | 0.6 | 0.1 | 0.00 |
| **고들빼기, 생것** | **70** | Korean youngia (*Youngia sonchifolia*), Raw | 20 | 4.1 | 1.1 | 0.4 | – |
| **고려엉겅퀴 (곤드레), 재래종, 잎, 생것** | **60** | Korean thistle (*Cirsium setidens*), Native, Leaves, Raw | 19 | 2.0 | 2.1 | 0.8 | 0.21 |
| **고비, 야생, 생것** | **70** | Royal fern (*Osmunda japonica* Thunb.), Wild, Raw | 20 | 4.5 | 1.2 | 0.1 | 1.46 |
| **고비, 야생, 말린것, 삶은것** | **60** | Royal fern (*Osmunda japonica* Thunb.), Wild, Dried, Boiled | 19 | 4.1 | 1.0 | 0.2 | 0.00 |
| **고비, 야생, 삶아서 말린것** | **7** | Royal fern (*Osmunda japonica* Thunb.), Wild, Boiled and dried | 19 | 4.4 | 1.2 | 0.1 | 0.50 |
| **고사리, 생것** | **90** | Bracken (*Pteridium aquilinum* (L.) Kuhn), Raw | 20 | 3.4 | 2.6 | 0.2 | 0.18 |
| **고사리, 말린것** | **8** | Bracken (*Pteridium aquilinum* (L.) Kuhn), Dried | 20 | 4.2 | 2.0 | 0.0 | – |
| **고사리, 데친것** | **100** | Bracken (*Pteridium aquilinum* (L.) Kuhn), Blanched | 21 | 3.6 | 2.7 | 0.2 | 0.43 |
| **고수 (향채), 생것** | **60** | Coriander (*Coriandrum sativum* L.), Raw | 20 | 3.4 | 2.8 | 0.1 | – |
| **고추, 풋고추, 생것** | **70** | Hot pepper (*Capsicum annuum* L.), Green, Raw | 20 | 4.5 | 1.2 | 0.1 | 1.26 |
| **고추, 빨간색, 생것** | **25** | Hot pepper (*Capsicum annuum* L.), Red, Raw | 21 | 3.8 | 0.8 | 0.7 | 1.37 |
| **고추, 꽈리고추, 생것** | **60** | Hot pepper (*Capsicum annuum* L.), Shishito, Raw | 20 | 4.7 | 1.1 | 0.1 | 1.19 |

식품교환표 – 1교환당 : 에너지(단위 kcl), 탄수화물, 단백질, 지방, 총당류 함량 (단위 g)

| 식품명 | 식품 교환량 | 영어명 | 에너지 | 탄수화물 | 단백질 | 지방 | 총당류 |
|---|---|---|---|---|---|---|---|
| **고추, 녹광, 빨간색, 생것** | **50** | Hot pepper (*Capsicum annuum* L.), Nokkwang, Red, Raw | 21 | 3.5 | 1.2 | 0.7 | – |
| **고추, 녹광, 연두색, 생것** | **100** | Hot pepper (*Capsicum annuum* L.), Nokkwang, Yellowish green, Raw | 19 | 4.4 | 1.0 | 0.1 | – |
| **고추, 녹광, 초록색, 생것** | **70** | Hot pepper (*Capsicum annuum* L.), Nokkwang, Green, Raw | 19 | 3.2 | 1.0 | 0.6 | – |
| **고추, 오이고추, 생것** | **90** | Hot pepper (*Capsicum annuum* L.), Gilsang, Green, Raw | 21 | 5.0 | 0.9 | 0.1 | 0.68 |
| **고추, 재래종, 풋고추, 생것** | **80** | Hot pepper (*Capsicum annuum* L.), Native, Green, Raw | 21 | 4.8 | 1.0 | 0.2 | – |
| **고추, 청양고추, 생것** | **60** | Hot pepper, Cheongyang, Green, Raw | 19 | 4.2 | 0.9 | 0.2 | 0.20 |
| **고춧잎, 생것** | **40** | Hot pepper (*Capsicum annuum* L.), Leaves, Raw | 18 | 3.4 | 2.0 | 0.1 | 0.00 |
| **고춧잎, 말린것** | **8** | Hot pepper (*Capsicum annuum* L.), Leaves, Dried | 21 | 3.0 | 2.8 | 0.4 | 0.00 |
| **고추장아찌** | **15** | Hot pepper, Pickled (Jangajji) | 19 | 4.8 | 0.4 | 0.1 | 1.76 |
| **고추냉이, 뿌리, 생것** | **20** | Horseradish (*Eutrema japonica*), Roots, Raw | 21 | 4.7 | 0.6 | 0.1 | – |
| **고추냉이, 잎, 생것** | **60** | Horseradish (*Eutrema japonica*), Leaves, Raw | 22 | 3.8 | 2.2 | 0.3 | – |
| **곤달비, 생것** | **50** | Ligularia stenocephala, Raw | 21 | 4.7 | 0.9 | 0.3 | – |
| **곰취, 생것** | **60** | Ligularia fischeri, Leaves, Raw | 19 | 3.5 | 1.8 | 0.3 | 0.66 |
| **공심채, 생것** | **120** | Water Spinach (*Ipomoea aquatica*), Leaves, Raw | 20 | 3.7 | 2.6 | 0.1 | 0.60 |
| **꾸지뽕, 잎, 생것** | **25** | Cudrama tricuspidata, Leaves, Raw | 21 | 4.8 | 1.3 | 0.1 | 0.77 |
| **국화꽃, 생것** | **70** | Chrysanthemum morifolium, Flower, Raw | 19 | 4.6 | 1.0 | 0.0 | – |
| **국화꽃, 말린것** | **7** | Chrysanthemum morifolium, Flower, Dried | 19 | 4.8 | 0.8 | 0.0 | – |
| **근대, 생것** | **100** | Chard (*Beta vulgaris* L. var. cicla L.), Raw | 18 | 3.3 | 1.8 | 0.2 | 0.00 |
| **김치, 갓 김치** | **50** | Kimchi, Gatkimchi (Mustard leaves) | 19 | 3.5 | 1.6 | 0.2 | 1.23 |
| **김치, 고들빼기** | **25** | Kimchi, Godeulppaegi (Youngia sonchifolia) | 22 | 3.0 | 1.0 | 0.7 | – |

식품교환표 – 1교환당 : 에너지(단위 kcl), 탄수화물, 단백질, 지방, 총당류 함량 (단위 g)

| 식품명 | 식품 교환량 | 영어명 | 에너지 | 탄수화물 | 단백질 | 지방 | 총당류 |
|---|---|---|---|---|---|---|---|
| **김치, 깍두기** | 50 | Kimchi, Kkakduki (Seasoned cubed radish roots) | 19 | 3.8 | 0.7 | 0.1 | 1.78 |
| **김치, 나박 김치** | 250 | Kimchi, Nabakkimchi (Sliced radish) | 18 | 3.2 | 0.9 | 0.2 | 0.93 |
| **김치, 동치미** | 250 | Kimchi, Dongchimi (Radish), Without red pepper powder | 20 | 4.4 | 0.8 | 0.0 | 1.55 |
| **김치, 배추 김치** | 80 | Kimchi, Baechukimchi (Chinese cabbage) | 20 | 3.5 | 1.1 | 0.2 | – |
| **김치, 백김치** | 120 | Kimchi, Baekkimchi, Without red pepper powder | 19 | 3.6 | 1.1 | 0.1 | 2.12 |
| **김치, 열무 김치** | 60 | Kimchi, Yeolmukimchi, Prepared with young leafy radish | 19 | 3.0 | 1.4 | 0.2 | 0.40 |
| **김치, 열무 물김치** | 100 | Kimchi, Yeolmumulkimchi, Young leafy radish water kimchi | 18 | 2.9 | 1.4 | 0.1 | 1.68 |
| **김치, 오이 소박이** | 50 | Kimchi, Oi–Sobagi, Prepared with cucumber | 19 | 3.3 | 0.9 | 0.2 | 1.59 |
| **김치, 유채 김치** | 30 | Kimchi, Yuchaekimchi, Prepared with Brassica napus leaf | 19 | 3.0 | 1.1 | 0.2 | – |
| **김치, 유채 물김치** | 120 | Kimchi, Yuchaemulkimchi, Prepared with Brassica napus leaf | 20 | 3.6 | 1.2 | 0.1 | – |
| **김치, 총각 김치** | 50 | Kimchi, Chongkakkimchi, Prepared with small radish | 21 | 3.9 | 1.0 | 0.1 | 1.34 |
| **김치, 파 김치** | 40 | Kimchi, Pakimchi, Prepared with green onion | 20 | 3.4 | 1.0 | 0.2 | 1.12 |
| **김치, 얼갈이배추 김치** | 70 | Kimchi, Eolgaribaechukimch prepared with summer cabbage | 21 | 3.1 | 1.3 | 0.4 | 0.81 |
| **꽃양배추, 생것** | 90 | Cauliflower (*Brassica oleraceavar. botrytis* L.), Raw | 20 | 4.2 | 1.7 | 0.1 | – |
| **냉이, 생것** | 50 | Shepherd's purse (*Capsella bursa–pastoris* (L.) Medik.), Raw | 21 | 4.0 | 2.1 | 0.1 | 0.64 |
| **넘취, 생것** | 60 | Neomchwi (*Ligularia fischeri* var. spiciformis), Raw | 21 | 4.7 | 1.1 | 0.2 | – |
| **달래, 생것** | 70 | Wild garlic (*Allium monanthum*), Raw | 20 | 4.3 | 1.3 | 0.2 | 1.02 |
| **당근, 뿌리, 생것** | 60 | Carrot, Roots, Raw | 19 | 4.2 | 0.6 | 0.1 | 3.74 |
| **당근 주스, 캔** | 50 | Carrot juice, Canned | 20 | 4.6 | 0.5 | 0.1 | 1.96 |
| **당근 주스, 농축 과즙** | 50 | Carrot juice, Concentrated fruit juice | 19 | 5.0 | 0.2 | 0.0 | 3.44 |

식품교환표 – 1교환당 : 에너지(단위 kcl), 탄수화물, 단백질, 지방, 총당류 함량 (단위 g)

| 식품명 | 식품 교환량 | 영어명 | 에너지 | 탄수 화물 | 단백질 | 지방 | 총당류 |
|---|---|---|---|---|---|---|---|
| **더덕, 뿌리, 생것** | **20** | Deodeok (*Codonopsis lanceolata*), Roots, Raw | 18 | 4.3 | 0.4 | 0.0 | 1.00 |
| **더덕, 뿌리, 가루** | **6** | Deodeok (*Codonopsis lanceolata*), Roots, Powder | 20 | 4.7 | 0.7 | 0.0 | 0.91 |
| **도라지, 뿌리, 생것** | **40** | Doraji (*Platycodon grandiflorus*), Balloon flower, Roots, Raw | 22 | 5.2 | 0.7 | 0.0 | 0.79 |
| **도라지, 뿌리, 말린것** | **6** | Doraji (*Platycodon grandiflorus*), Balloon flower, Roots, Dried | 19 | 4.5 | 0.6 | 0.1 | 0.54 |
| **도라지, 뿌리, 가루** | **6** | Doraji (*Platycodon grandiflorus*), Balloon flower, Roots, Powder | 20 | 4.6 | 0.8 | 0.1 | 0.74 |
| **돌나물, 생것** | **140** | Dolnamul (*Sedum sarmentosum* Bunge), Stringy stonecrop, Raw | 21 | 4.5 | 1.7 | 0.1 | 0.00 |
| **두릅, 생것** | **60** | Aralia elatavar. elata, Young leaf bud, Raw | 20 | 3.5 | 2.5 | 0.1 | 0.00 |
| **들깻잎, 생것** | **40** | Perilla Leaves, Raw | 19 | 3.6 | 1.8 | 0.2 | 0.00 |
| **루꼴라, 생것** | **80** | Arugula, Raw | 20 | 2.9 | 2.1 | 0.5 | 1.64 |
| **리크, 생것** | **40** | Leek (*Allium porrum* L.), Raw | 22 | 5.3 | 0.7 | 0.1 | – |
| **마늘, 구근, 생것** | **15** | Garlic, Bulb, Raw | 19 | 4.1 | 1.1 | 0.0 | 0.07 |
| **마늘, 구근, 말린것** | **6** | Garlic, Bulb, Dried | 20 | 4.4 | 1.0 | 0.0 | – |
| **마늘, 구근, 동결건조** | **6** | Garlic, Bulb, Freeze–dried | 20 | 4.4 | 0.9 | 0.0 | – |
| **풋마늘, 잎줄기, 생것** | **70** | Green garlic, Shoot, Raw | 20 | 5.1 | 1.3 | 0.1 | 2.81 |
| **마늘종, 꽃줄기, 생것** | **40** | Garlic Scapes, Raw | 18 | 5.4 | 0.7 | 0.0 | 2.18 |
| **마늘종 장아찌** | **15** | Garlic Scapes, Pickled (Jangajji) | 18 | 4.2 | 0.3 | 0.0 | 2.11 |
| **마늘 장아찌** | **20** | Garlic, Pickled (Jangajji) | 23 | 5.1 | 0.5 | 0.0 | 3.01 |
| **머위, 생것** | **120** | Butterbur (*Petasites japonicus* (Siebold & Zucc.) Maxim.), Petiole, Raw | 20 | 3.3 | 2.8 | 0.2 | 0.08 |
| **머위, 삶은것** | **70** | Butterbur (*Petasites japonicus* (Siebold & Zucc.) Maxim.), Petiole, Boiled | 20 | 3.6 | 1.7 | 0.3 | 1.27 |
| **메밀, 싹, 생것** | **80** | Buckwheat, Sprouts, Raw | 19 | 1.5 | 1.5 | 1.0 | – |

식품교환표 – 1교환당 : 에너지(단위 kcl), 탄수화물, 단백질, 지방, 총당류 함량 (단위 g)

| 식품명 | 식품 교환량 | 영어명 | 에너지 | 탄수 화물 | 단백질 | 지방 | 총당류 |
|---|---|---|---|---|---|---|---|
| **모시풀, 생것** | **30** | Scattered ladybell (*Adenophora remotiflora*), Leaves, Raw | 19 | 3.6 | 2.0 | 0.2 | 0.00 |
| **모시잎, 서방종, 생것** | **40** | Boehmeria nivea, Murakami, Leaves, raw | 20 | 3.3 | 1.8 | 0.5 | 0.45 |
| **무, 왜무, 생것** | **100** | Radish (*Raphanus sativus*), Japanese radish, Roots, Raw | 21 | 4.5 | 1.1 | 0.1 | – |
| **무, 조선무, 생것** | **140** | Radish (*Raphanus sativus*), Korean radish, Roots, Raw | 21 | 4.7 | 0.9 | 0.1 | 1.36 |
| **무순, 싹, 생것** | **90** | Radish (*Raphanus sativus*), Sprouts, Raw | 20 | 3.5 | 2.0 | 0.3 | – |
| **무청, 왜무 잎, 생것** | **90** | Radish (*Raphanus sativus*), Japanese radish, Leaves, Raw | 20 | 2.6 | 2.1 | 0.6 | – |
| **무청, 조선무 잎, 생것** | **60** | Radish (*Raphanus sativus*), Korean radish, Leaves, Raw | 19 | 3.7 | 1.7 | 0.1 | – |
| **무시래기, 잎, 말린것, 삶은것** | **90** | Radish (*Raphanus sativus*) leaves, Dried, Blanched | 21 | 4.2 | 1.4 | 0.2 | 0.00 |
| **단무지, 염절임** | **160** | Radishes, Korean style, Yellow, Pickled | 19 | 3.9 | 0.6 | 0.1 | 0.88 |
| **무말랭이, 말린것** | **6** | Radish (*Raphanus sativus*), Dried | 19 | 3.9 | 0.8 | 0.0 | 1.19 |
| **쌈무, 초절임** | **140** | Pickled radish(Ssammu), Pickled | 21 | 4.3 | 0.8 | 0.0 | 2.07 |
| **물냉이, 생것** | **90** | Watercress (*Nasturtium officinale*), Raw | 21 | 3.3 | 3.2 | 0.1 | – |
| **물쑥, 생것** | **60** | Selenge wormwood (*Artemisia selengensis*), Raw | 22 | 3.4 | 3.2 | 0.2 | – |
| **미나리, 농축** | **15** | Water dropwort, Concentrated | 18 | 5.1 | 0.1 | 0.0 | 4.35 |
| **미나리, 돌미나리 (야생), 생것** | **100** | Water dropwort (*Oenanthe javanica*), Wild, Raw | 21 | 3.8 | 2.2 | 0.2 | – |
| **미나리, 물미나리, 생것** | **90** | Water dropwort (*Oenanthe javanica*), Whole, Raw | 20 | 4.0 | 1.6 | 0.2 | 2.42 |
| **미니파프리카, Raon orange, 생것** | **8** | Paprika, Raon orange, Raw | 22 | 5.8 | 0.1 | 0.1 | – |
| **미니파프리카, Raon yellow, 생것** | **8** | Paprika, Raon yellow, Raw | 21 | 5.7 | 0.1 | 0.1 | – |
| **미니파프리카, Raon red, 생것** | **8** | Paprika, Raon red, Raw | 22 | 5.8 | 0.1 | 0.1 | – |
| **민들레, 생것** | **70** | Dandelion (*Taraxacum officinale*), Raw | 20 | 3.8 | 1.7 | 0.3 | 0.00 |

식품교환표 – 1교환당 : 에너지(단위 kcl), 탄수화물, 단백질, 지방, 총당류 함량 (단위 g)

| 식품명 | 식품 교환량 | 영어명 | 에너지 | 탄수 화물 | 단백질 | 지방 | 총당류 |
|---|---|---|---|---|---|---|---|
| **바질, 개량종, 생것** | **40** | Basil, Improved, Raw | 18 | 3.9 | 1.0 | 0.2 | – |
| **박, 과육, 생것** | **100** | Gourd, Flesh, Raw | 21 | 5.2 | 0.5 | 0.1 | – |
| **박고지, 말린것** | **8** | Gourd shavings, Dried | 21 | 5.5 | 0.6 | 0.0 | – |
| **배추, 생것** | **160** | Chinese cabbage, Raw | 19 | 4.3 | 1.8 | 0.0 | – |
| **배추, 데친것** | **120** | Chinese cabbage, Blanched | 20 | 4.7 | 1.7 | tr | – |
| **배추, 봄 재배, 생것** | **160** | Chinese cabbage, Spring, Raw | 21 | 3.6 | 2.6 | 0.1 | 1.50 |
| **배추, 봄 재배, 삶은것** | **140** | Chinese cabbage, Spring, Boiled | 20 | 3.7 | 1.9 | 0.2 | 1.19 |
| **배추, 봄동, 생것** | **90** | Chinese cabbage, Spring green, Raw | 21 | 4.3 | 1.8 | 0.2 | 2.21 |
| **뽕잎, 생것** | **30** | Mulberry (*Morus alba* L.) leaves, Raw | 20 | 3.8 | 1.9 | 0.2 | 0.74 |
| **부지갱이 (섬쑥부쟁이), 생것** | **70** | Aster glehnii, Raw | 21 | 3.4 | 2.6 | 0.3 | 0.85 |
| **부추, 호부추, 생것** | **70** | Chinese chive (*Allium tuberosum* R.), Raw | 21 | 4.4 | 1.4 | 0.2 | 2.00 |
| **브로콜리, 생것** | **60** | Broccoli, Raw | 19 | 3.8 | 1.8 | 0.1 | 0.47 |
| **비름, 생것** | **90** | Pig weed, Raw | 21 | 3.6 | 2.4 | 0.3 | 0.28 |
| **비트, 뿌리, 생것** | **50** | Beet (*Beta vulgaris* L.), Roots, Raw | 19 | 4.2 | 0.9 | 0.0 | – |
| **비트, 잎, 생것** | **120** | Beet (*Beta vulgaris* L.), Leaves, Raw | 19 | 3.4 | 2.6 | 0.1 | – |
| **비트 피클, 뿌리, 통조림** | **30** | Beet (*Beta vulgaris* L.) pickles, Roots, Canned | 20 | 4.9 | 0.2 | 0.0 | 3.32 |
| **사탕무, 생것** | **25** | Sugar beet, Raw | 19 | 4.7 | 0.5 | 0.0 | – |
| **사탕수수, 생것** | **25** | Sugar cane, Raw | 19 | 5.2 | 0.3 | 0.0 | – |
| **삼채, 생것** | **90** | Hooker chives (*Allium hookeri Thwaites*), Raw | 21 | 4.5 | 1.4 | 0.1 | 0.73 |
| **상추, 로메인, 생것** | **70** | Lettuce, Cos lettuce, Romein, Green, Raw | 20 | 4.5 | 1.3 | 0.1 | – |

식품교환표 – 1교환당 : 에너지(단위 kcl), 탄수화물, 단백질, 지방, 총당류 함량 (단위 g)

| 식품명 | 식품 교환량 | 영어명 | 에너지 | 탄수 화물 | 단백질 | 지방 | 총당류 |
|---|---|---|---|---|---|---|---|
| **상추, 적상추, 생것** | **100** | Lettuce, Leaf lettuce, Red, Raw | 18 | 3.6 | 1.1 | 0.3 | – |
| **생강, 뿌리줄기, 생것** | **50** | Ginger, Tuber, Raw | 21 | 4.9 | 0.5 | 0.1 | 0.23 |
| **생강 피클, 초절임** | **100** | Ginger pickles, Pickled | 19 | 4.0 | 0.2 | 0.4 | – |
| **선인장, 보검선인장, 꽃, 생것** | **40** | Opuntia Ficus indica var. Saboten, Flower, Raw | 20 | 4.3 | 0.6 | 0.0 | – |
| **선인장, 보검선인장, 열매, 생것** | **25** | Opuntia Ficus–indicavar. Saboten, Fruit, Raw | 21 | 4.8 | 0.2 | 0.0 | 0.63 |
| **셀러리, 생것** | **120** | Celery, Raw | 20 | 4.7 | 1.2 | 0.1 | 0.00 |
| **수리취 (떡취), 생것** | **30** | Synurus deltoides (Aiton) Nakai, Raw | 19 | 4.4 | 1.2 | 0.1 | – |
| **숙주나물, 생것** | **160** | Mungbean sprouts, Raw | 21 | 3.7 | 2.8 | 0.1 | 0.00 |
| **순무, 뿌리, 생것** | **70** | Radish (Brassica rapa), Turnip, Roots, Raw | 21 | 4.8 | 0.8 | 0.0 | 2.59 |
| **스테비아, 생것** | **50** | Stevia (Stevia rebaudiana), Raw | 20 | 4.4 | 1.2 | 0.2 | 0.00 |
| **시금치, 노지, 생것** | **70** | Spinach, Outdoor, Raw | 20 | 3.1 | 2.9 | 0.3 | 0.00 |
| **신선초 (명일엽), 생것** | **80** | Ashitaba (Angelica keiskei), Raw | 19 | 4.5 | 0.9 | 0.1 | 1.56 |
| **쑥, 생것** | **50** | Mugwort, Raw | 19 | 3.5 | 1.7 | 0.2 | 0.00 |
| **쑥, 말린것** | **8** | Mugwort, Dried | 22 | 4.3 | 2.1 | 0.2 | 0.01 |
| **쑥갓, 생것** | **140** | Crown daisy, Raw | 21 | 3.3 | 2.7 | 0.2 | 0.00 |
| **쑥부쟁이, 생것** | **80** | Aster yomena (Kitam.) Honda, Raw | 21 | 2.8 | 2.3 | 0.6 | 0.06 |
| **씀바귀, 생것** | **40** | Toothed ixeris (Ixeridium dentatum (Thunb.) Tzvelev), Raw | 17 | 3.7 | 1.2 | 0.2 | – |
| **아스파라거스, 생것** | **140** | Asparagus (Asparagus officinalis L.), Raw | 21 | 3.9 | 2.7 | 0.1 | – |
| **아욱, 생것** | **50** | Curled mallow (Malva verticillatavar. crispa L.), Raw | 19 | 3.8 | 1.5 | 0.2 | 0.00 |
| **아티초크, 생것** | **40** | Artichokes, raw | 19 | 4.2 | 1.3 | 0.1 | 0.40 |

식품교환표 – 1교환당 : 에너지(단위 kcl), 탄수화물, 단백질, 지방, 총당류 함량 (단위 g)

| 식품명 | 식품 교환량 | 영어명 | 에너지 | 탄수화물 | 단백질 | 지방 | 총당류 |
|---|---|---|---|---|---|---|---|
| **알로에, 과육, 생것** | **700** | Aloe, Flesh, Raw | 21 | 4.9 | 0.7 | tr | – |
| **알로에 주스** | **50** | Aloe juice | 20 | 5.5 | 0.0 | 0.0 | 4.61 |
| **양배추, 생것** | **60** | Cabbage, Raw | 20 | 4.8 | 1.0 | 0.0 | 2.87 |
| **양배추, 적양배추, 생것** | **50** | Cabbage, Red cabbage, Raw | 21 | 4.8 | 1.1 | 0.1 | 2.39 |
| **양상추, 생것** | **100** | Lettuce, Iceberg, Raw | 18 | 4.6 | 0.6 | 0.0 | – |
| **양파, 생것** | **70** | Onion, Raw | 19 | 4.7 | 0.7 | 0.0 | 4.02 |
| **양파, 샬롯, 생것** | **25** | Onion, Shallot, Raw | 20 | 3.7 | 0.6 | 0.6 | 0.53 |
| **얼갈이배추, 생것** | **140** | Chinese cabbage, Young chinese cabbage, Raw | 20 | 3.9 | 1.7 | 0.1 | 0.77 |
| **음나무 (엄나무, 개두릅), 잎, 생것** | **50** | Kalopanax septemlobus (Thunb.) Koidz, Leaves, Raw | 21 | 2.6 | 3.5 | 0.3 | 0.18 |
| **여주 (고야), 생것** | **90** | Balsam pear (*Momordica charantia* L.), Raw | 20 | 4.0 | 1.2 | 0.3 | 0.32 |
| **연근, 생것** | **25** | Lotus roots, Raw | 19 | 4.3 | 0.4 | 0.0 | 0.45 |
| **열무, 생것** | **140** | Radish (*Raphanus sativus* L.), Young radish, Raw | 20 | 2.8 | 2.9 | 0.3 | 0.00 |
| **오이, 개량종, 생것** | **140** | Cucumber (*Cucumis sativus* L.), Gyeoulsaricheongjang, Raw | 20 | 4.3 | 1.7 | 0.0 | 1.93 |
| **오이 피클, 초절임** | **20** | Cucumber (*Cucumis sativus* L.), Pickled | 18 | 5.0 | 0.1 | 0.0 | 4.54 |
| **오이지, 염절임** | **200** | Cucumber (*Cucumis sativus* L.), Salted | 20 | 4.2 | 1.3 | 0.2 | 28.62 |
| **오크라, 생것** | **70** | Okra (*Abelmoschus esculentus* (L.) Moench), Raw | 21 | 4.6 | 1.5 | 0.1 | 1.33 |
| **우엉, 생것** | **30** | Burdock (*Arctium lappa* L.), Raw | 21 | 4.6 | 0.8 | 0.0 | 0.86 |
| **울금, 뿌리줄기, 생것** | **25** | Curcuma longa, Raw | 22 | 3.9 | 0.4 | 0.6 | 0.96 |
| **원추리, 생것** | **60** | Fulvous day-lily (*Hemerocallis fulva* L.), Raw | 21 | 3.9 | 2.1 | 0.2 | 1.51 |
| **유채, 잎, 생것** | **60** | Rape (*Brassica napus* L.), Leaves, Blanched | 19 | 3.2 | 2.2 | 0.2 | 0.34 |

식품교환표 – 1교환당 : 에너지(단위 kcl), 탄수화물, 단백질, 지방, 총당류 함량 (단위 g)

| 식품명 | 식품 교환량 | 영어명 | 에너지 | 탄수화물 | 단백질 | 지방 | 총당류 |
|---|---|---|---|---|---|---|---|
| **자운영, 생것** | **50** | Chinese milk-vetch (*Astragalus sinicus* L.), Raw | 20 | 3.3 | 2.3 | 0.3 | – |
| **적하수오잎, 잎, 생것** | **60** | *Polygonum multiflorum* Thunberg, Leaves, Raw | 21 | 4.6 | 1.3 | 0.2 | – |
| **죽순, 순, 생것** | **80** | Bamboo shoot, Raw | 19 | 3.0 | 2.8 | 0.2 | 0.89 |
| **진달래꽃, 생것** | **80** | Korean rhododendron (*Rhododendron mucronulatum* Turcz.) flower, Raw | 21 | 5.0 | 0.8 | 0.1 | – |
| **질경이, 생것** | **40** | Asian plantain (*Plantago asiatica* L.), Raw | 19 | 4.3 | 1.2 | 0.1 | – |
| **참나물, 야생, 생것** | **50** | Chamnamul (*Pimpinella brachycarpa* (kom.) Nakai), Wild, Raw | 20 | 3.8 | 1.8 | 0.2 | – |
| **청경채, 생것** | **200** | Chinese cabbage (*Brassica campestris* var. chinensis), Raw | 20 | 3.3 | 2.8 | 0.2 | 0.00 |
| **총각무, 생것** | **90** | Radish (*Raphanus sativus* L.), Small radish, Raw | 20 | 4.7 | 1.2 | 0.1 | 1.97 |
| **총각무, 뿌리, 생것** | **70** | Radish (*Raphanus sativus* L.), Small radish, Roots, Raw | 21 | 4.9 | 0.8 | 0.0 | 2.34 |
| **취나물, 개미취, 생것** | **40** | Tartarian aster (*Aster tataricus* L. f.), Raw | 21 | 4.5 | 1.7 | 0.1 | – |
| **취나물, 참취, 말린것** | **8** | Rough aster (*Aster scaber* Hunberg), Dried | 21 | 4.3 | 1.8 | 0.2 | – |
| **치커리, 치콘, 생것** | **140** | Chicory, Chicon (*Belgian endive*), raw | 20 | 3.7 | 1.7 | 0.4 | – |
| **치커리, 잎, 생것** | **120** | Common chicory (*Cichorium intybus* L.), Leaves, Raw | 19 | 3.5 | 2.0 | 0.3 | 0.00 |
| **치커리, 적치커리, 잎, 생것** | **80** | Common chicory (*Cichorium intybus* L.), Red Chicory, Leaves, Raw | 20 | 4.0 | 1.8 | 0.2 | – |
| **케일, 생것** | **80** | Kale (*Brassica oleracea* L. var acephala D), Raw | 21 | 3.7 | 2.5 | 0.2 | 0.00 |
| **케일, 쌈채소, 생것** | **70** | Kale, Raw | 19 | 2.9 | 2.5 | 0.3 | – |
| **케일, 적꽃케일, 생것** | **60** | Kale (*Brassica oleracea* L. var acephala D), Ornamental kale, Red, Raw | 19 | 3.5 | 1.9 | 0.2 | – |
| **콜라비** | **90** | Kohlrabi (*Brassica oleracea* var. gongylodes), Raw | 20 | 4.6 | 1.0 | 0.0 | 1.40 |
| **콩나물, 생것** | **60** | Soybean sprouts, Raw | 22 | 2.3 | 2.8 | 0.8 | 0.21 |
| **콩잎, 잎, 생것** | **20** | Soybean (*Glycine max*(L.) Merr.), Leaves, Raw | 19 | 4.2 | 1.3 | 0.1 | – |

식품교환표 – 1교환당 : 에너지(단위 kcl), 탄수화물, 단백질, 지방, 총당류 함량 (단위 g)

| 식품명 | 식품 교환량 | 영어명 | 에너지 | 탄수화물 | 단백질 | 지방 | 총당류 |
|---|---|---|---|---|---|---|---|
| **토란대, 줄기, 생것** | 120 | Taro (*Colocasia esculenta* (L.) Schott), Stem, Raw | 19 | 5.1 | 0.3 | 0.1 | 1.82 |
| **파, 생것** | 70 | Welsh onion, Raw | 20 | 4.7 | 0.8 | 0.1 | – |
| **파, 골파, 생것** | 70 | Welsh onion, Chive (*Allium schoenoprasum* L.), Raw | 20 | 4.6 | 1.1 | 0.1 | – |
| **파, 실파, 생것** | 120 | Welsh onion, Small spring onion (*Allium fistulosum* L.), Raw | 19 | 3.8 | 1.8 | 0.1 | – |
| **파, 쪽파, 생것** | 100 | Welsh onion, Shallot (*Allium ascalonicum* L.), Raw | 21 | 4.2 | 1.7 | 0.1 | 1.20 |
| **파, 대파, 생것** | 90 | Welsh onion, Spring onion (*Allium fistulosum* L.), Raw | 21 | 4.3 | 1.6 | 0.1 | 2.37 |
| **파슬리, 생것** | 60 | Parsley (*Petroselinum crispum* (Mill.) Nyman), Raw | 22 | 4.1 | 1.9 | 0.3 | – |
| **파프리카, 노란색, 생것** | 80 | Paprika (*Capsicum annuum* L), Yellow, Raw | 19 | 4.8 | 0.6 | 0.1 | 2.23 |
| **파프리카, 빨간색, 생것** | 80 | Paprika (*Capsicum annuum* L), Red, Raw | 21 | 5.1 | 0.7 | 0.1 | 2.12 |
| **파프리카, 주황색, 생것** | 80 | Paprika (*Capsicum annuum* L), Orange, Raw | 19 | 4.7 | 0.8 | 0.1 | 4.21 |
| **파프리카, 초록색, 생것** | 140 | Paprika (*Capsicum annuum* L), Sweet pepper, Green, Raw | 20 | 4.2 | 1.4 | 0.1 | – |
| **피망, 빨간색, 생것** | 70 | Sweet pepper (*Capsicum annuum* L.), Red, Raw | 20 | 4.9 | 0.8 | 0.1 | 2.11 |
| **피망, 초록색, 생것** | 90 | Sweet pepper (*Capsicum annuum* L.), Green, Raw | 20 | 4.8 | 0.8 | 0.0 | 1.22 |
| **호박, 잎, 생것** | 40 | Pumpkin (*Cucurbita moschata*), Young leaves, Raw | 18 | 3.4 | 1.9 | 0.2 | 0.34 |
| **호박, 국수호박, 생것** | 100 | Pumpkin (*Cucurbita pepo* var. fastigata), Spaghetti squash, Raw | 18 | 4.4 | 0.6 | 0.1 | – |
| **호박, 늙은호박, 생것** | 60 | Pumpkin (*Cucurbita moschata Duchesne*), Old, Raw | 20 | 5.2 | 0.6 | 0.0 | 2.71 |
| **호박, 단호박, 생것** | 40 | Pumpkin (*Cucurbita maxima* Lam.), Kabocha squash, Raw | 23 | 5.5 | 0.5 | 0.3 | 1.90 |
| **호박, 애호박, 생것** | 90 | Pumpkin (*Cucurbita moschata*), Young pumpkin, Raw | 20 | 4.6 | 1.0 | 0.1 | 2.19 |
| **호박, 쥬키니, 생것** | 60 | Pumpkin (*Cucurbita pepo* L.), Zucchini, Raw | 19 | 4.6 | 0.7 | 0.1 | – |
| **호박고지, 늙은호박, 말린것** | 8 | Pumpkin (Cucurbita moschataDuchesne), Sliced, Dried | 22 | 5.2 | 0.9 | 0.1 | – |

식품교환표 – 1교환당 : 에너지(단위 kcl), 탄수화물, 단백질, 지방, 총당류 함량 (단위 g)

| 식품명 | 식품 교환량 | 영어명 | 에너지 | 탄수 화물 | 단백질 | 지방 | 총당류 |
|---|---|---|---|---|---|---|---|
| **호박즙, 천연과즙** | 100 | Pumpkin (*Cucurbita moschata* Duchesne) juice, Natural | 21 | 4.7 | 0.6 | 0.0 | 3.53 |
| 버섯류 (MUSHROOMS) 17종 | | | | | | | |
| **노루궁뎅이버섯, 생것** | 120 | Mushroom, Hericium erinaceum, Raw | 20 | 7.6 | 1.9 | 0.2 | – |
| **느타리버섯, 생것** | 100 | Oyster mushroom, Raw | 18 | 6.0 | 2.7 | 0.1 | 0.67 |
| **능이버섯(향버섯), 생것** | 120 | Mushroom, *Imbricated hydnum*, Raw | 20 | 7.1 | 2.6 | 0.1 | – |
| **동충하초, 누에동충하초, 말린것** | 15 | Cordyceps mushrooms, Silkworm larvae of Bombyx mori (Host insect), Dried | 20 | 0.0 | 9.1 | 0.4 | – |
| **만가닥버섯, 생것** | 90 | *Lyophyllum ulmarium*, Raw | 21 | 8.0 | 2.1 | 0.1 | – |
| **목이버섯, 생것** | 180 | Juda's ear (*Auricularia auricula-judae*), Raw | 20 | 8.7 | 1.0 | 0.1 | 0.05 |
| **상황버섯, 말린것** | 10 | Phellinus linteus, Dried | 18 | 8.5 | 0.4 | 0.0 | 0.00 |
| **송이버섯, 생것** | 100 | Pine mushroom (*Tricholoma matsutake* Sing.), Raw | 21 | 8.1 | 2.1 | 0.2 | 0.31 |
| **싸리버섯, 생것** | 100 | Clavaria botrytis, Raw | 20 | 5.7 | 2.8 | 0.6 | – |
| **양송이버섯, 생것** | 140 | Cultivated mushroom (*Agaricus bisporus* (Lge.) Sing.), Raw | 21 | 5.2 | 5.0 | 0.3 | 1.88 |
| **양송이버섯, 가루** | 10 | Cultivated mushroom (*Agaricus bisporus* (Lge.) Sing.), Powder | 18 | 4.6 | 3.3 | 0.4 | 0.19 |
| **팽이버섯, 갈뫼, 생것** | 100 | Winter mushroom (*Flammulina velutipes* Sing.), Garlmoe, Raw | 18 | 6.9 | 2.0 | 0.0 | – |
| **표고버섯, 말린것, 삶은것** | 60 | Oak Mushroom (*Lentinus edodes* (Berk.) Sing.), Dried, Blanched | 21 | 7.8 | 1.8 | 0.4 | – |
| **표고버섯, 가루** | 10 | Oak Mushroom (*Lentinus edodes* (Berk.) Sing.), Powder | 19 | 6.8 | 1.9 | 0.3 | 0.46 |
| **표고버섯, 갓, 생것** | 80 | Oak Mushroom (*Lentinus edodes* (Berk.) Sing.), Cap, Raw | 21 | 6.4 | 3.6 | 0.3 | 0.32 |
| **표고버섯, 갓, 말린것** | 10 | Oak Mushroom (*Lentinus edodes* (Berk.) Sing.), Cap, Dried | 18 | 5.3 | 3.2 | 0.3 | 0.33 |
| **표고버섯, 재배, 생것** | 100 | Oak Mushroom (*Lentinus edodes* (Berk.) Sing.), Cultivated, Raw | 18 | 6.1 | 2.0 | 0.3 | – |
| 해 조 류 (SEAWEEDS) 23종 | | | | | | | |
| **곰피, 말린것** | 15 | Seaweed (Ecklonia stolonifera), Dried | 21 | 8.2 | 1.9 | 0.2 | – |
| **김, 김밥용김, 말린것** | 10 | Laver (Porphyra tenera), For Gimbap, Dried | 18 | 3.7 | 4.2 | 0.5 | – |

채소군

식품교환표 – 1교환당 : 에너지(단위 kcl), 탄수화물, 단백질, 지방, 총당류 함량 (단위 g)

| 식품명 | 식품 교환량 | 영어명 | 에너지 | 탄수화물 | 단백질 | 지방 | 총당류 |
|---|---|---|---|---|---|---|---|
| **김, 돌김, 말린것** | 12 | Laver (*Porphyra suborbiculata*), Grown on underwater rocks, Dried | 20 | 5.2 | 4.3 | 0.2 | – |
| **김, 맛김, 조미, 구운것** | 7 | Laver (*Porphyra tenera*), Seasoned, Dried | 20 | 0.3 | 2.5 | 3.2 | 0.03 |
| **김, 조선김, 말린것** | 12 | Laver (*Porphyra tenera*), Korean type, Dried | 20 | 4.4 | 5.0 | 0.2 | – |
| **다시마, 생것** | 160 | Brown Kelp (*Laminaria japonica*), Raw | 19 | 6.7 | 1.8 | 0.3 | – |
| **다시마, 말린것** | 20 | Brown Kelp (*Laminaria japonica*), Dried | 22 | 9.0 | 1.5 | 0.2 | – |
| **다시마튀각, 튀긴것** | 9 | Brown Kelp (*Laminaria japonica*), Twi–gak, Fried | 21 | 5.3 | 0.3 | 2.1 | – |
| **매생이, 생것** | 50 | Seaweed fulvescens (*Capsosiphon fulvescens*), Raw | 20 | 4.1 | 1.9 | 1.6 | 0.04 |
| **매생이, 말린것** | 15 | Seaweed fulvescens (*Capsosiphon fulvescens*), Dried | 19 | 6.2 | 3.1 | 0.1 | – |
| **모자반, 생것** | 140 | Gulf weed (*Sargassum fulvellum*), Raw | 21 | 7.3 | 2.5 | 0.3 | – |
| **미역, 생것** | 100 | Sea mustard (*Undaria pinnatifida*), Wild–caught, Raw | 18 | 5.1 | 3.0 | 0.3 | – |
| **미역, 말린것** | 15 | Sea mustard (*Undaria pinnatifida*), Dried | 19 | 5.5 | 3.1 | 0.4 | – |
| **미역, 줄기, 생것** | 140 | Sea mustard (*Undaria pinnatifida*), Stem, Raw | 20 | 6.4 | 2.5 | 0.3 | – |
| **우뭇가사리, 생것** | 40 | Ceylon moss (*Gelidium amansii*), Raw | 18 | 7.4 | 1.7 | 0.1 | – |
| **한천** | 12 | Japanese isinglass (*Gelidium amansii* Lamouroux), Agar–agar | 18 | 9.0 | 0.3 | 0.0 | – |
| **청각, 생것** | 250 | Sea staghorn (*Codium fragile* Hariot), Raw | 20 | 4.0 | 3.5 | 1.0 | – |
| **청각, 말린것** | 12 | Sea staghorn (*Codium fragile* Hariot), Dried | 19 | 7.5 | 1.7 | 0.1 | – |
| **클로렐라, 말린것** | 10 | Chlorella (*Chlorella* spp.), Dried | 17 | 2.6 | 4.5 | 0.7 | – |
| **톳, 생것** | 140 | Seaweed fusiforme (*Hizikia fusiforme*), Raw | 20 | 5.6 | 2.7 | 0.6 | – |
| **톳, 말린것** | 25 | Seaweed fusiforme (*Hizikia fusiforme*), Dried | 20 | 8.0 | 1.7 | 0.2 | – |
| **파래, 생것** | 180 | Sea lettuce (*Enteromorpha prolifera*), Raw | 20 | 5.3 | 3.9 | 0.3 | 0.07 |

식품교환표 – 1교환당 : 에너지(단위 kcl), 탄수화물, 단백질, 지방, 총당류 함량 (단위 g)

| 식품명 | 식품 교환량 | 영어명 | 에너지 | 탄수 화물 | 단백질 | 지방 | 총당류 |
|---|---|---|---|---|---|---|---|
| **파래, 말린 것** | 15 | Sea lettuce, Dried | 22 | 7.0 | 3.6 | 0.1 | – |
| 차류 (TEAS) 12종 | | | | | | | |
| **감잎차, 가루** | 6 | Persimmon (*Diospyros kaki* Thunb.) leaves tea, powder | 20 | 4.1 | 0.7 | 0.2 | – |
| **계피차, 가루** | 6 | Cinnamon tea, Powder | 21 | 5.3 | 0.0 | 0.1 | – |
| **녹차, 가루** | 5 | Green tea, Powder | 18 | 3.3 | 1.1 | 0.1 | – |
| **녹차, 잎, 말린것** | 5 | Green tea, Leaves, Dried | 19 | 3.1 | 1.3 | 0.1 | 0.00 |
| **대추차, 추출** | 25 | Jujube (*Ziziphus jujuba Mill.*) tea, Brewed | 19 | 4.4 | 0.0 | 0.1 | 3.10 |
| **생강차, 가루** | 6 | Ginger tea powder | 21 | 5.4 | 0.0 | 0.0 | – |
| **쌍화차, 가루** | 6 | Ssanghwa tea, Powder | 22 | 5.3 | 0.2 | 0.1 | – |
| **쑥차, 말린것** | 6 | Mugwort tea, Dried | 20 | 3.4 | 1.6 | 0.0 | – |
| **인삼차, 과립차, 가루** | 5 | Korean ginseng (*Panax ginseng* C. A . Mey.), Granular tea, Powder | 19 | 4.7 | 0.0 | 0.0 | – |
| **코코아, 밀크코코아, 가루** | 5 | Cocoa, Milk cocoa, Powder | 21 | 4.0 | 0.4 | 0.3 | – |
| **홍삼차, 가루** | 5 | Red ginseng tea, Powder | 19 | 4.7 | 0.1 | 0.0 | – |
| **홍차, 복숭아, 캔** | 70 | Black tea, Peach, Canned | 21 | 5.3 | 0.0 | 0.0 | 4.39 |
| 조미료류 (SEASONINGS) 28종 | | | | | | | |
| **겨자 페이스트** | 6 | Mustard paste | 19 | 2.4 | 0.4 | 0.9 | – |
| **겨자, 가루** | 5 | Mustard (*Brassica juncea*), Powder | 21 | 2.5 | 0.9 | 1.1 | 0.28 |
| **계피, 가루** | 6 | Cinnamon, Powder | 21 | 4.9 | 0.2 | 0.0 | 0.00 |
| **고추냉이, 가루** | 7 | Horseradish (*Eutrema japonica*) Powder | 19 | 3.6 | 2.0 | 0.2 | 1.99 |
| **고추냉이, 페이스트** | 15 | Horseradish (*Eutrema japonica*) Paste | 22 | 5.4 | 0.5 | 0.2 | 0.48 |
| **고추장, 개량** | 10 | Fermented red pepper paste, Improved | 21 | 5.2 | 0.4 | 0.1 | 2.28 |
| **고추장, 재래** | 10 | Fermented red pepper paste, Traditional | 18 | 4.4 | 0.5 | 0.1 | – |

식품교환표 – 1교환당 : 에너지(단위 kcl), 탄수화물, 단백질, 지방, 총당류 함량 (단위 g)

| 식품명 | 식품 교환량 | 영어명 | 에너지 | 탄수 화물 | 단백질 | 지방 | 총당류 |
|---|---|---|---|---|---|---|---|
| **고춧가루, 가루** | **6** | Red pepper powder | 19 | 3.6 | 0.8 | 0.5 | 1.05 |
| **라면 스프** | **8** | Ramyeon, Instant, Seasoning | 19 | 2.9 | 1.3 | 0.2 | – |
| **마늘 페이스트** | **12** | Garlic paste | 21 | 4.4 | 0.6 | 0.1 | 0.14 |
| **마늘, 가루** | **6** | Garlic, powder | 20 | 4.3 | 1.1 | 0.1 | – |
| **뽕잎, 가루** | **8** | Mulberry (*Morus alba* L.) leaves, Powder | 22 | 4.3 | 1.9 | 0.2 | – |
| **산초, 가루** | **7** | Chinese black pepper (*Zanthoxylum schinifolium*), powdered | 20 | 4.5 | 0.6 | 0.3 | 0.00 |
| **생강, 가루** | **6** | Ginger Powder | 21 | 4.4 | 0.6 | 0.3 | – |
| **양파, 가루** | **5** | Onion, Powder | 18 | 3.9 | 0.4 | 0.1 | – |
| **오레가노, 말린것** | **8** | Herb, Oregano, Dried | 21 | 5.5 | 0.7 | 0.3 | 0.33 |
| **우스터 소스** | **25** | Worcester sauce | 19 | 4.4 | 0.1 | 0.0 | – |
| **정향, 가루** | **5** | Clove, Powder | 21 | 3.3 | 0.4 | 0.7 | – |
| **조미료** | **8** | Seasoning | 20 | 3.8 | 0.5 | 0.3 | 1.15 |
| **조미료, 멸치맛, 가루** | **9** | Seasoning, Anchovy flavored, Powder | 21 | 2.3 | 2.0 | 0.4 | – |
| **조미료, 쇠고기맛, 가루** | **9** | Seasoning, Beef flavored, Powder | 20 | 3.1 | 1.2 | 0.3 | – |
| **조미료, 액상** | **25** | Seasoning, Liquid | 19 | 3.3 | 1.5 | 0.0 | 0.00 |
| **짜장 소스** | **10** | Jajang sauce (Black bean sauce) | 19 | 2.4 | 1.3 | 0.4 | – |
| **짜장 소스, 가루** | **6** | Jajang sauce (Black bean sauce), Powder | 21 | 4.0 | 0.7 | 0.3 | 0.69 |
| **칠리 소스** | **15** | Tomato products, chili sauce | 17 | 3.9 | 0.3 | 0.0 | – |
| **핫 소스** | **40** | Hot sauce | 22 | 2.1 | 0.3 | 0.2 | – |
| **후추, 검은후추, 가루** | **6** | Pepper (*Piper nigrum* L.), Black, Powder | 21 | 4.0 | 0.7 | 0.2 | – |

식품교환표 – 1교환당 : 에너지(단위 kcl), 탄수화물, 단백질, 지방, 총당류 함량 (단위 g)

| 식품명 | 식품 교환량 | 영어명 | 에너지 | 탄수 화물 | 단백질 | 지방 | 총당류 |
|---|---|---|---|---|---|---|---|
| **후추, 흰색후추, 가루** | **5** | Pepper (*Piper nigrum* L.), White, Powder | 18 | 3.4 | 0.5 | 0.3 | 0.03 |

채소군

## 6. 지방군 e-식품교환량ver.2 영양정보

식품교환표 – 1교환당 : 에너지(단위 kcl), 탄수화물, 단백질, 지방, 총당류 함량 (단위 g)

| 식품명 | 식품 교환량 | 영어명 | 에너지 | 탄수화물 | 단백질 | 지방 | 총당류 |
|---|---|---|---|---|---|---|---|
| 견과류 및 종실류 (NUTS AND SEEDS) 23종 | | | | | | | |
| **개암, 헤이즐넛, 말린것** | **7** | Hazelnut, Dried | 46 | 0.9 | 1.4 | 4.1 | – |
| **개암, 헤이즐넛, 볶은것** | **7** | Hazelnut, Roasted and salted | 48 | 1.0 | 1.0 | 4.9 | 0.26 |
| **들깨, 말린것** | **8** | Perilla seed, Dried | 42 | 2.3 | 1.8 | 3.2 | 0.12 |
| **땅콩, 가루** | **8** | Peanut (*Arachis hypogaea*), Powder | 42 | 1.8 | 2.1 | 3.2 | 0.47 |
| **땅콩, 삶은것, 소금첨가** | **15** | Peanut (*Arachis hypogaea*), Boiled, With Salt | 48 | 3.2 | 2.0 | 3.3 | 0.37 |
| **땅콩, 볶은것** | **8** | Peanut (*Arachis hypogaea*), Roasted | 43 | 1.5 | 2.1 | 3.5 | 0.39 |
| **마카다미아넛, 조미, 볶은 것 (기름)** | **6** | Macadamia nut, Seasoned, Oil-roasted | 43 | 0.7 | 0.5 | 4.6 | 0.23 |
| **브라질너트, 볶은것** | **7** | Brazilnuts, Roasted | 47 | 0.7 | 1.0 | 4.8 | 0.16 |
| **수박씨, 조미, 볶은것** | **8** | Watermelon seed, Seasoned, Roasted | 44 | 1.1 | 2.4 | 3.7 | – |
| **아마씨, 볶은것** | **8** | Flax seeds, Roasted | 42 | 2.3 | 1.6 | 3.3 | – |
| **아몬드, 볶은것** | **8** | Almond, Roasted | 45 | 1.5 | 1.8 | 3.8 | 0.32 |
| **잣, 생것** | **7** | Pine nut, Raw | 43 | 1.6 | 1.1 | 3.9 | 0.07 |
| **참깨, 검정깨, 말린것** | **8** | Sesame seeds, Black sesame, Dried | 41 | 2.0 | 1.6 | 3.3 | 0.00 |
| **참깨, 흰깨, 말린것** | **8** | Sesame seeds, White sesame, Dried | 42 | 1.6 | 1.9 | 3.4 | 0.00 |
| **참깨, 흰깨, 볶은것** | **8** | Sesame seeds, White sesame, Roasted | 42 | 1.6 | 1.9 | 3.4 | 0.00 |
| **캐슈넛, 조미한 것** | **8** | Cashew nuts, seasoned | 43 | 2.0 | 1.5 | 3.6 | 0.00 |
| **코코넛, 볶은것** | **8** | Coconut, Roasted | 44 | 3.3 | 0.4 | 3.5 | – |
| **코코넛, 코코넛밀크** | **20** | Coconut milk | 46 | 1.1 | 0.5 | 4.8 | 0.67 |
| **피스타치오넛, 볶은것** | **8** | Pistachio nut (*Pistacia vera* L.), Roasted | 44 | 1.6 | 1.9 | 3.7 | 0.76 |
| **피칸, 조미, 볶은것** | **6** | Pecan (*Carya illinoensis*), Seasoned, Roasted | 43 | 0.8 | 0.6 | 4.5 | 0.24 |

지방군

식품교환표 – 1교환당 : 에너지(단위 kcl), 탄수화물, 단백질, 지방, 총당류 함량 (단위 g)

| 식품명 | 식품 교환량 | 영어명 | 에너지 | 탄수 화물 | 단백질 | 지방 | 총당류 |
|---|---|---|---|---|---|---|---|
| **해바라기씨, 볶은것** | 7 | Common sunflower (*Helianthus annuus* L.) seed, Roasted | 43 | 1.2 | 1.4 | 3.9 | 0.10 |
| **호두, 볶은것** | 7 | Walnut (*Juglans regia* L.), Roasted | 47 | 0.7 | 1.1 | 4.8 | – |
| **호박씨, 말린것** | 8 | Pumpkin (*Cucurbita moschata*) seed, Dried | 44 | 0.4 | 2.8 | 3.9 | 0.00 |
| 과일류 (FRUITS) 2종 | | | | | | | |
| **아보카도, 생것** | 25 | Avocado, Raw | 47 | 1.6 | 0.6 | 4.7 | 0.18 |
| **올리브 피클, 숙과** | 40 | Olive (*Olea europaea* L.), Pickles, Ripe olive | 47 | 1.4 | 0.3 | 4.9 | – |
| 우유 및 유제품류 (MILKS AND MILK PRODUCTS) 8종 | | | | | | | |
| **커피크리머, 액상, 식물성지방** | 20 | Coffee creamer, Liquid, Vegetable fat | 50 | 0.4 | 0.9 | 5.0 | 0.34 |
| **커피크리머, 액상, 유지방** | 20 | Coffee creamer, Liquid, Milk fat | 42 | 1.1 | 1.0 | 3.7 | 0.28 |
| **크림, 유지방 45%** | 10 | Cream, 45% milk fat | 45 | 0.3 | 0.2 | 4.7 | 0.25 |
| **크림, 유지방 38%** | 12 | Cream, 38% milk fat | 45 | 0.4 | 0.2 | 4.6 | – |
| **크림, 경휘핑** | 15 | Cream, Light whipping | 44 | 0.4 | 0.3 | 4.6 | 0.44 |
| **크림, 중휘핑** | 12 | Cream, Heavy whipping | 41 | 0.3 | 0.3 | 4.3 | 0.35 |
| **크림, 하프앤하프** | 40 | Cream, Half and half (Milk and cream) | 49 | 1.9 | 1.3 | 4.2 | 1.65 |
| **크림, 휘핑** | 10 | Cream, Whipping | 41 | 0.5 | 0.2 | 4.2 | – |
| 유지류 (OILS AND FATS) 27종 | | | | | | | |
| **고추기름** | 5 | Hot pepper (*Capsicum annuum* L.), Oil | 44 | 0.0 | 0.0 | 4.8 | 0.00 |
| **닭기름** | 5 | Chicken fat | 43 | 0.0 | 0.0 | 4.8 | 0.00 |
| **돼지기름** | 5 | Lard | 45 | 0.0 | 0.0 | 4.8 | – |
| **들기름** | 5 | Perilla seed oil | 44 | 0.0 | 0.0 | 4.8 | 0.00 |
| **땅콩 버터** | 7 | Peanut butter | 46 | 1.3 | 1.8 | 3.6 | 0.66 |
| **땅콩 버터, 크림** | 8 | Peanut butter, Smooth style | 45 | 1.7 | 1.7 | 3.9 | 0.79 |
| **땅콩기름** | 5 | Peanut oil | 42 | 0.0 | 0.0 | 4.8 | 0.00 |

식품교환표 – 1교환당 : 에너지(단위 kcl), 탄수화물, 단백질, 지방, 총당류 함량 (단위 g)

| 식품명 | 식품 교환량 | 영어명 | 에너지 | 탄수 화물 | 단백질 | 지방 | 총당류 |
|---|---|---|---|---|---|---|---|
| **마가린** | **6** | Margarine | 45 | 0.0 | 0.0 | 4.9 | – |
| **면실유** | **5** | Cotten seed oil | 44 | 0.0 | 0.0 | 4.8 | – |
| **버터** | **6** | Butter | 46 | 0.1 | 0.0 | 4.9 | 0.28 |
| **쇠기름** | **5** | Beef tallow | 45 | 0.0 | 0.0 | 4.8 | – |
| **쇼트닝** | **5** | Shortening | 45 | 0.0 | 0.0 | 4.8 | – |
| **쌀겨기름 (미강유)** | **5** | Rice bran oil | 44 | 0.0 | 0.0 | 4.8 | – |
| **아마씨유** | **5** | Flax seeds, Oil | 42 | 0.0 | 0.0 | 4.8 | 0.00 |
| **아몬드유** | **5** | Almond, Oil | 42 | 0.0 | 0.0 | 4.8 | 0.00 |
| **아보카도유** | **5** | Avocado, Oil | 42 | 0.0 | 0.0 | 4.8 | – |
| **옥수수기름** | **5** | Corn oil | 44 | 0.0 | 0.0 | 4.8 | 0.00 |
| **올리브유** | **5** | Olive (*Olea europaea* L.) oil | 44 | 0.0 | 0.0 | 4.8 | – |
| **유채씨기름** | **5** | Rape (*Brassica napus* L.), Seed oil | 44 | 0.0 | 0.0 | 4.8 | 0.00 |
| **잇꽃씨기름** | **5** | Safflower seed oil | 44 | 0.0 | 0.0 | 4.8 | – |
| **지방, 오리** | **5** | Duck, Fat | 42 | 0.0 | 0.0 | 4.8 | 0.00 |
| **참기름** | **5** | Sesame oil | 44 | 0.0 | 0.0 | 4.8 | 0.00 |
| **코코넛유** | **5** | Coconut oil | 44 | 0.0 | 0.0 | 4.8 | – |
| **콩기름** | **5** | Soybean oil | 44 | 0.0 | 0.0 | 4.7 | 0.00 |
| **팜유** | **5** | Palm oil | 44 | 0.1 | 0.0 | 4.8 | – |
| **포도씨유** | **5** | Grape seed oil | 44 | 0.0 | 0.0 | 4.8 | 0.00 |
| **해바라기유** | **5** | Common sunflower (*Helianthus annuus* L.) seed oil | 44 | 0.0 | 0.0 | 4.8 | – |

식품교환표 – 1교환당 : 에너지(단위 kcl), 탄수화물, 단백질, 지방, 총당류 함량 (단위 g)

| 식품명 | 식품 교환량 | 영어명 | 에너지 | 탄수 화물 | 단백질 | 지방 | 총당류 |
|---|---|---|---|---|---|---|---|
| 조미료류 (SEASONINGS) 6종 | | | | | | | |
| **깨소금, 가루, 볶은것** | **7** | Sesame seeds, Ground, Roasted | 45 | 1.0 | 1.3 | 4.0 | – |
| **마요네즈, 난황** | **6** | Mayonnaise, Egg yolk | 42 | 0.3 | 0.1 | 4.5 | – |
| **마요네즈, 전란** | **6** | Mayonnaise, Whole egg | 43 | 0.4 | 0.1 | 4.5 | 0.08 |
| **샐러드 드레싱, 사우전드아일랜드** | **9** | Salad dressing, Thousand island | 44 | 1.0 | 0.1 | 4.4 | – |
| **샐러드 드레싱, 이탈리안** | **20** | Salad dressing, Italian | 48 | 2.4 | 0.1 | 4.2 | 2.15 |
| **샐러드 드레싱, 프렌치** | **10** | Salad dressing, French | 45 | 1.5 | 0.1 | 4.4 | 1.57 |

# 7. 우유군(일반) e-식품교환량ver.2 영양정보

식품교환표 – 1교환당 : 에너지(단위 kcl), 탄수화물, 단백질, 지방, 총당류 함량 (단위 g)

| 식품명 | 식품 교환량 | 영어명 | 에너지 | 탄수 화물 | 단백질 | 지방 | 총당류 |
|---|---|---|---|---|---|---|---|
| 두류 (PULSES) 4종 | | | | | | | |
| **두유, 대두** | **200** | Soymilk, Soybean | 140 | 9.4 | 8.8 | 7.2 | – |
| **두유, 검은콩** | **150** | Soymilk, Black bean | 129 | 14.8 | 4.8 | 5.7 | 7.07 |
| **두유, 검은콩과 검은참깨** | **150** | Soymilk, Black bean and black sesame | 116 | 13.1 | 5.1 | 4.7 | 7.16 |
| **두유, 콩국물, 소금 0.3%** | **200** | Soymilk, 0.3% Salt | 114 | 7.5 | 9.7 | 5.1 | 1.98 |
| 우유 및 유제품류 (MILKS AND MILK PRODUCTS) 23 종 | | | | | | | |
| **모유** | **200** | Human milk | 130 | 14.4 | 2.2 | 7.0 | 12.80 |
| **분유, 전지** | **25** | Milk powder, Whole milk | 127 | 9.8 | 6.4 | 6.8 | 9.66 |
| **분유, 탈지** | **35** | Milk powder, Skim milk | 125 | 18.6 | 11.9 | 0.3 | 16.16 |
| **산양유** | **200** | Goat's milk | 124 | 8.1 | 6.3 | 7.2 | 6.96 |
| **샤베트** | **100** | Sherbet | 127 | 28.7 | 0.9 | 1.0 | – |
| **아이스밀크** | **80** | Ice milk | 134 | 19.1 | 2.7 | 5.1 | – |
| **아이스크림, 딸기맛** | **70** | Ice cream, Strawberry | 134 | 19.3 | 2.2 | 5.9 | 3.10 |
| **아이스크림, 바닐라맛** | **80** | Ice cream, Vanilla | 143 | 17.8 | 4.0 | 6.3 | 13.84 |
| **아이스크림, 초콜릿맛** | **60** | Ice cream, Chocolate | 130 | 16.9 | 2.3 | 6.6 | 15.22 |
| **아이스크림, 유지방 8%** | **70** | Ice cream, 8% milk fat | 126 | 16.2 | 2.7 | 5.6 | – |
| **아이스크림, 유지방 12%** | **60** | Ice cream, 12% milk fat | 127 | 13.4 | 2.1 | 7.2 | 10.20 |
| **아이스크림, 소프트 아이스크림, 바닐라맛** | **60** | Ice cream, Soft, Vanilla | 124 | 14.2 | 2.1 | 6.6 | 12.73 |
| **연유, 가당** | **30** | Condensed milk, Sweetened | 108 | 19.9 | 2.3 | 2.4 | 15.56 |
| **연유, 무가당** | **100** | Condensed milk, Unsweetened | 127 | 13.1 | 5.6 | 5.7 | 5.05 |
| **요구르트, 액상** | **120** | Yoghurt, Liquid type | 78 | 18.3 | 1.5 | 0.0 | 14.99 |
| **요구르트, 액상 (농후), 식이섬유 첨가** | **140** | Yoghurt, Thick fermented milk, Liquid type, Dietary fiber added | 136 | 19.3 | 4.5 | 4.6 | 13.75 |

식품교환표 – 1교환당 : 에너지(단위 kcl), 탄수화물, 단백질, 지방, 총당류 함량 (단위 g)

| 식품명 | 식품 교환량 | 영어명 | 에너지 | 탄수 화물 | 단백질 | 지방 | 총당류 |
|---|---|---|---|---|---|---|---|
| **요구르트, 액상 (농후), 무첨가, 식이섬유 첨가** | 140 | Yoghurt, Thick fermented milk, Liquid type, Plain, Dietary fiber added | 122 | 17.2 | 3.2 | 4.5 | 7.46 |
| **요구르트, 호상 (농후), 딸기맛** | 140 | Yoghurt, Thick fermented milk, Curd type, Strawberry flavored | 133 | 21.7 | 4.1 | 3.4 | 20.24 |
| **요구르트, 호상 (농후), 무첨가** | 200 | Yoghurt, Thick fermented milk, Curd type, Plain | 140 | 6.7 | 10.4 | 7.7 | 9.18 |
| **우유** | 200 | Cow's milk | 130 | 11.1 | 6.2 | 6.6 | 8.24 |
| **우유, 가공우유, 딸기맛** | 200 | Cow's milk, Processed milk, Strawberry flavored | 136 | 24.7 | 4.6 | 2.2 | 16.26 |
| **우유, 가공우유, 바나나맛** | 150 | Cow's milk, Processed milk, Banana flavored | 135 | 19.7 | 3.9 | 4.5 | 13.77 |
| **우유, 강화우유, 고칼슘** | 200 | Cow's milk, Calcium fortified | 126 | 13.1 | 6.0 | 5.5 | 7.70 |
| 음료류 (BEVERAGES) 2종 | | | | | | | |
| **쉐이크, 딸기맛** | 100 | Shake, Strawberry flavored | 113 | 18.9 | 3.4 | 2.8 | – |
| **쉐이크, 바닐라맛** | 80 | Shake, Vanilla flavored | 118 | 15.7 | 2.7 | 5.2 | 10.90 |

## 8. 우유군(저지방) e-식품교환량ver.2 영양정보

식품교환표 – 1교환당 : 에너지(단위 kcl), 탄수화물, 단백질, 지방, 총당류 함량 (단위 g)

| 식품명 | 식품 교환량 | 영어명 | 에너지 | 탄수 화물 | 단백질 | 지방 | 총당류 |
|---|---|---|---|---|---|---|---|
| 우유 및 유제품류 (MILKS AND MILK PRODUCTS) 5 종 | | | | | | | |
| **요구르트, 액상, 딸기맛** | 100 | Yoghurt, Liquid type, Strawberry flavored milk | 85 | 13.8 | 3.3 | 2.0 | 10.51 |
| **요구르트, 액상, 저당** | 180 | Yoghurt, Liquid type, Low-sugar | 81 | 18.7 | 2.0 | 0.0 | 12.89 |
| **요구르트, 액상, 가당** | 100 | Yoghurt, Liquid type, Sweetened | 85 | 11.7 | 3.0 | 3.0 | 6.48 |
| **요구르트, 액상 (농후), 저지방, 식이섬유 첨가** | 100 | Yoghurt, Thick fermented milk, Liquid type, Low fat, Dietary fiber added | 74 | 12.1 | 3.5 | 1.4 | 8.64 |
| **우유, 저지방우유** | 200 | Cow's milk, Low fat | 84 | 9.7 | 6.9 | 1.8 | 7.18 |

## 9. 과일군 e-식품교환량ver.2 영양정보

식품교환표 – 1교환당 : 에너지(단위 kcl), 탄수화물, 단백질, 지방, 총당류 함량 (단위 g)

| 식품명 | 식품 교환량 | 영어명 | 에너지 | 탄수 화물 | 단백질 | 지방 | 총당류 |
|---|---|---|---|---|---|---|---|
| 과일류 (FRUITS) 187종 | | | | | | | |
| **토마토, 생것** | **250** | Tomato, Raw | 48 | 10.7 | 2.6 | 0.5 | 5.93 |
| **토마토, 데친것** | **300** | Tomato, Blanched | 51 | 12.2 | 2.1 | 0.4 | 6.24 |
| **토마토, 통조림** | **250** | Tomato, Canned | 50 | 11.0 | 2.3 | 0.5 | 9.00 |
| **토마토, 방울토마토, 생것** | **200** | Tomato, Cherry tomato, Raw | 50 | 12.0 | 2.0 | 0.3 | 7.78 |
| **토마토, 유기재배, 생것** | **300** | Tomato, Organic cultivated, Raw | 51 | 11.7 | 2.7 | 0.3 | – |
| **토마토, 흑토마토, 생것** | **250** | Tomato, Black tomato, Raw | 53 | 13.1 | 1.7 | 0.1 | 7.40 |
| **토마토, 흑토마토, 데친것** | **250** | Tomato, Black tomato, Blanched | 48 | 12.0 | 1.7 | 0.1 | 6.85 |
| **토마토, 대저, 생것** | **200** | Tomato, Daejeo, Raw | 46 | 11.7 | 1.5 | 0.1 | 2.90 |
| **토마토, 대저, 데친것** | **200** | Tomato, Daejeo, Blanched | 52 | 13.0 | 1.9 | 0.1 | 7.70 |
| **토마토 주스, 과즙 음료 (75%)** | **120** | Tomato juice, Fruit juice drink (75%) | 49 | 13.1 | 0.5 | 0.0 | 10.08 |
| **토마토 페이스트** | **50** | Tomato paste | 49 | 9.8 | 2.1 | 0.1 | 5.89 |
| **토마토, 퓨레, 통조림** | **120** | Tomato, puree, Canned | 49 | 11.9 | 2.3 | 0.1 | 6.24 |
| **감, 탈삽, 생것** | **80** | Persimmon (*Diospyros kaki* Thunb.), Astringency removed, Raw | 50 | 13.5 | 0.4 | 0.1 | 10.88 |
| **감, 단감, 생것** | **100** | Persimmon (*Diospyros kaki* Thunb.), Hard, Raw | 51 | 13.7 | 0.4 | 0.0 | 10.52 |
| **감, 대봉 (갑주백묵), 생것** | **80** | Persimmon (*Diospyros kaki* Thunb.), Soft (Gapjubaekmuk), Raw | 56 | 15.1 | 0.5 | 0.0 | – |
| **감, 둥시, 말린것** | **20** | Persimmon (*Diospyros kaki* Thunb.), Dungsi, Dried | 45 | 12.1 | 0.3 | 0.0 | 4.85 |
| **감, 연시, 생것** | **80** | Persimmon (*Diospyros kaki* Thunb.), Soft, Raw | 52 | 14.2 | 0.2 | 0.0 | 9.86 |
| **감, 잼, 단감** | **20** | Persimmon (*Diospyros kaki* Thunb.), Jam, Hard | 45 | 11.1 | 0.1 | 0.0 | – |
| **감말랭이, 말린것** | **20** | Persimmon (*Diospyros kaki* Thunb.), Dried, Cubed | 51 | 13.7 | 0.4 | 0.0 | 11.02 |
| **곶감, 말린것** | **20** | Persimmon (*Diospyros kaki* Thunb.), Dried | 43 | 11.5 | 0.4 | 0.0 | 5.95 |

| 식품명 | 식품 교환량 | 영어명 | 에너지 | 탄수 화물 | 단백질 | 지방 | 총당류 |
|---|---|---|---|---|---|---|---|
| **구기자, 열매, 재래종, 생것** | **80** | Goji berries, Korean native, Raw | 55 | 8.2 | 3.6 | 1.6 | 5.85 |
| **구아바, 생것** | **120** | Guava (*Psidium guajava* L.), Raw | 46 | 11.9 | 0.7 | 0.1 | 4.20 |
| **구아바, 넥타, 과육 20%** | **100** | Guava (*Psidium guajava* L.), Nectar, With 20% fruit flesh | 51 | 12.3 | 0.1 | 0.1 | 9.90 |
| **구아바 주스, 과즙 음료 (10%)** | **100** | Guava (*Psidium guajava* L.) juice, Fruit juice drink (10%) | 51 | 12.3 | 0.1 | 0.1 | – |
| **구즈베리, 생것** | **100** | Gooseberries, Raw | 52 | 13.2 | 1.0 | 0.1 | 10.90 |
| **귤, 통조림** | **80** | Mandarin Orange, Canned | 51 | 13.0 | 1.0 | 0.2 | – |
| **귤, 부지화 (한라봉), 생것** | **100** | Mandarin orange, Hallabong, Raw | 52 | 13.3 | 1.0 | 0.1 | 9.80 |
| **귤, 온주밀감, 생것** | **140** | Mandarin orange, Satsuma mandarin, Raw | 50 | 13.2 | 0.9 | 0.1 | 7.10 |
| **귤, 조생, 생것** | **120** | Mandarin orange, Early-maturing cultivar, Raw | 47 | 11.9 | 0.8 | 0.1 | – |
| **귤, 천혜향, 생것** | **120** | Mandarin orange, Cheonhyehyang, Raw | 53 | 13.6 | 1.0 | 0.0 | 10.82 |
| **귤, 잼** | **15** | Mandarin oranges, Jam | 46 | 11.4 | 0.2 | 0.0 | – |
| **귤 주스, 천연과즙** | **120** | Mandarin orange juice, Natural fruit juice | 47 | 12.5 | 0.2 | 0.1 | – |
| **금귤, 생것** | **60** | Kumquat (*Fortunella japonica* var. margarita), Raw | 44 | 11.3 | 0.7 | 0.1 | 7.06 |
| **꾸지뽕, 열매, 생것** | **60** | Silkworm thorn (*Cudrania tricuspidata*), Fruit, Raw | 44 | 8.3 | 1.0 | 1.3 | 5.94 |
| **다래, 생것** | **80** | Vine-pear (*Actinidia arguta*), Raw | 54 | 13.0 | 1.3 | 0.3 | – |
| **대추, 생것** | **50** | Jujube (*Ziziphus jujuba* Mill.), Raw | 53 | 13.8 | 0.7 | 0.1 | 12.17 |
| **대추, 말린것** | **20** | Jujube (*Ziziphus jujuba* Mill.), Dried | 55 | 14.5 | 0.7 | 0.1 | 11.82 |
| **대추야자, 말린것** | **20** | Date, Dried | 53 | 14.3 | 0.4 | 0.0 | 11.80 |
| **두리안, 생것** | **40** | Durian, Raw | 53 | 10.8 | 0.9 | 1.3 | – |
| **딸기, 개량종, 생것** | **140** | Strawberries, Improved, Raw | 50 | 12.5 | 1.1 | 0.3 | – |

| 식품명 | 식품 교환량 | 영어명 | 에너지 | 탄수 화물 | 단백질 | 지방 | 총당류 |
|---|---|---|---|---|---|---|---|
| **딸기, 설향, 생것** | **160** | Strawberries, Seolhyang, Raw | 54 | 13.6 | 1.1 | 0.1 | 9.74 |
| **딸기, 재래종, 생것** | **180** | Strawberries, Native, Raw | 52 | 13.0 | 1.4 | 0.2 | – |
| **딸기, 잼** | **15** | Strawberries, Jam | 45 | 11.3 | 0.1 | 0.0 | 7.98 |
| **라임, 생것** | **180** | Lime, Raw | 54 | 19.0 | 1.3 | 0.4 | 3.04 |
| **라임 주스, 캔** | **250** | Lime juice, Canned | 53 | 16.7 | 0.6 | 0.6 | 3.43 |
| **라임 주스, 천연과즙** | **200** | Lime juice, Natural fruit juice | 50 | 16.8 | 0.8 | 0.1 | 3.38 |
| **라즈베리, 냉동** | **100** | Raspberries, Frozen, Unsweetened | 52 | 11.9 | 1.2 | 0.7 | 4.42 |
| **라즈베리, 생것** | **100** | Raspberries, Raw | 52 | 11.9 | 1.2 | 0.7 | 4.42 |
| **람부탄, 통조림** | **60** | Rambutan, Canned, syrup | 49 | 12.5 | 0.4 | 0.1 | – |
| **레몬, 생것** | **180** | Lemon, Raw | 50 | 16.7 | 1.3 | 0.1 | 3.38 |
| **레몬 과즙** | **200** | Lemon, Fruit juice | 52 | 17.2 | 0.8 | 0.4 | 6.20 |
| **리치, 생것** | **80** | Lychee (*Litchi chinensis* Sonn.), Raw | 50 | 13.1 | 0.8 | 0.1 | 11.92 |
| **리치, 냉동** | **80** | Lychee (*Litchi chinensis* Sonn.), Frozen | 45 | 11.6 | 0.7 | 0.1 | 9.77 |
| **망고, 생것** | **80** | Mango, Raw | 49 | 12.8 | 0.6 | 0.1 | 4.28 |
| **망고 주스, 가당** | **180** | Mango juice, Sweetened | 50 | 13.9 | 0.1 | 0.0 | 11.27 |
| **망고스틴, 생것** | **80** | Mangosteen, Raw | 54 | 14.0 | 0.5 | 0.2 | – |
| **매실, 생것** | **120** | Japanese apricot (*Prunus mume* Siebold & Zucc.), Raw | 49 | 9.4 | 1.3 | 1.3 | – |
| **매실 농축액, 당절임** | **30** | Japanese apricot (*Prunus mume* Siebold & Zucc.), Concentrates, Preserved with sugar | 54 | 13.5 | 0.1 | 0.0 | 10.77 |
| **매실 절임, 염절임** | **160** | Japanese apricot (*Prunus mume* Siebold & Zucc.), Salted | 53 | 16.8 | 1.4 | 0.3 | – |
| **머루, 과육, 생것** | **120** | Wild grape (*Vitis vulpina* L.), Flesh, Raw | 53 | 13.8 | 0.7 | 0.1 | – |

과일군

| 식품명 | 식품 교환량 | 영어명 | 에너지 | 탄수 화물 | 단백질 | 지방 | 총당류 |
|---|---|---|---|---|---|---|---|
| **머루, 개량종, 생것** | 80 | Wild grape (*Ficus carica* L.), Improved, Raw | 50 | 12.7 | 0.6 | 0.2 | – |
| **머루, 머스켓베일리에이, 생것** | 60 | Wild grape, Muscat Bailey A, Raw | 49 | 11.7 | 0.2 | 0.7 | 10.25 |
| **머루 주스** | 60 | Wild grape (*Ficus carica* L.) juice | 49 | 13.1 | 0.2 | 0.1 | – |
| **멜론, 머스크, 생것** | 120 | Melon, Musk, Raw | 48 | 11.6 | 1.8 | 0.0 | 9.91 |
| **모과, 생것** | 60 | Chinese quince (*Pseudocydonia sinensis*), Raw | 47 | 12.0 | 0.4 | 0.2 | – |
| **무화과, 생것** | 100 | Fig (*Ficus carica* L.), Raw | 54 | 14.3 | 0.6 | 0.1 | 10.80 |
| **무화과, 말린것** | 15 | Fig (Ficus carica L.), Dried | 48 | 11.6 | 0.7 | 0.5 | 8.84 |
| **무화과, 통조림** | 60 | Fig (*Ficus carica* L.), Canned | 49 | 11.6 | 0.3 | 0.1 | – |
| **무화과, 승정도후인, 생것** | 100 | Fig (*Ficus carica* L.), Masui dauphine, Raw | 52 | 13.5 | 0.7 | 0.1 | 11.28 |
| **무화과, 봉래시, 생것** | 120 | Fig (*Ficus carica* L.), Horaish, Raw | 54 | 13.8 | 1.0 | 0.1 | 12.92 |
| **바나나, 생것** | 60 | Banana, Raw | 50 | 13.2 | 0.7 | 0.1 | 8.78 |
| **바나나, 말린것** | 15 | Banana, Dried | 45 | 11.8 | 0.6 | 0.1 | – |
| **바나나, 튀긴것** | 10 | Banana, Fried | 52 | 6.9 | 0.2 | 2.6 | 1.61 |
| **배, 돌배, 껍질 포함, 생것** | 100 | Pear, Wild pear, With skin, Raw | 48 | 12.8 | 0.4 | 0.1 | – |
| **배, 신고, 생것** | 100 | Pear, Singo, Raw | 46 | 12.4 | 0.3 | 0.0 | 4.70 |
| **배, 만풍, 생것** | 120 | Pear, Manpung, Raw | 53 | 14.4 | 0.3 | 0.0 | 11.82 |
| **배, 원황, 생것** | 100 | Pear, Wonwhang, Raw | 46 | 12.3 | 0.3 | 0.0 | 5.23 |
| **배즙** | 100 | Pear, Fruit juice | 52 | 13.0 | 0.3 | 0.5 | – |
| **배 주스** | 120 | Pear juice | 50 | 14.1 | 0.0 | 0.0 | 12.18 |
| **버찌, 생것** | 80 | Cherry, Raw | 48 | 11.9 | 1.4 | 0.1 | – |

| 식품명 | 식품 교환량 | 영어명 | 에너지 | 탄수 화물 | 단백질 | 지방 | 총당류 |
|---|---|---|---|---|---|---|---|
| **버찌, 통조림** | **60** | Cherry, Canned | 44 | 10.6 | 0.4 | 0.1 | 8.04 |
| **버찌, 미국산, 생것** | **80** | Cherry, Raw, USA | 53 | 13.7 | 1.0 | 0.1 | 10.88 |
| **복분자, 생것** | **80** | Korean bramble (*Rubus coreanus*), Raw | 48 | 9.8 | 1.1 | 1.0 | – |
| **복숭아, 당절임** | **15** | Peach, Preserved with sugar | 47 | 11.3 | 0.4 | 0.0 | – |
| **복숭아, 백도, 생것** | **100** | Peach, White, Raw | 49 | 13.1 | 0.6 | 0.0 | 9.45 |
| **복숭아, 백도, 고형물, 통조림** | **80** | Peach, White, Solids, Canned | 54 | 13.2 | 0.3 | 0.0 | 11.82 |
| **복숭아, 백도, 액즙, 통조림** | **80** | Peach, White, Liquids, Canned | 50 | 12.5 | 0.2 | 0.0 | 10.96 |
| **복숭아, 백도, 통조림** | **60** | Peach, White, Canned | 48 | 11.7 | 0.1 | 0.1 | – |
| **복숭아, 천도, 생것** | **160** | Peach, Nectarine, Raw | 51 | 12.6 | 1.5 | 0.1 | 7.47 |
| **복숭아, 황도, 생것** | **100** | Peach, Yellow, Raw | 49 | 13.0 | 0.4 | 0.0 | 9.29 |
| **복숭아, 황도, 통조림** | **80** | Peach, Yellow, Canned | 54 | 13.0 | 0.2 | 0.1 | – |
| **복숭아, 황도, 고형물, 통조림** | **60** | Peach, Yellow, Solids, Canned | 50 | 12.2 | 0.3 | 0.0 | 11.10 |
| **복숭아, 황도, 액즙, 통조림** | **60** | Peach, Yellow, Liquids, Canned | 47 | 11.8 | 0.1 | 0.0 | 11.45 |
| **복숭아, 천중도, 생것** | **100** | Peach, CheonJungdo, Raw | 49 | 11.2 | 0.7 | 0.8 | 10.21 |
| **복숭아, 넥타** | **100** | Peach, Nectar | 54 | 13.0 | 0.3 | 0.0 | 9.92 |
| **복숭아, 잼** | **20** | Peach, Jam | 42 | 10.4 | 0.1 | 0.0 | 8.67 |
| **블랙베리, 생것** | **120** | Blackberries (*Rubus fruticosus* L.), Raw | 52 | 10.4 | 0.8 | 1.4 | 6.91 |
| **블루베리, 생것** | **100** | Blueberries, Raw | 48 | 12.6 | 0.6 | 0.1 | 5.54 |
| **블루베리, 말린것** | **15** | Blueberries, Dried | 49 | 12.5 | 0.7 | 0.2 | 7.44 |
| **블루베리, 냉동** | **120** | Blueberries, Frozen | 49 | 12.1 | 1.0 | 0.3 | 7.97 |

| 식품명 | 식품 교환량 | 영어명 | 에너지 | 탄수화물 | 단백질 | 지방 | 총당류 |
|---|---|---|---|---|---|---|---|
| **블루베리, 통조림** | **60** | Blueberries, Canned, Heavy syrup | 53 | 13.2 | 0.4 | 0.2 | 12.28 |
| **블루베리, 잼** | **20** | Blueberries, Jam | 57 | 14.0 | 0.0 | 0.0 | 8.89 |
| **비파, 생것** | **120** | Loquat (*Eriobotrya japonica* (Thunb.) Lindl.), Raw | 54 | 14.6 | 0.3 | – | 12.96 |
| **사과, 부사 (후지), 생것** | **100** | Apple, Fuji, Raw | 53 | 14.4 | 0.2 | 0.0 | 11.14 |
| **사과, 아오리, 껍질제거, 생것** | **100** | Apple, Aorie, Without skin, Raw | 52 | 14.2 | 0.3 | 0.0 | 8.85 |
| **사과, 아오리, 껍질 포함, 생것** | **100** | Apple, Aorie, With skin Raw | 49 | 13.4 | 0.3 | 0.0 | 8.17 |
| **사과, 홍옥, 생것** | **80** | Apple, Hongok, Raw | 45 | 12.1 | 0.2 | 0.0 | 8.59 |
| **사과, 잼** | **20** | Apple, jam | 53 | 13.2 | 0.0 | 0.0 | – |
| **사과 주스, 캔** | **100** | Apple juice, Canned | 46 | 11.6 | 0.0 | 0.0 | 9.06 |
| **사과 주스, 농축 과즙** | **120** | Apple juice, Concentrated fruit juice | 52 | 13.7 | 0.1 | 0.2 | 12.36 |
| **사과 주스, 가당** | **180** | Apple juice, Sweetened | 52 | 13.1 | 0.0 | 0.0 | 9.05 |
| **사과 주스, 무가당** | **120** | Apple juice, Unsweetened | 52 | 13.9 | 0.2 | 0.1 | – |
| **산딸기, 생것** | **100** | Raspberries, Raw | 55 | 13.6 | 1.4 | 0.2 | 7.80 |
| **산수유, 열매, 생것** | **40** | Japnaese cornel (*Cornus officinalis*), Fruit, Raw | 45 | 9.5 | 0.3 | 1.1 | 4.13 |
| **살구, 생것** | **180** | Apricot, Raw | 54 | 12.8 | 2.2 | 0.1 | 13.30 |
| **살구, 말린것** | **20** | Apricot, Dried | 52 | 13.7 | 0.6 | 0.0 | 5.12 |
| **살구, 통조림** | **100** | Apricot, Canned, With skin, Solids and liquids | 48 | 12.3 | 0.6 | 0.0 | 10.74 |
| **살구, 잼** | **15** | Apricot, jam | 46 | 11.3 | 0.1 | 0.0 | 8.41 |
| **석류, 생것** | **60** | Pomegranate (*Punica granatum* L.), Raw | 46 | 12.4 | 0.2 | 0.1 | 5.96 |
| **수박, 적육질, 생것** | **160** | Watermelon, Red pulp, Raw | 50 | 12.5 | 1.3 | 0.1 | 8.10 |

| 식품명 | 식품 교환량 | 영어명 | 에너지 | 탄수화물 | 단백질 | 지방 | 총당류 |
|---|---|---|---|---|---|---|---|
| **수박, 황육질, 생것** | **140** | Watermelon, Yellow pulp, Raw | 50 | 13.0 | 0.9 | 0.1 | 7.74 |
| **아로니아, 네로, 생것** | **80** | Black chokeberries (*Aronia melanocarpa* (Michx.) Elliott), Nero, Raw | 48 | 12.3 | 0.7 | 0.2 | 3.59 |
| **아세로라, 감미종, 생것** | **140** | Acerola (*Malpighia glabra*), Sweet acerola cultivars, Raw | 50 | 12.6 | 1.0 | 0.1 | – |
| **애플수박, S-비너스, 생것** | **120** | Watermelon, S-Vinus, raw | 48 | 10.1 | 1.1 | 1.0 | 7.48 |
| **앵두, 생것** | **80** | Korean cherry, Raw | 49 | 12.2 | 0.9 | 0.2 | – |
| **엘더베리, 생것** | **60** | Elderberries (*Sambucus nigra* L.), Raw | 44 | 11.0 | 0.4 | 0.3 | – |
| **오디, 생것** | **80** | Mulberries (*Morus alba* L.), Raw | 45 | 11.2 | 0.6 | 0.3 | – |
| **오렌지, 생것** | **120** | Orange, Raw | 53 | 13.4 | 1.1 | 0.1 | – |
| **오렌지 마멀레이드** | **20** | Orangc, Marmalade | 45 | 12.3 | 0.1 | 0.0 | – |
| **오렌지 주스** | **120** | Orange juice | 50 | 12.6 | 0.8 | 0.2 | – |
| **오렌지 주스, 캔** | **120** | Orange juice, Canned | 49 | 13.7 | 0.1 | 0.0 | 11.50 |
| **오렌지 주스, 가당** | **160** | Orange Juice, Sweetened | 54 | 14.3 | 0.8 | 0.1 | 10.43 |
| **오렌지 주스, 무가당** | **120** | Orange juice, Unsweetened | 47 | 12.0 | 0.8 | 0.1 | – |
| **오미자, 생것** | **60** | Five-flavor magnolia vine (*Schisandra chinensis* (Turcz.) Baill.), Raw | 49 | 7.7 | 1.3 | 2.0 | – |
| **오미자, 말린것** | **15** | Five-flavor magnolia vine (*Schisandra chinensis* (Turcz.) Baill.), Dried | 54 | 9.2 | 1.3 | 2.0 | – |
| **용과, 백육종, 생것** | **120** | Dragon fruit (*Hylocereus undatus* (Haw.) Britton & Rose), White, Raw | 53 | 12.4 | 1.2 | 0.5 | – |
| **용과, 황색종, 생것** | **100** | Dragon fruit (*Hylocereus undatus* (Haw.) Britton & Rose), Yellow, Raw | 54 | 13.9 | 1.0 | 0.1 | – |
| **유자, 과육, 생것** | **120** | Yuzu (*Citrus junos* Siebold ex Tanaka), Pulp, Raw | 48 | 12.3 | 1.0 | 0.1 | 2.69 |
| **유자, 전체, 생것** | **100** | Yuzu (*Citrus junos* Siebold ex Tanaka), Whole, Raw | 49 | 12.5 | 0.9 | 0.1 | 4.10 |
| **유자, 껍질, 생것** | **100** | Yuzu (*Citrus junos* Siebold ex Tanaka), With skin, Raw | 55 | 14.2 | 1.0 | 0.1 | 5.87 |

| 식품명 | 식품 교환량 | 영어명 | 에너지 | 탄수화물 | 단백질 | 지방 | 총당류 |
|---|---|---|---|---|---|---|---|
| **유자 농축액, 당절임** | **20** | Yuzu (*Citrus junos* Siebold ex Tanaka), Concentrated juice, Preserved with sugar | 49 | 12.0 | 0.1 | 0.0 | – |
| **자두, 생것** | **200** | Plum, Raw | 52 | 10.6 | 1.0 | 1.2 | – |
| **자두, 후무사, 생것** | **120** | Plum, Formosa, Raw | 53 | 13.8 | 0.8 | 0.1 | 10.70 |
| **자몽 (그레이프프루트), 생것** | **160** | Grapefruit, Raw | 51 | 12.7 | 1.3 | 0.1 | 6.72 |
| **자몽 (그레이프프루트) 주스, 천연과즙** | **120** | Grapefruit juice, Natural fruit juice | 48 | 12.4 | 0.7 | 0.1 | 10.44 |
| **자몽 (그레이프프루트) 주스, 가당, 캔** | **100** | Grapefruit juice, Sweetened, Canned | 46 | 11.1 | 0.6 | 0.1 | 11.03 |
| **자몽 (그레이프프루트) 주스, 무가당, 캔** | **160** | Grapefruit juice, Unsweetened, Canned | 54 | 12.7 | 0.9 | 0.2 | 11.52 |
| **잭프루트, 생것** | **50** | Jackfruit, Raw | 48 | 11.6 | 0.9 | 0.3 | 9.54 |
| **참외, 씨 포함, 생것** | **100** | Oriental melon (*Cucumis melos* ubsp. melo), With seeds, Raw | 47 | 11.0 | 1.6 | 0.3 | 9.08 |
| **참외, 씨 제거, 생것** | **120** | Oriental melon (*Cucumis melo* subsp. melo), Without seeds, Raw | 54 | 13.5 | 1.6 | 0.0 | 11.77 |
| **체리, 생것** | **80** | Cherry (*Prunus pauciflora* BUNGE), Raw | 54 | 13.5 | 1.3 | 0.0 | 5.44 |
| **체리, 고형물, 통조림** | **40** | Cherry (*Prunus pauciflora* BUNGE), Solids, Canned | 54 | 13.3 | 0.1 | 0.0 | 9.04 |
| **체리, 액즙, 통조림** | **40** | Cherry (*Prunus pauciflora* BUNGE), Liquids, Canned | 55 | 13.6 | 0.0 | 0.0 | 9.08 |
| **크랜베리, 생것** | **100** | Cranberries (*Vaccinium macrocarpon* Aiton), Raw | 46 | 12.0 | 0.5 | 0.1 | 4.27 |
| **크랜베리, 말린것** | **15** | Cranberries (*Vaccinium macrocarpon* Aiton), Dried | 47 | 12.9 | 0.0 | 0.1 | 11.15 |
| **크랜베리 주스, 칵테일** | **100** | Cranberries (*Vaccinium macrocarpon* Aiton) juice, Cocktail | 54 | 13.5 | 0.0 | 0.1 | 11.87 |
| **키위, 골드, 생것** | **100** | kiwifruit, Gold, Raw | 54 | 13.7 | 0.8 | 0.3 | 7.07 |
| **키위, 그린, 생것** | **80** | kiwifruit, Green, Raw | 53 | 12.9 | 0.7 | 0.5 | 5.38 |
| **키위 주스, 퓨레 40%** | **30** | Kiwifruit juice, Puree 40% | 54 | 14.9 | 0.1 | 0.0 | 9.70 |
| **탱자, 생것** | **60** | Trifoliate orange (*Poncirus trifoliata* (L.) Raf.), Raw | 50 | 11.1 | 0.8 | 0.9 | – |

| 식품명 | 식품 교환량 | 영어명 | 에너지 | 탄수화물 | 단백질 | 지방 | 총당류 |
|---|---|---|---|---|---|---|---|
| **파인애플, 생것** | 100 | Pineapple, Raw | 53 | 14.3 | 0.5 | 0.0 | 10.26 |
| **파인애플, 고형물, 통조림** | 60 | Pineapple, Solids, Canned | 47 | 11.5 | 0.2 | 0.0 | 9.49 |
| **파인애플, 액즙, 통조림** | 60 | Pineapple, Liquids, Canned | 46 | 11.3 | 0.1 | 0.0 | 7.81 |
| **파인애플 주스, 캔** | 100 | Pineapple juice, Canned | 53 | 12.9 | 0.4 | 0.1 | 9.98 |
| **파인애플 주스, 농축 과즙** | 120 | Pineapple juice, Concentrated fruit juice | 52 | 13.8 | 0.5 | 0.0 | 10.54 |
| **파인애플 주스, 천연과즙** | 120 | Pineapple juice, Natural fruit juice | 49 | 13.3 | 0.1 | 0.1 | 11.88 |
| **파파야, 완숙, 생것** | 120 | Papaya (*Carica papaya* L.), Full ripening, Raw | 47 | 11.9 | 0.9 | 0.1 | 10.55 |
| **파파야, 그린파파야, 생것** | 250 | Papaya (*Carica papaya* L.), Green, Raw | 50 | 12.1 | 1.3 | 0.2 | 4.13 |
| **패션프루트 주스, 황색과육** | 80 | Passion fruit (*Passiflora edulis* Sims) juice, Yellow pulp | 48 | 11.6 | 0.5 | 0.1 | 11.40 |
| **패션프루트 주스, 자색과육** | 100 | Passion fruit (*Passiflora edulis* Sims) juice, Purple pulp | 51 | 13.6 | 0.4 | 0.1 | 13.40 |
| **포도, 건포도, 말린것** | 15 | Raisin | 45 | 11.8 | 0.4 | 0.1 | 10.01 |
| **포도, 통조림** | 80 | Grape, Canned | 55 | 13.7 | 0.1 | 0.0 | 11.90 |
| **포도, 거봉, 생것** | 80 | Grape, Kyoho (Large), Raw | 49 | 13.1 | 0.3 | 0.0 | 10.24 |
| **포도, 거봉, 껍질 포함, 생것** | 80 | Grape, Kyoho (Large), With skin, Raw | 54 | 14.6 | 0.5 | 0.0 | 9.86 |
| **포도, 청포도, 생것** | 100 | Grape, Green variety, Raw | 48 | 12.6 | 0.3 | 0.2 | - |
| **포도, 캠벨얼리, 생것** | 80 | Grape, Campbell early, Raw | 48 | 12.1 | 0.5 | 0.3 | 8.30 |
| **포도, 캠벨얼리, 껍질 포함, 생것** | 100 | Grape, Campbell early, With skin, Raw | 51 | 13.6 | 0.6 | 0.1 | 9.16 |
| **포도, 청포도 (힘로드시드레스), 껍질 포함, 생것** | 120 | Grape, Green variety, Himrod seedless, With skin, Raw | 54 | 14.5 | 0.5 | 0.0 | 10.18 |
| **포도, 청포도(샤인머스켓), 껍질 포함, 생것** | 80 | Grape, Green variety, Shine Muskat, With skin, Raw | 55 | 14.8 | 0.4 | 0.0 | 12.68 |
| **포도, 잼** | 15 | Grape, Jam | 44 | 10.9 | 0.0 | 0.0 | 9.03 |

| 식품명 | 식품 교환량 | 영어명 | 에너지 | 탄수화물 | 단백질 | 지방 | 총당류 |
|---|---|---|---|---|---|---|---|
| **포도 주스** | **100** | Grape juice | 47 | 12.9 | 0.2 | 0.0 | 10.87 |
| **포도 주스, 캔** | **80** | Grape juice, Canned | 48 | 11.8 | 0.3 | 0.1 | 11.36 |
| **포도 주스, 농축 과즙** | **100** | Grape juice, Concentrated fruit juice | 47 | 12.1 | 0.3 | 0.3 | 11.70 |
| **포도 주스, 천연과즙** | **100** | Grape juice, Natural fruit juice | 55 | 14.5 | 0.3 | 0.2 | 13.90 |
| **포도즙, 천연과즙** | **100** | Grape juice, Natural fruit juice | 48 | 12.6 | 0.7 | 0.0 | 9.71 |
| **프루트칵테일, 통조림** | **60** | Fruit cocktail, Canned | 45 | 11.1 | 0.1 | 0.0 | 11.34 |
| **프루트펀치, 통조림** | **100** | Fruit punch, Canned | 48 | 12.0 | 0.0 | 0.0 | 11.29 |
| 차류 (TEAS) 1종 | | | | | | | |
| **유자차, 고형물 포함, 용액** | **60** | Yuzu (*Citrus junos* Siebold ex Tanaka) tea, Solids and liquds | 43 | 10.8 | 0.0 | 0.0 | 8.16 |
| 음료류 (BEVERAGES) 4종 | | | | | | | |
| **과일채소 음료** | **120** | Fruit and vegetable drinks | 47 | 10.4 | 1.0 | 0.1 | 8.56 |
| **과일채소 음료, 녹즙, 케일, 신선초, 당근, 돌미나리** | **180** | Vegetable juice | 50 | 10.2 | 1.8 | 0.2 | 3.38 |
| **레모네이드** | **120** | Lemonade, Prepared with water | 46 | 11.5 | 0.0 | 0.0 | 10.45 |
| **매실 음료** | **100** | Japanese apricot (*Prunus mume* Siebold & Zucc.) drink | 55 | 13.1 | 0.1 | 0.2 | – |
| 조미료류 (SEASONINGS) 6종 | | | | | | | |
| **발사믹식초** | **60** | Vinegar, Balsamic | 53 | 10.2 | 0.3 | 0.0 | 8.97 |
| **식초, 사과식초** | **400** | Vinegar, Apple, With acetic acid 5.0% | 44 | 10.8 | 0.0 | 0.0 | – |
| **식초, 쌀식초** | **100** | Vinegar, Rice, With acetic 4.5% | 46 | 7.4 | 0.2 | 0.0 | – |
| **식초, 포도식초** | **250** | Vinegar, Grape, With acetic acid 4.8% | 55 | 3.0 | 0.3 | Tr | – |
| **토마토 소스** | **120** | Tomato sauce | 53 | 10.2 | 2.4 | 0.2 | 6.36 |
| **토마토 소스, 케첩** | **40** | Tomato ketchup | 54 | 12.7 | 0.7 | 0.0 | 5.39 |

# 10. 알코올군 e-식품교환량ver.2 영양정보

식품교환표 – 1교환당 : 에너지(단위 kcl), 탄수화물, 단백질, 지방, 총당류 함량 (단위 g)

| 식품명 | 식품 교환량 | 영어명 | 에너지 | 탄수 화물 | 단백질 | 지방 | 총당류 |
|---|---|---|---|---|---|---|---|
| 주류 (ALCOHOLS) 25종 | | | | | | | |
| **고량주, 알코올 50%** | 30 | Kaoliang liguor, 50% Alcohol | 107 | 0.0 | 0.0 | 0.0 | 0.00 |
| **돌복숭아주** | 300 | Alcoholic beverage, Wild peach (*Prunus persica* Batsch var. *davidiana* Max), Liquor | 105 | 21.6 | 0.3 | 1.8 | – |
| **드라이진** | 40 | Alcoholic beverage, gin, 50% Alcohol | 114 | 0.0 | 0.0 | Tr | – |
| **럼** | 40 | Alcoholic beverage, Rum | 96 | 0.0 | 0.0 | Tr | – |
| **막걸리, 알코올 6%** | 200 | Alcoholic beverage, Makgeolli, 6% Alcohol | 108 | 3.1 | 2.0 | 0.3 | 1.04 |
| **매실주** | 60 | Alcoholic beverage, Japanese apricots, Liquor | 94 | 12.4 | 0.1 | Tr | – |
| **맥주, 알코올 4.5%** | 200 | Alcoholic beverage, Beer, 4.2% Alcohol | 92 | 6.5 | 0.4 | 0.0 | 0.34 |
| **맥주, 흑맥주, 알코올 4.2%** | 200 | Alcoholic beverage, Black beer, 4.2% Alcohol | 92 | 7.2 | 0.8 | Tr | – |
| **보드카, 알코올 40%** | 40 | Vodka, With alcohol 40% | 96 | Tr | 0.0 | 0.0 | – |
| **복분자주, 알코올 15%** | 70 | Korean bramble (*Rubus coreanus*) wine, 15% Alcohol | 96 | 5.2 | 0.1 | 0.0 | 3.67 |
| **브랜디, 알코올 43%** | 40 | Brandy, 43% Alcohol | 95 | 0.0 | 0.0 | 0.0 | – |
| **샴페인, 알코올 6%** | 200 | Alcoholic beverage, Champagne, 6% Alcohol | 90 | 1.0 | 0.0 | 0.0 | – |
| **소주, 알코올 17.8%** | 80 | Soju (Distilled liquor), 17.8% Alcohol | 102 | 0.1 | 0.0 | 0.0 | 0.00 |
| **소주, 알코올 25%** | 60 | Soju (Distilled liquor), 25% Alcohol | 107 | 0.0 | 0.0 | 0.0 | – |
| **오가피주, 알코올 13%** | 90 | Ogapiju (*Acanthopanax sessiliflorum* Seeman, Liquor), 13% Alcohol | 96 | 1.7 | 1.5 | tr | – |
| **위스키, 알코올 40%** | 40 | Whisky, 40% Alcohol | 114 | 0.0 | 0.0 | 0.0 | 0.01 |
| **청주, 알코올 16%** | 80 | Cheongju (Sake), 16% Alcohol | 106 | 3.4 | 0.3 | 0.0 | 2.63 |
| **칵테일, 다이키리** | 80 | Cocktail, Daiquiri | 100 | 12.6 | 0.0 | 0.0 | – |
| **칵테일, 테킬라썬라이즈** | 90 | Cocktail, Tequila sunrise | 99 | 10.2 | 0.3 | 0.1 | – |
| **칵테일, 위스키사우어, 알코올 16.8%** | 70 | Cocktail, Whisky sour, 16.8% Alcohol | 104 | 9.2 | 0.0 | 0.0 | – |

| 식품명 | 식품 교환량 | 영어명 | 에너지 | 탄수 화물 | 단백질 | 지방 | 총당류 |
|---|---|---|---|---|---|---|---|
| **칵테일, 페퍼민트, 알코올 20%** | **30** | Cocktail, Peppermint, 20% Alcohol | 91 | 11.3 | 0.0 | 0.0 | – |
| **칵테일, 피냐콜라다, 알코올 9.9%** | **40** | Cocktail, Pina colada, 9.9% Alcohol | 95 | 11.0 | 0.2 | 3.0 | – |
| **포도주, 백포도주, 알코올 12%** | **100** | Wine, White, 12% Alcohol | 96 | 2.4 | 0.2 | 0.0 | – |
| **포도주, 적포도주, 알코올 12%** | **100** | Wine, Red, 12% alcohol | 105 | 4.8 | 0.2 | 0.0 | – |
| **포도주, 적포도주, 알코올 13%** | **100** | Wine, Red, 13% Alcohol | 101 | 1.9 | 0.2 | 0.0 | 0.02 |
| 조미료류 (SEASONINGS) 1종 | | | | | | | |
| **맛술** | **70** | Cooking alcohol, Mirin | 102 | 24.9 | 0.2 | 0.2 | |

알코올군

# 11. 조리가공품군 e-식품교환량ver.2 영양정보

식품교환표 – 1교환당 : 에너지(단위 kcl), 탄수화물, 단백질, 지방, 총당류 함량 (단위 g)

| 식품명 | 식품 교환량 | 영어명 | 에너지 | 탄수 화물 | 단백질 | 지방 | 총당류 |
|---|---|---|---|---|---|---|---|
| 조리가공식품류 (PREPARED FOODS) 130종 | | | | | | | |
| **간짜장** | 80 | Ganjjajang, Cooked | 102 | 16.5 | 2.7 | 2.7 | – |
| **갈비탕** | 250 | Galbitang (Short rib soup), Cooked | 100 | 3.3 | 11.5 | 4.5 | – |
| **게살죽, 끓인것** | 140 | Rice gruel, Crab meat, Cooked | 99 | 18.8 | 3.1 | 1.3 | – |
| **고추잡채** | 80 | Gochujapchae (Stir–fried Korean chili peppers and pork), Cooked | 102 | 10.5 | 4.4 | 4.8 | – |
| **곰탕** | 120 | Gomtang (beef–bone soup), Cooked | 100 | 1.2 | 12.0 | 5.2 | – |
| **김밥** | 60 | Gimbap, Cooked | 95 | 17.3 | 2.2 | 1.9 | – |
| **김밥, 김치 김밥** | 80 | Gimbap, Kimchi Gimbap, Cooked | 110 | 19.4 | 3.5 | 2.1 | – |
| **김밥, 샐러드 김밥** | 60 | Gimbap, Salad Gimbap, Cooked | 97 | 14.8 | 2.3 | 3.2 | – |
| **김밥, 소고기 김밥** | 60 | Gimbap, Bulgogi Gimbap, Cooked | 97 | 15.0 | 3.8 | 2.3 | – |
| **김밥, 참치 김밥** | 60 | Gimbap, Tuna Gimbap, Cooked | 100 | 14.7 | 3.5 | 3.1 | – |
| **김치찌개** | 160 | Gimchijjigae (kimchi stew), Cooked | 98 | 4.8 | 6.1 | 6.1 | – |
| **깐풍기** | 30 | Kkanpunggi (Deep–fried chicken in hot pepper sauce), Cooked | 89 | 5.7 | 3.9 | 5.6 | – |
| **깨죽, 끓인것** | 160 | Gruel, Prepared rice and seamae seeds, Cooked | 102 | 15.8 | 2.7 | 3.2 | – |
| **꼬리곰탕** | 100 | Kkorigomtang (Oxtail Soup), Cooked | 110 | 0.7 | 14.6 | 5.4 | – |
| **난자완스** | 60 | Nanjawanseu, Cooked | 104 | 5.8 | 6.5 | 6.1 | – |
| **내장탕** | 120 | Naejangtang, Cooked | 94 | 2.3 | 9.4 | 5.2 | – |
| **냉면, 물냉면** | 140 | Mulnaengmyeon, Cooked | 97 | 19.7 | 2.8 | 0.7 | – |
| **냉면, 비빔냉면** | 100 | Bibim naengmyeon, Cooked | 114 | 22.3 | 3.6 | 1.1 | – |
| **냉면, 열무냉면** | 140 | Yeolmunaengmyeon, Cooked | 92 | 17.1 | 3.6 | 1.0 | – |
| **냉면, 회냉면** | 100 | Hoenaengmyeon, Cooked | 114 | 22.2 | 3.2 | 1.4 | – |

| 식품명 | 식품 교환량 | 영어명 | 에너지 | 탄수화물 | 단백질 | 지방 | 총당류 |
|---|---|---|---|---|---|---|---|
| **덮밥, 불고기 덮밥** | 80 | Deopbap (Bowl of rice served with toppings), Bulgogi, Cooked | 107 | 16.4 | 4.6 | 2.6 | – |
| **덮밥, 오징어 덮밥** | 80 | Deopbap (Bowl of rice served with toppings), Squid, Cooked | 109 | 17.2 | 5.0 | 2.2 | – |
| **덮밥, 제육 덮밥** | 60 | Deopbap (Bowl of rice served with toppings), Jeyuk, Cooked | 94 | 13.9 | 3.6 | 2.6 | – |
| **덮밥, 참치 덮밥** | 80 | Deopbap (Bowl of rice served with toppings), Tuna, Cooked | 108 | 16.5 | 4.6 | 2.6 | – |
| **덮밥, 회 덮밥** | 80 | Deopbap (Bowl of rice served with toppings), Sashimi, Cooked | 110 | 16.6 | 4.8 | 2.6 | – |
| **도가니탕** | 140 | Doganitang (Ox Knee Soup), Cooked | 101 | 0.8 | 17.6 | 2.9 | – |
| **돈저냐 (동그랑땡), 냉동** | 40 | Donjeonya (Korean style meatball), Frozen | 90 | 5.6 | 3.8 | 5.8 | – |
| **동태찌개** | 200 | Dongtaejjigae, Cooked | 92 | 2.6 | 11.6 | 4.0 | – |
| **돼지고기 볶음** | 60 | Pork meat, Stir-fried | 105 | 5.5 | 6.9 | 6.2 | – |
| **된장찌개** | 250 | Doenjangjjigae (Soybean paste stew), Cooked | 93 | 8.5 | 7.3 | 3.3 | – |
| **떡만둣국** | 120 | Dumpling soup with rice cake, Cooked | 107 | 19.0 | 3.5 | 1.9 | – |
| **떡볶이** | 60 | Tteokbokki (Stir-fried rice cake), Cooked | 91 | 18.1 | 2.3 | 1.0 | – |
| **라면, 국물 (건더기 포함), 끓인것** | 500 | Ramyeon, Instant, Soup only, Contains Flake, Cooked | 95 | 10.2 | 2.2 | 4.8 | 0.00 |
| **라면, 라면 국물, 끓인것** | 700 | Ramyeon, Soup only, Without Flake, Cooked | 105 | 16.8 | 2.8 | 2.8 | – |
| **라면, 비빔라면, 끓인것** | 50 | Ramyeon, Instant, Bibimramyon, Cooked | 95 | 15.5 | 1.7 | 2.8 | 0.91 |
| **라면, 스프 포함, 끓인것** | 100 | Ramyeon, With seasoning, Cooked | 101 | 18.5 | 2.2 | 2.0 | – |
| **라면, 스프 포함, 말린것** | 25 | Ramyeon, With seasoning, Dried | 92 | 19.7 | 2.1 | 0.6 | 0.00 |
| **라면, 스프 포함, 말린것, 끓인것** | 60 | Ramyeon, With seasoning, Dried, Cooked | 104 | 17.9 | 2.3 | 2.6 | 0.00 |
| **라조기** | 50 | Rajogi (Stir-fried chicken in hot sauce), Cooked | 100 | 6.6 | 5.2 | 5.9 | – |
| **마파두부** | 100 | Mapadubu, Cooked | 114 | 5.4 | 7.6 | 6.9 | – |

| 식품명 | 식품 교환량 | 영어명 | 에너지 | 탄수 화물 | 단백질 | 지방 | 총당류 |
|---|---|---|---|---|---|---|---|
| **막국수** | **100** | Makguksu(Seasoned buckwheat noodles), Cooked | 109 | 20.9 | 3.8 | 1.1 | – |
| **만두, 고기 만두** | **60** | Dumpling, Meat and vegetable filling | 109 | 11.7 | 3.9 | 5.1 | – |
| **만두, 고기 만두, 냉동** | **50** | Dumpling, Meat and vegetable filling, Frozen | 104 | 13.9 | 4.7 | 3.3 | 0.25 |
| **만두, 군만두, 튀긴것** | **40** | Dumpling, Meat and vegetable filling, Fried | 110 | 14.1 | 2.8 | 4.7 | – |
| **만두, 김치 만두** | **60** | Dumpling, Kimchi and vegetable filling | 101 | 13.8 | 3.7 | 3.4 | – |
| **만두, 김치 만두, 냉동** | **50** | Dumpling, Kimchi and vegetable filling, Frozen | 94 | 11.9 | 4.1 | 3.3 | 0.34 |
| **만두, 물만두** | **80** | Dumpling, Meat and vegetable filling, Boiled | 105 | 12.5 | 4.5 | 4.1 | – |
| **만둣국** | **160** | Dumpling soup, Cooked | 99 | 10.9 | 5.0 | 4.0 | – |
| **메밀 냉면 육수, 인스턴트** | **60** | Buckwheat Noodlc Broth, Instant | 104 | 25.5 | 0.5 | 0.0 | 18.56 |
| **미역국, 인스턴트, 말린것** | **30** | Sea mustard soup, Instant, Unprepared | 97 | 19.0 | 2.8 | 1.1 | – |
| **미트볼, 냉동** | **40** | Meatball, Frozen | 98 | 5.0 | 4.7 | 6.6 | – |
| **볶음밥, 김치 볶음밥** | **60** | Fried rice, Kimchi, Cooked | 91 | 14.4 | 2.8 | 2.5 | – |
| **볶음밥, 새우 볶음밥** | **60** | Fried rice, Shrimp, Cooked | 105 | 16.9 | 2.7 | 2.9 | – |
| **볶음밥, 오므라이스** | **60** | Fried rice, Omelette, Cooked | 97 | 15.0 | 2.9 | 2.9 | – |
| **북어국, 인스턴트, 말린것** | **30** | Guk (Korean soup), Bukeoguk (Instant soup, Dried pollock), Dried | 108 | 9.7 | 13.2 | 1.8 | – |
| **비빔 국수** | **100** | Bibimguksu (Spicy noodles), Cooked | 113 | 20.0 | 3.4 | 2.1 | – |
| **비빔밥** | **80** | Bibimbap, Cooked | 113 | 18.4 | 3.2 | 3.0 | – |
| **사골국, 인스턴트** | **1000** | Sagolgukmul (Beef bone broth, cattle feet), Instant soup | 100 | 3.0 | 14.0 | 4.0 | – |
| **삼각김밥, 고추장 불고기** | **60** | Triangular kimbap, Spicy bulgogi | 100 | 20.5 | 2.2 | 1.0 | – |
| **삼각김밥, 숯불갈비** | **60** | Triangular kimbap, Charcoal grilled beef ribs | 97 | 19.5 | 2.4 | 1.0 | – |

| 식품명 | 식품 교환량 | 영어명 | 에너지 | 탄수 화물 | 단백질 | 지방 | 총당류 |
|---|---|---|---|---|---|---|---|
| **삼각김밥, 참치 마요네즈** | 60 | Triangular kimbap, Tuna mayonnaise | 103 | 19.2 | 2.3 | 1.9 | – |
| **삼계탕** | 100 | Samgyetang (Chicken soup with ginseng), Cooked | 92 | 4.1 | 11.5 | 3.3 | – |
| **샌드위치, 닭고기** | 40 | Sandwich, Fast foods, Chicken fillet and pickles | 100 | 8.3 | 6.5 | 4.5 | 1.46 |
| **샌드위치, 생선** | 40 | Sandwich, Fast foods, Fish fillet and tartar sauce | 103 | 10.7 | 4.1 | 5.0 | 1.41 |
| **샌드위치, 소고기 샌드위치** | 40 | Sandwiches, Added beef, Cooked | 98 | 8.9 | 6.1 | 4.1 | 1.54 |
| **샌드위치, 햄, 치즈 샌드위치** | 50 | Sandwiches, Added ham and cheese, Cooked | 109 | 12.4 | 3.7 | 5.0 | – |
| **선짓국** | 250 | Seonjitguk (Ox blood soup), Cooked | 105 | 3.5 | 16.0 | 3.0 | – |
| **소고기버섯죽, 끓인것** | 140 | Rice porridge, Beef and mushroom, Boiled | 101 | 19.0 | 3.2 | 1.3 | – |
| **소고기육개장** | 200 | Sogogiyukgaejang (Hot spicy meat stew), Cooked | 98 | 6.0 | 6.2 | 5.4 | – |
| **소머리국밥** | 120 | Someorigukbap (Ox Head Rice Soup), Cooked | 95 | 2.6 | 11.4 | 4.3 | – |
| **순대국** | 140 | Sundaeguk (Korean sausage soup), Cooked | 94 | 3.1 | 7.6 | 5.7 | – |
| **순두부찌개** | 200 | Sundubujjigaez (Unpressed tofu stew), Cooked | 100 | 3.8 | 7.2 | 6.2 | – |
| **스튜, 레토르트** | 80 | Stew, Retort pouched | 94 | 5.9 | 4.8 | 5.8 | – |
| **스튜, 크림 스튜, 레토르트** | 80 | Stew, Cream, Retort pouched | 95 | 6.1 | 3.3 | 6.4 | – |
| **스파게티, 미트소스 스파게티, 냉동** | 120 | Spaghetti, Meat sauce, Frozen | 108 | 18.3 | 6.1 | 1.2 | 3.12 |
| **스프, 소고기 스프, 가루** | 25 | Soups, Beef, Powder | 102 | 16.8 | 2.8 | 2.6 | – |
| **스프, 소고기 스프, 가루, 끓인것** | 1500 | Soups, Beef, Powder, Boiled | 105 | 0.6 | 17.1 | 3.3 | 0.00 |
| **스프, 소고기, 채소 스프, 가루, 끓인것** | 200 | Soups, Beef and vegetable, Powder, Boiled | 96 | 12.3 | 6.4 | 2.3 | 2.50 |
| **스프, 양송이 스프, 가루** | 25 | Soups, Button mushroom, Powder | 105 | 17.7 | 2.1 | 2.8 | – |
| **스프, 양송이 스프, 가루, 끓인것** | 250 | Soups, Button mushroom, Powder, Boiled | 98 | 8.3 | 1.7 | 6.5 | 0.50 |

| 식품명 | 식품 교환량 | 영어명 | 에너지 | 탄수 화물 | 단백질 | 지방 | 총당류 |
|---|---|---|---|---|---|---|---|
| **스프, 양파 스프, 가루** | **30** | Soups, Onion, Powder | 88 | 19.5 | 2.2 | 0.1 | 1.40 |
| **스프, 양파 스프, 가루, 끓인것** | **800** | Soups, Onion, Powder, Boiled | 96 | 22.2 | 2.6 | 0.1 | 1.60 |
| **스프, 콘소메 스프, 가루, 끓인것** | **900** | Soups, Consomme, Powder, Boiled | 99 | 2.9 | 22.7 | 0.0 | 0.00 |
| **스프, 크림 스프, 가루** | **25** | Soups, Cream, Powder | 111 | 17.0 | 1.7 | 4.0 | – |
| **스프, 크림 스프, 가루, 끓인것** | **350** | Soups, Cream, Powder, Boiled | 105 | 16.5 | 2.5 | 3.4 | – |
| **알밥** | **60** | Albap (Rice with fish roe), Cooked | 93 | 17.5 | 2.2 | 1.6 | – |
| **알탕** | **160** | Altang (Spicy fish roe soup), Cooked | 98 | 2.6 | 15.2 | 2.9 | – |
| **양장피, 생것** | **100** | Yangjangpi (starch paper), Raw | 92 | 7.8 | 6.6 | 3.8 | – |
| **연잎밥** | **50** | Yeonipbap (Cooked rice with lotus leaf) | 104 | 23.5 | 2.0 | 0.2 | – |
| **옥수수죽, 레토르트** | **120** | Corn gruel, Potage, Retort pouched | 103 | 10.3 | 2.4 | 5.8 | – |
| **우동, 일식 우동, 끓인것** | **160** | Udong, Japanese type, Cooked | 96 | 17.0 | 3.0 | 1.8 | – |
| **우동, 중식 우동, 끓인것** | **140** | Udong, Chinese type, Cooked | 91 | 11.9 | 4.1 | 2.9 | – |
| **육회** | **60** | Yukhoe (Korean–style raw beef) | 92 | 5.6 | 8.9 | 3.7 | – |
| **잡채밥** | **80** | Japchaebap (Rice with stir–fried glass noodles and vegetables), Cooked | 109 | 19.6 | 2.4 | 2.3 | – |
| **잡탕밥** | **100** | Japtangbap (Stir–fried rice with assorted seafood), Cooked | 104 | 14.0 | 5.9 | 2.7 | – |
| **전복죽, 끓인것** | **140** | Rice porridge, Abalone, Cooked | 104 | 20.0 | 2.2 | 1.7 | – |
| **짜장면** | **80** | Jajangmyeon (black bean sauce noodles),Cooked | 98 | 16.5 | 2.4 | 2.5 | – |
| **짜장면, 인스턴트, 끓인것** | **60** | Jajangmyeon (Noodles with black bean sauce), Instant, Cooked | 106 | 18.6 | 2.2 | 2.6 | 0.38 |
| **짜장밥** | **60** | Jajangbap (Rice with black soybean sauce),Cooked | 89 | 14.4 | 1.8 | 2.7 | – |
| **짬뽕** | **140** | Jjamppong (Chinese–style noodles with vegetables and seafood),Cooked | 97 | 14.1 | 3.9 | 2.7 | – |

| 식품명 | 식품 교환량 | 영어명 | 에너지 | 탄수화물 | 단백질 | 지방 | 총당류 |
|---|---|---|---|---|---|---|---|
| **쫄면** | **80** | Jjolmyeon (Spicy cold chewy noodles),Cooked | 106 | 19.4 | 3.3 | 1.8 | – |
| **청국장 찌개** | **140** | Cheonggukjang-jjigae (Fermented soybean paste stew), Cooked | 95 | 3.6 | 7.8 | 5.5 | – |
| **초밥, 광어 초밥** | **60** | Sushi, Bastard halibut (Paralichthys olivaceus) sushi | 91 | 15.5 | 5.4 | 0.8 | – |
| **초밥, 모듬 초밥** | **60** | Sushi, Assorted sushi | 92 | 15.3 | 5.1 | 1.2 | – |
| **초밥, 유부초밥** | **60** | Sushi; Yubuchobap (Fried tofu rice balls) | 99 | 18.8 | 2.6 | 1.5 | 1.27 |
| **추어탕** | **200** | Chueotang (Chinese muddy loach soup), Cooked | 98 | 5.8 | 7.0 | 5.2 | – |
| **카레라이스** | **80** | Curry rice, Cooked | 107 | 20.2 | 2.2 | 2.0 | – |
| **칼국수, 해물** | **140** | Kalguksu (Chopped noodles), Seafoods, Cooked | 98 | 19.3 | 3.5 | 0.7 | – |
| **컵라면, 라면 국물** | **350** | Cup noodle, Soup, Prepared | 98 | 11.1 | 2.1 | 5.0 | 0.00 |
| **컵라면, 볶음면, 스프 포함** | **25** | Cup noodle, Stir-fried noodle, With seasoning, Unprepared | 98 | 15.9 | 2.2 | 2.9 | 1.08 |
| **컵라면, 볶음면, 스프 포함, 볶은것** | **50** | Cup noodle, Stir-fried noodle, With seasoning, Stir-fried | 101 | 17.0 | 2.3 | 2.7 | 1.64 |
| **컵라면, 스프 포함, 말린것, 삶은것** | **50** | Cup noodle, Added seasoning, Dried, Boiled | 96 | 16.7 | 1.8 | 2.5 | 0.00 |
| **콩국수** | **120** | Kongguksu (Cold bean-soup noodles) | 100 | 16.8 | 4.7 | 1.6 | – |
| **콩나물해장국** | **300** | Kongnamul haejangguk (Soybean sprout hangover soup), Cooked | 96 | 5.1 | 10.2 | 3.9 | – |
| **크로켓, 감자 크로켓, 냉동** | **60** | Croquette, Potato type, Frozen | 98 | 15.2 | 2.8 | 2.9 | – |
| **크로켓, 채소 크로켓, 냉동** | **40** | Croquette, Vegetable type, Frozen | 106 | 13.6 | 1.2 | 5.2 | – |
| **크로켓, 크림 크로켓, 냉동** | **60** | Croquette, Cream type, Frozen | 95 | 12.5 | 2.8 | 3.8 | – |
| **탕수육** | **40** | Tangsuyuk (Sweet and sour pork), Cooked | 91 | 10.4 | 3.5 | 4.0 | – |
| **튀김, 김말이튀김** | **40** | Fried food, Deep-fried glass noodles wrapped in seaweed | 100 | 12.8 | 1.0 | 5.0 | – |
| **튀김, 채소튀김** | **30** | Fried food, Deep-fried vegetables | 96 | 11.3 | 1.1 | 5.2 | – |

| 식품명 | 식품 교환량 | 영어명 | 에너지 | 탄수화물 | 단백질 | 지방 | 총당류 |
|---|---|---|---|---|---|---|---|
| **팔보채** | **120** | Palbochae (Stir-fried seafood and vegetables), Cooked | 97 | 4.6 | 10.2 | 4.2 | – |
| **팥죽, 끓인것** | **120** | Adzuki bean gruel, Boiled, Cooked | 100 | 19.6 | 3.7 | 0.7 | – |
| **팥죽, 레토르트** | **80** | Adzuki bean gruel, Retort pouched | 94 | 19.5 | 3.1 | 0.3 | – |
| **피자, 슈퍼슈프림 피자, 냉동** | **40** | Pizza, Super supreme topping, Frozen | 93 | 12.2 | 4.5 | 2.9 | – |
| **피자, 치킨슈프림 피자, 냉동** | **40** | Pizza, Chicken supreme topping, Frozen | 100 | 11.8 | 4.8 | 3.7 | – |
| **핫도그, 냉동** | **40** | Corndog, Frozen | 107 | 14.0 | 3.2 | 4.2 | 2.81 |
| **햄버거** | **40** | Hamburger | 108 | 14.3 | 4.8 | 3.6 | 2.64 |
| **햄버거, 냉동** | **40** | Hamburger, Frozen | 89 | 4.9 | 5.3 | 5.4 | – |
| **햄버거, 불고기 버거** | **40** | Hamburger, Bulgogi | 92 | 7.2 | 3.8 | 5.3 | 1.91 |
| **호박죽, 끓인것** | **140** | Pumpkin gruel, Boiled, Cooked | 104 | 20.9 | 1.7 | 1.5 | – |

## 12. 기타군 e-식품교환량ver.2 영양정보

식품교환표 – 1교환당 : 에너지(단위 kcl), 탄수화물, 단백질, 지방, 총당류 함량 (단위 g)

| 식품명 | 식품 교환량 | 영어명 | 에너지 | 탄수화물 | 단백질 | 지방 | 총당류 |
|---|---|---|---|---|---|---|---|
| 기타 (OTHERS) 11종 | | | | | | | |
| **누에, 가루** | 25 | Silkworm powder | 98 | 5.0 | 14.2 | 2.3 | – |
| **단백질 보충제, 가루** | 25 | Protein Supplement, Powder | 103 | 4.6 | 11.4 | 4.3 | 1.43 |
| **달팽이, 통조림** | 120 | Snail, Canned | 98 | 1.0 | 19.8 | 1.2 | – |
| **번데기, 통조림** | 100 | Silkworm (*Bombyx mori*), pupa, Canned | 99 | 0.0 | 9.6 | 6.7 | – |
| **솔잎, 생것** | 60 | Pine needles, Raw | 97 | 19.7 | 2.7 | 2.3 | – |
| **송화, 가루** | 30 | Pine pollen, Powder | 102 | 19.0 | 5.2 | 2.6 | – |
| **인삼, 백삼, 말린것** | 30 | Korean ginseng (*Panax ginseng* C. A. Mey.), White ginseng, Dried | 95 | 20.9 | 4.7 | 0.2 | – |
| **인삼, 수삼, 생것** | 100 | Koeran ginseng (*Panax ginseng* C. A. Mey.), Fresh, Raw | 98 | 21.7 | 4.5 | 0.3 | – |
| **인삼, 홍삼, 말린것** | 30 | Korean ginseng (*Panax ginseng* C. A. Mey.), Red ginseng, Dried | 93 | 21.5 | 3.3 | 0.2 | – |
| **팽창제, 베이킹파우더** | 200 | Leavening agent, Baking powder, Straight phosphate | 102 | 48.2 | 0.2 | 0.0 | 0.00 |
| **팽창제, 효모, 말린것** | 30 | Leavening agent, Yeast, Dried | 94 | 12.9 | 11.1 | 2.0 | 0.03 |

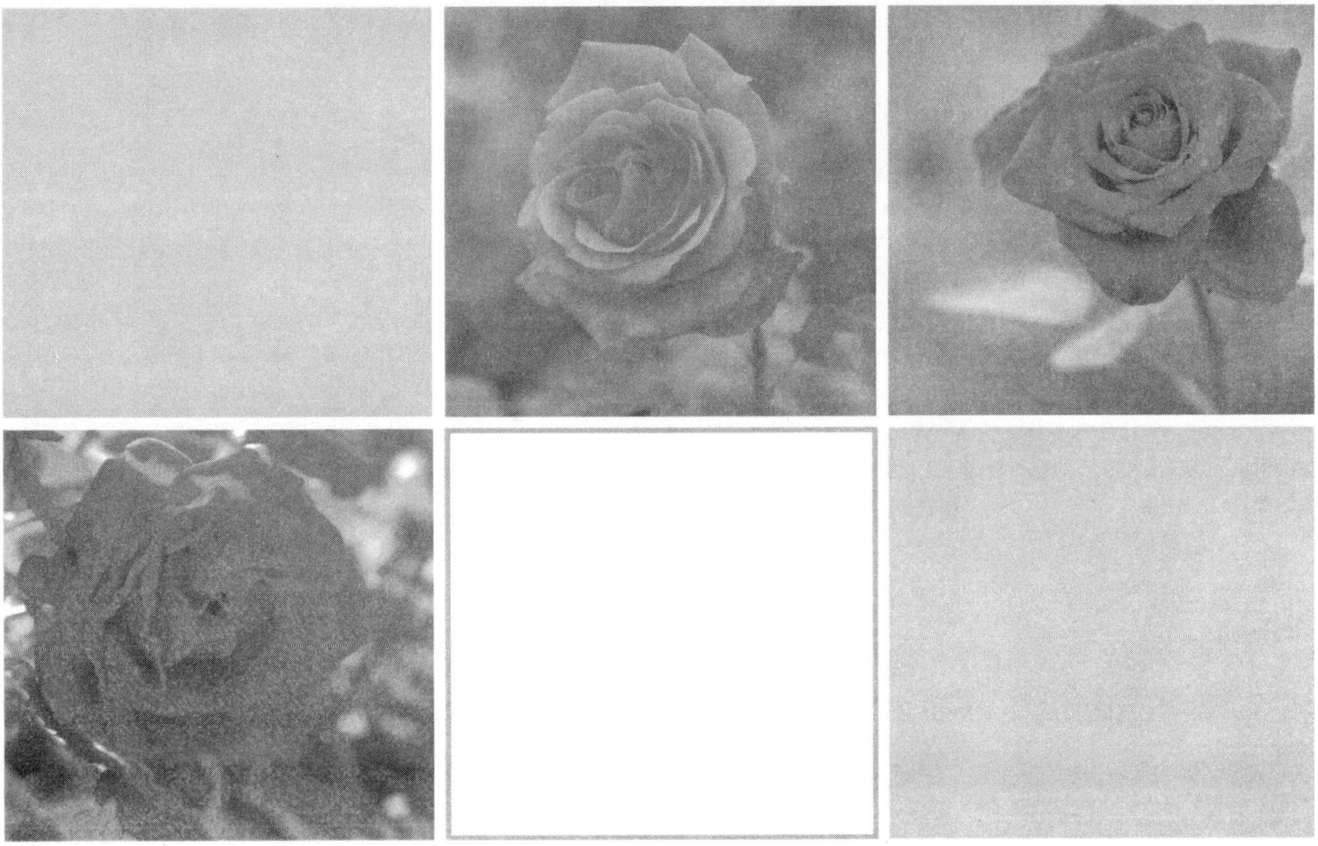

# 부록

부록 : 2020 한국인 영양소 섭취기준(보건복지부)

# 부록 : 2020 한국인 영양소 섭취기준(보건복지부)

## 1. 지표 설정

한국인 영양소 섭취기준(Dietary Reference Intakes Koreans, KDRIs)은 섭취부족의 예방을 목적으로 하는 3가지 지표 즉, 평균필요량(Estimated Average Requirement, EAR), 권장섭취량(Recommended Nutrient Intake, RNI), 충분섭취량(Adequate Intake, AI)과 과잉섭취로 인한 건강문제 예방을 위한 상한섭취량(Tolerable Upper Intake Level, UL), 그리고 만성질환위험감소섭취량(Chronic Disease Risk Reduction intake, CDRR)을 포함하고 있다(그림 2). 영양소의 필요량에 대한 과학적 근거가 충분한 경우에는 평균필요량과 권장섭취량을 제정하였고, 과학적 근거가 충분하지 않은 경우에는 충분섭취량을 제정하였다. 과잉섭취로 인한 위해 영향에 대한 과학적 근거가 확보된 경우에는 상한섭취량을 제정하였다. 따라서 상한섭취량이 제정되어 있지 않다고 하여 위해성을 완전히 배제할 수는 없다. 에너지 불균형으로 인해 나타나는 만성질환에 대한 위험을 감소시키기 위해 탄수화물, 지방, 단백질의 에너지적정비율을 제정하였다. 2020한국인 영양소 섭취기준에는 심혈관질환과 고혈압 등 만성질환과 영양소의 관계를 검토하여 과학적 근거가 확보된 영양소에 대해서는 만성질환위험감소섭취량을 제정하였다. 따라서 영양소 중에는 평균필요량, 권장섭취량, 상한섭취량을 모두 설정한 것도 있고, 충분섭취량이나 상한섭취량 혹은 만성질환위험감소섭취량 등의 일부 섭취기준만 제시한 것도 있다(보건복지부,한국영양학회, 2020).

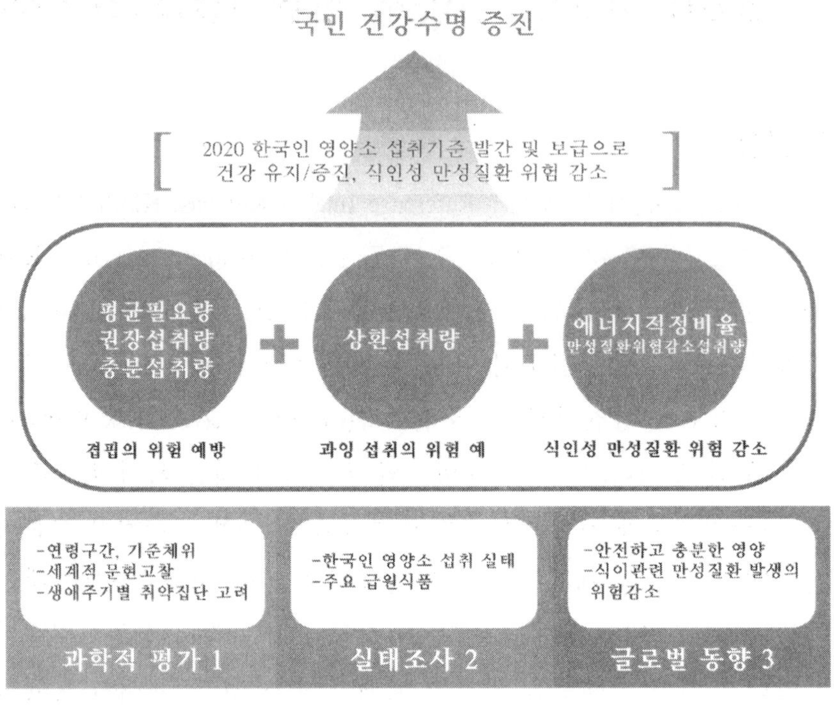


〈그림1〉 2020 한국인 영양소 섭취기준 제·개정 방향

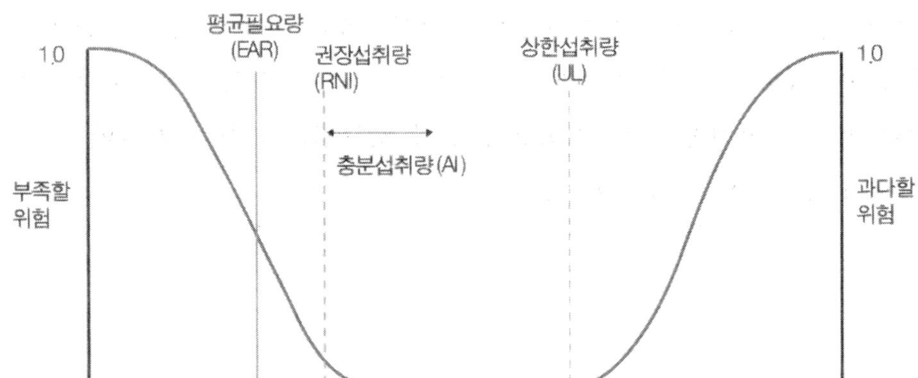


(IOM, 2008)

〈그림2〉 영양소 섭취기준(Dietary Reference Intakes, DRIs)의 종류

## 2. 연령 구분

〈표1〉 2020 한국인 영양소 섭취기준 설정을 위한 연령 구분

<table>
<tr><th>구분</th><th>남·여 구분</th><th>2020 한국인 영양소 섭취기준 연령 구분</th></tr>
<tr><td rowspan="2">영아기</td><td rowspan="2">남·여 구분 없음</td><td>0 ~ 5개월</td></tr>
<tr><td>6 ~ 11개월</td></tr>
<tr><td rowspan="6">성장기</td><td rowspan="2">남·여 구분 없음</td><td>1 ~ 2세</td></tr>
<tr><td>3 ~ 5세</td></tr>
<tr><td rowspan="4">남·여 구분</td><td>6 ~ 8세</td></tr>
<tr><td>9 ~ 11세</td></tr>
<tr><td>12 ~ 14세</td></tr>
<tr><td>15 ~ 18세</td></tr>
<tr><td rowspan="3">성인기</td><td rowspan="3">남·여 구분</td><td>19 ~ 29세</td></tr>
<tr><td>30 ~ 49세</td></tr>
<tr><td>50 ~ 64세</td></tr>
<tr><td rowspan="2">노인기</td><td rowspan="2">남·여 구분</td><td>65 ~ 74세</td></tr>
<tr><td>75세 이상</td></tr>
</table>

## 3. 체위기준

영양소의 필요량은 생애주기에 따른 생리적 변화 및 신체크기에 영향을 받으므로, 체위기준이 함께 고려되어야 한다. 신체크기는 개인별로 차이가 크기 때문에, 성별, 연령별 집단의 표준 체위기준치를 설정한 후, 그 기준치에 맞추어 영양소 섭취기준을 설정한다.

〈표2〉 2020 한국인 영양소 섭취기준 제정을 위한 체위기준

| 연령 | 2020 체위기준 | | | | | |
|---|---|---|---|---|---|---|
| | 신장(cm) | | 체중(kg) | | BMI(kg/m2) | |
| 0~5개월 | 58.3 | | 5.5 | | 16.2 | |
| 6~11 | 70.3 | | 8.4 | | 17.0 | |
| 1~2세 | 85.8 | | 11.7 | | 15.9 | |
| 3~5 | 105.4 | | 17.4 | | 15.8 | |
| | 남자 | 여자 | 남자 | 여자 | 남자 | 여자 |
| 6~8세 | 124.6 | 123.5 | 25.6 | 25.0 | 16.6 | 16.0 |
| 9~11 | 141.7 | 142.1 | 37.4 | 35.7 | 18.7 | 17.5 |
| 12~14 | 161.2 | 156.6 | 52.7 | 48.5 | 19.8 | 19.4 |
| 15~18 | 172.4 | 160.3 | 64.5 | 53.1 | 21.0 | 20.5 |
| 19~29 | 174.6 | 161.4 | 68.9 | 56.1 | 22.5 | 21.5 |
| 30~49 | 173.2 | 159.8 | 67.8 | 54.7 | 22.5 | 21.5 |
| 50~64 | 168.9 | 156.6 | 64.5 | 52.5 | 22.5 | 21.5 |
| 65~74 | 166.2 | 152.9 | 62.4 | 50.0 | 22.5 | 21.5 |
| 75이상 | 163.1 | 146.7 | 60.1 | 46.1 | 22.5 | 21.5 |

# 4. 2020 한국인 영양소 섭취기준 요약표

〈표3〉 2020 한국인 영양소 섭취기준 - 에너지적정비율

보건복지부, 2020

| 성별 | 연령 | 에너지적정비율(%) | | | | |
|---|---|---|---|---|---|---|
| | | 탄수화물 | 단백질 | 지질1) | | |
| | | | | 지방 | 포화지방산 | 트랜스지방산 |
| 영아 | 0~5개월 | | | | | |
| | 6~11 | | | | | |
| 유아 | 1~2세 | 55 - 65 | 7 - 20 | 20 - 35 | | |
| | 3~5 | 55 - 65 | 7 - 20 | 15 - 30 | 8미만 | 1미만 |
| 남자 | 6~8세 | 55 - 65 | 7 - 20 | 15 - 30 | 8미만 | 1미만 |
| | 9~11 | 55 - 65 | 7 - 20 | 15 - 30 | 8미만 | 1미만 |
| | 12~14 | 55 - 65 | 7 - 20 | 15 - 30 | 8미만 | 1미만 |
| | 15~18 | 55 - 65 | 7 - 20 | 15 - 30 | 8미만 | 1미만 |
| | 19~29 | 55 - 65 | 7 - 20 | 15 - 30 | 7미만 | 1미만 |
| | 30~49 | 55 - 65 | 7 - 20 | 15 - 30 | 7미만 | 1미만 |
| | 50~64 | 55 - 65 | 7 - 20 | 15 - 30 | 7미만 | 1미만 |
| | 65~74 | 55 - 65 | 7 - 20 | 15 - 30 | 7미만 | 1미만 |
| | 75 이상 | 55 - 65 | 7 - 20 | 15 - 30 | 7미만 | 1미만 |
| 여자 | 6~8세 | 55 - 65 | 7 - 20 | 15 - 30 | 8미만 | 1미만 |
| | 9~11 | 55 - 65 | 7 - 20 | 15 - 30 | 8미만 | 1미만 |
| | 12~14 | 55 - 65 | 7 - 20 | 15 - 30 | 8미만 | 1미만 |
| | 15~18 | 55 - 65 | 7 - 20 | 15 - 30 | 8미만 | 1미만 |
| | 19~29 | 55 - 65 | 7 - 20 | 15 - 30 | 7미만 | 1미만 |
| | 30~49 | 55 - 65 | 7 - 20 | 15 - 30 | 7미만 | 1미만 |
| | 50~64 | 55 - 65 | 7 - 20 | 15 - 30 | 7미만 | 1미만 |
| | 65~74 | 55 - 65 | 7 - 20 | 15 - 30 | 7미만 | 1미만 |
| | 75 이상 | 55 - 65 | 7 - 20 | 15 - 30 | 7미만 | 1미만 |
| 임신부 | | 55 - 65 | 7 - 20 | 15 - 30 | | |
| 수유부 | | 55 - 65 | 7 - 20 | 15 - 30 | | |

1) 콜레스테롤: 19세 이상 300mg/일 미만 권고

〈표4〉 2020 한국인 영양소 섭취기준 - 당류

보건복지부, 2020

총당류 섭취량을 총 에너지섭취량의 10-20%로 제한하고, 특히 식품의 조리 및 가공 시 첨가되는 첨가당은 총 에너지섭취량의 10% 이내로 섭취하도록 한다. 첨가당의 주요 급원으로는 설탕, 액상과당, 물엿, 당밀, 꿀, 시럽, 농축과일주스 등이 있다.

## <표5> 2020 한국인 영양소 섭취기준 - 에너지와 다량영양소

보건복지부, 2020

| 성별 | 연령 | 에너지 (㎉/일) | | | | 탄수화물 (g/일) | | | | 지방 (g/일) | | | | 리놀레산 (g/일) | | | | 알파-리놀레산 (g/일) | | | |
|---|---|---|---|---|---|---|---|---|---|---|---|---|---|---|---|---|---|---|---|---|---|
| | | 필요추정량 | 권장섭취량 | 충분섭취량 | 상한섭취량 | 평균필요량 | 권장섭취량 | 충분섭취량 | 상한섭취량 | 평균필요량 | 권장섭취량 | 충분섭취량 | 상한섭취량 | 평균필요량 | 권장섭취량 | 충분섭취량 | 상한섭취량 | 평균필요량 | 권장섭취량 | 충분섭취량 | 상한섭취량 |
| 영아 | 0~5개월 | 550 | | | | | | 60 | | | | 25 | | | | 5.0 | | | | 0.6 | |
| | 6~11 | 600 | | | | | | 90 | | | | 25 | | | | 7.0 | | | | 0.8 | |
| 유아 | 1~2세 | 900 | | | | 100 | 130 | | | | | | | | | 4.5 | | | | 0.6 | |
| | 3~5 | 1,400 | | | | 100 | 130 | | | | | | | | | 7.0 | | | | 0.9 | |
| 남자 | 6~8세 | 1,700 | | | | 100 | 130 | | | | | | | | | 9.0 | | | | 1.1 | |
| | 9~11 | 2,000 | | | | 100 | 130 | | | | | | | | | 9.5 | | | | 1.3 | |
| | 12~14 | 2,500 | | | | 100 | 130 | | | | | | | | | 12.0 | | | | 1.5 | |
| | 15~18 | 2,700 | | | | 100 | 130 | | | | | | | | | 14.0 | | | | 1.7 | |
| | 19~29 | 2,600 | | | | 100 | 130 | | | | | | | | | 13.0 | | | | 1.6 | |
| | 30~49 | 2,500 | | | | 100 | 130 | | | | | | | | | 11.5 | | | | 1.4 | |
| | 50~64 | 2,200 | | | | 100 | 130 | | | | | | | | | 9.0 | | | | 1.4 | |
| | 65~74 | 2,000 | | | | 100 | 130 | | | | | | | | | 7.0 | | | | 1.2 | |
| | 75 이상 | 1,900 | | | | 100 | 130 | | | | | | | | | 5.0 | | | | 0.9 | |
| 여자 | 6~8세 | 1,500 | | | | 100 | 130 | | | | | | | | | 7.0 | | | | 0.8 | |
| | 9~11 | 1,800 | | | | 100 | 130 | | | | | | | | | 9.0 | | | | 1.1 | |
| | 12~14 | 2,000 | | | | 100 | 130 | | | | | | | | | 9.0 | | | | 1.2 | |
| | 15~18 | 2,000 | | | | 100 | 130 | | | | | | | | | 10.0 | | | | 1.1 | |
| | 19~29 | 2,000 | | | | 100 | 130 | | | | | | | | | 10.0 | | | | 1.2 | |
| | 30~49 | 1,900 | | | | 100 | 130 | | | | | | | | | 8.5 | | | | 1.2 | |
| | 50~64 | 1,700 | | | | 100 | 130 | | | | | | | | | 7.0 | | | | 1.2 | |
| | 65~74 | 1,600 | | | | 100 | 130 | | | | | | | | | 4.5 | | | | 1.0 | |
| | 75 이상 | 1,600 | | | | 100 | 130 | | | | | | | | | 3.0 | | | | 0.4 | |
| 임신부1) | | +0<br>+340<br>+450 | | | | +35 | +45 | | | | | | | | | +0 | | | | +0 | |
| 수유부 | | +340 | | | | +60 | +80 | | | | | | | | | +0 | | | | +0 | |

1) 1,2,3 분기별 부가량

| 성별 | 연령 | EPA+DHA (mg/일) | | | | 단백질 (g/일) | | | | 식이섬유 (g/일) | | | | 수분 (mL/일) | | | | |
|---|---|---|---|---|---|---|---|---|---|---|---|---|---|---|---|---|---|---|
| | | 평균필요량 | 권장섭취량 | 충분섭취량 | 상한섭취량 | 평균필요량 | 권장섭취량 | 충분섭취량 | 상한섭취량 | 평균필요량 | 권장섭취량 | 충분섭취량 | 상한섭취량 | 평균필요량 | 권장섭취량 | 충분섭취량 액체 | 충분섭취량 총수분 | 상한섭취량 |
| 영아 | 0~5 개월 | | | 200 | | | | 10 | | | | | | | | 700 | 700 | |
| | 6~11 | | | 300 | | 12 | 15 | | | | | | | | | 500 | 800 | |
| 유아 | 1~2 세 | | | | | 15 | 20 | | | | | 15 | | | | 700 | 1,000 | |
| | 3~5 | | | | | 20 | 25 | | | | | 20 | | | | 1,100 | 1,500 | |
| 남자 | 6~8 세 | | | 200 | | 30 | 35 | | | | | 25 | | | | 800 | 1,700 | |
| | 9~11 | | | 220 | | 40 | 50 | | | | | 25 | | | | 900 | 2,000 | |
| | 12~14 | | | 230 | | 50 | 60 | | | | | 30 | | | | 1,100 | 2,400 | |
| | 15~18 | | | 120 | | 55 | 65 | | | | | 30 | | | | 1,200 | 2,600 | |
| | 19~29 | | | 210 | | 50 | 65 | | | | | 30 | | | | 1,200 | 2,600 | |
| | 30~49 | | | 400 | | 50 | 65 | | | | | 30 | | | | 1,200 | 2,500 | |
| | 50~64 | | | 500 | | 50 | 60 | | | | | 30 | | | | 1,000 | 2,200 | |
| | 65~74 | | | 310 | | 50 | 60 | | | | | 25 | | | | 1,000 | 2,100 | |
| | 75 이상 | | | 280 | | 50 | 60 | | | | | 25 | | | | 1,100 | 2,100 | |
| 여자 | 6~8 세 | | | 200 | | 30 | 35 | | | | | 20 | | | | 800 | 1,600 | |
| | 9~11 | | | 150 | | 40 | 45 | | | | | 25 | | | | 900 | 1,900 | |
| | 12~14 | | | 210 | | 45 | 55 | | | | | 25 | | | | 900 | 2,000 | |
| | 15~18 | | | 100 | | 45 | 55 | | | | | 25 | | | | 900 | 2,000 | |
| | 19~29 | | | 150 | | 45 | 55 | | | | | 20 | | | | 1,000 | 2,100 | |
| | 30~49 | | | 260 | | 40 | 50 | | | | | 20 | | | | 1,000 | 2,000 | |
| | 50~64 | | | 240 | | 40 | 50 | | | | | 20 | | | | 1,000 | 1,900 | |
| | 65~74 | | | 150 | | 40 | 50 | | | | | 20 | | | | 900 | 1,800 | |
| | 75 이상 | | | 140 | | 40 | 50 | | | | | 20 | | | | 1,000 | 1,800 | |
| 임신부1) | | | | +0 | | +12<br>+25 | +15<br>+30 | | | | | +5 | | | | | +200 | |
| 수유부 | | | | +0 | | +20 | +25 | | | | | +5 | | | | +500 | +700 | |

1) 2,3 분기별 부가량

보건복지부, 2020

| 성별 연령 | 메티오닌(g/일) | | | | 류신(g/일) | | | | 이소류신(g/일) | | | | 발린(g/일) | | | | 라이신(g/일) | | | |
|---|---|---|---|---|---|---|---|---|---|---|---|---|---|---|---|---|---|---|---|---|
| | 평균필요량 | 권장섭취량 | 충분섭취량 | 상한섭취량 | 평균필요량 | 권장섭취량 | 충분섭취량 | 상한섭취량 | 평균필요량 | 권장섭취량 | 충분섭취량 | 상한섭취량 | 평균필요량 | 권장섭취량 | 충분섭취량 | 상한섭취량 | 평균필요량 | 권장섭취량 | 충분섭취량 | 상한섭취량 |
| 영아 0~5개월 | | | 0.4 | | | | 1.0 | | | | 0.6 | | | | 0.6 | | | | 0.7 | |
| 6~11 | 0.3 | 0.4 | | | 0.6 | 0.8 | | | 0.3 | 0.4 | | | 0.3 | 0.5 | | | 0.6 | 0.8 | | |
| 유아 1~2세 | 0.3 | 0.4 | | | 0.6 | 0.8 | | | 0.3 | 0.4 | | | 0.4 | 0.5 | | | 0.6 | 0.7 | | |
| 3~5 | 0.3 | 0.4 | | | 0.7 | 1.0 | | | 0.3 | 0.4 | | | 0.4 | 0.5 | | | 0.6 | 0.8 | | |
| 남자 6~8세 | 0.5 | 0.6 | | | 1.1 | 1.3 | | | 0.5 | 0.6 | | | 0.6 | 0.7 | | | 1.0 | 1.2 | | |
| 9~11 | 0.7 | 0.8 | | | 1.5 | 1.9 | | | 0.7 | 0.8 | | | 0.9 | 1.1 | | | 1.4 | 1.8 | | |
| 12~14 | 1.0 | 1.2 | | | 2.2 | 2.7 | | | 1.0 | 1.2 | | | 1.2 | 1.6 | | | 2.1 | 2.5 | | |
| 15~18 | 1.2 | 1.4 | | | 2.6 | 3.2 | | | 1.2 | 1.4 | | | 1.5 | 1.8 | | | 2.3 | 2.9 | | |
| 19~29 | 1.0 | 1.4 | | | 2.4 | 3.1 | | | 1.0 | 1.4 | | | 1.4 | 1.7 | | | 2.5 | 3.1 | | |
| 30~49 | 1.1 | 1.3 | | | 2.4 | 3.1 | | | 1.1 | 1.4 | | | 1.4 | 1.7 | | | 2.4 | 3.1 | | |
| 50~64 | 1.1 | 1.3 | | | 2.3 | 2.8 | | | 1.1 | 1.3 | | | 1.3 | 1.6 | | | 2.3 | 2.9 | | |
| 65~74 | 1.0 | 1.3 | | | 2.2 | 2.8 | | | 1.0 | 1.3 | | | 1.3 | 1.6 | | | 2.2 | 2.9 | | |
| 75이상 | 0.9 | 1.1 | | | 2.1 | 2.7 | | | 0.9 | 1.1 | | | 1.1 | 1.5 | | | 2.2 | 2.7 | | |
| 여자 6~8세 | 0.5 | 0.6 | | | 1.0 | 1.3 | | | 0.5 | 0.6 | | | 0.6 | 0.7 | | | 0.9 | 1.3 | | |
| 9~11 | 0.6 | 0.7 | | | 1.5 | 1.8 | | | 0.5 | 0.7 | | | 0.9 | 1.1 | | | 1.3 | 1.6 | | |
| 12~14 | 0.8 | 1.0 | | | 1.9 | 2.4 | | | 0.8 | 1.0 | | | 1.2 | 1.4 | | | 1.8 | 2.2 | | |
| 15~18 | 0.8 | 1.1 | | | 2.0 | 2.4 | | | 0.8 | 1.1 | | | 1.2 | 1.4 | | | 1.8 | 2.2 | | |
| 19~29 | 0.8 | 1.0 | | | 2.0 | 2.5 | | | 0.8 | 1.1 | | | 1.1 | 1.3 | | | 2.1 | 2.5 | | |
| 30~49 | 0.8 | 1.0 | | | 1.9 | 2.4 | | | 0.8 | 1.0 | | | 1.0 | 1.4 | | | 2.0 | 2.5 | | |
| 50~64 | 0.8 | 1.1 | | | 1.9 | 2.3 | | | 0.8 | 1.1 | | | 1.1 | 1.3 | | | 1.9 | 2.4 | | |
| 65~74 | 0.7 | 0.9 | | | 1.8 | 2.2 | | | 0.7 | 0.9 | | | 0.9 | 1.3 | | | 1.8 | 2.3 | | |
| 75이상 | 0.7 | 0.9 | | | 1.7 | 2.1 | | | 0.7 | 0.9 | | | 0.9 | 1.1 | | | 1.7 | 2.1 | | |
| 임신부 | 1.1 | 1.4 | | | 2.5 | 3.1 | | | 1.1 | 1.4 | | | 1.4 | 1.7 | | | 2.3 | 2.9 | | |
| 수유부 | 1.1 | 1.5 | | | 2.8 | 3.5 | | | 1.3 | 1.7 | | | 1.6 | 1.9 | | | 2.5 | 3.1 | | |

| 성별 연령 | 페닐알라닌+티로신(g/일) | | | | 트레오닌(g/일) | | | | 트립토판(g/일) | | | | 히스티딘(g/일) | | | |
|---|---|---|---|---|---|---|---|---|---|---|---|---|---|---|---|---|
| | 평균필요량 | 권장섭취량 | 충분섭취량 | 상한섭취량 | 평균필요량 | 권장섭취량 | 충분섭취량 | 상한섭취량 | 평균필요량 | 권장섭취량 | 충분섭취량 | 상한섭취량 | 평균필요량 | 권장섭취량 | 충분섭취량 | 상한섭취량 |
| 영아 0~5개월 | | | 0.9 | | | | 0.5 | | | | 0.2 | | | | 0.1 | |
| 6~11 | 0.5 | 0.7 | | | 0.3 | 0.4 | | | 0.1 | 0.1 | | | 0.2 | 0.3 | | |
| 유아 1~2세 | 0.5 | 0.7 | | | 0.3 | 0.4 | | | 0.1 | 0.1 | | | 0.2 | 0.3 | | |
| 3~5 | 0.6 | 0.7 | | | 0.3 | 0.4 | | | 0.1 | 0.1 | | | 0.2 | 0.3 | | |
| 남자 6~8세 | 0.9 | 1.0 | | | 0.5 | 0.6 | | | 0.1 | 0.2 | | | 0.3 | 0.4 | | |
| 9~11 | 1.3 | 1.6 | | | 0.7 | 0.9 | | | 0.2 | 0.2 | | | 0.5 | 0.6 | | |
| 12~14 | 1.8 | 2.3 | | | 1.0 | 1.3 | | | 0.3 | 0.3 | | | 0.7 | 0.9 | | |
| 15~18 | 2.1 | 2.6 | | | 1.2 | 1.5 | | | 0.3 | 0.4 | | | 0.9 | 1.0 | | |
| 19~29 | 2.8 | 3.6 | | | 1.1 | 1.5 | | | 0.3 | 0.3 | | | 0.8 | 1.0 | | |
| 30~49 | 2.9 | 3.5 | | | 1.2 | 1.5 | | | 0.3 | 0.3 | | | 0.7 | 1.0 | | |
| 50~64 | 2.7 | 3.4 | | | 1.1 | 1.4 | | | 0.3 | 0.3 | | | 0.7 | 0.9 | | |
| 65~74 | 2.5 | 3.3 | | | 1.1 | 1.3 | | | 0.2 | 0.3 | | | 0.7 | 1.0 | | |
| 75 이상 | 2.5 | 3.1 | | | 1.0 | 1.3 | | | 0.2 | 0.3 | | | 0.7 | 0.8 | | |
| 여자 6~8세 | 0.8 | 1.0 | | | 0.5 | 0.6 | | | 0.1 | 0.2 | | | 0.3 | 0.4 | | |
| 9~11 | 1.2 | 1.5 | | | 0.6 | 0.8 | | | 0.2 | 0.2 | | | 0.4 | 0.5 | | |
| 12~14 | 1.6 | 1.9 | | | 0.9 | 1.2 | | | 0.2 | 0.3 | | | 0.6 | 0.7 | | |
| 15~18 | 1.6 | 2.0 | | | 0.9 | 1.2 | | | 0.2 | 0.3 | | | 0.6 | 0.7 | | |
| 19~29 | 2.3 | 2.9 | | | 0.9 | 1.1 | | | 0.2 | 0.3 | | | 0.6 | 0.8 | | |
| 30~49 | 2.3 | 2.8 | | | 0.9 | 1.2 | | | 0.2 | 0.3 | | | 0.6 | 0.8 | | |
| 50~64 | 2.2 | 2.7 | | | 0.8 | 1.1 | | | 0.2 | 0.3 | | | 0.6 | 0.7 | | |
| 65~74 | 2.1 | 2.6 | | | 0.8 | 1.0 | | | 0.2 | 0.2 | | | 0.5 | 0.7 | | |
| 75 이상 | 2.0 | 2.4 | | | 0.7 | 0.9 | | | 0.2 | 0.2 | | | 0.5 | 0.7 | | |
| 임신부 | 0.8 | 1.0 | | | 3.0 | 3.8 | | | 0.3 | 0.4 | | | 1.2 | 1.5 | | |
| 수유부 | 0.8 | 1.1 | | | 3.7 | 4.7 | | | 0.4 | 0.5 | | | 1.3 | 1.7 | | |

<표6> 2020 한국인 영양소 섭취기준 - 지용성 비타민

보건복지부, 2020

| 성별 연령 | 비타민 A (μg RE/일) | | | | 비타민 D (μg/일) | | | | 비타민 E (mg -TE/일) | | | | 비타민 K (μg/일) | | | |
|---|---|---|---|---|---|---|---|---|---|---|---|---|---|---|---|---|
| | 평균필요량 | 권장섭취량 | 충분섭취량 | 상한섭취량 | 평균필요량 | 권장섭취량 | 충분섭취량 | 상한섭취량 | 평균필요량 | 권장섭취량 | 충분섭취량 | 상한섭취량 | 평균필요량 | 권장섭취량 | 충분섭취량 | 상한섭취량 |
| 영아 0~5 개월 | | | 350 | 600 | | | 5 | 25 | | | 3 | | | | 4 | |
| 6~11 | | | 450 | 600 | | | 5 | 25 | | | 4 | | | | 6 | |
| 유아 1~2 세 | 190 | 300 | | 600 | | | 5 | 30 | | | 5 | 100 | | | 25 | |
| 3~5 | 230 | 350 | | 700 | | | 5 | 35 | | | 6 | 150 | | | 30 | |
| 남자 6~8 세 | 310 | 450 | | 1,100 | | | 5 | 40 | | | 7 | 200 | | | 40 | |
| 9~11 | 410 | 600 | | 1,600 | | | 5 | 60 | | | 9 | 300 | | | 55 | |
| 12~14 | 530 | 750 | | 2,300 | | | 10 | 100 | | | 11 | 400 | | | 70 | |
| 15~18 | 620 | 850 | | 2,800 | | | 10 | 100 | | | 12 | 500 | | | 80 | |
| 19~29 | 570 | 800 | | 3,000 | | | 10 | 100 | | | 12 | 540 | | | 75 | |
| 30~49 | 560 | 750 | | 3,000 | | | 10 | 100 | | | 12 | 540 | | | 75 | |
| 50~64 | 530 | 750 | | 3,000 | | | 10 | 100 | | | 12 | 540 | | | 75 | |
| 65~74 | 510 | 700 | | 3,000 | | | 15 | 100 | | | 12 | 540 | | | 75 | |
| 75 이상 | 500 | 700 | | 3,000 | | | 15 | 100 | | | 12 | 540 | | | 75 | |
| 여자 6~8 세 | 290 | 400 | | 1,100 | | | 5 | 40 | | | 7 | 200 | | | 40 | |
| 9~11 | 390 | 550 | | 1,600 | | | 5 | 60 | | | 9 | 300 | | | 55 | |
| 12~14 | 480 | 650 | | 2,300 | | | 10 | 100 | | | 11 | 400 | | | 65 | |
| 15~18 | 450 | 600 | | 2,800 | | | 10 | 100 | | | 12 | 500 | | | 65 | |
| 19~29 | 460 | 650 | | 3,000 | | | 10 | 100 | | | 12 | 540 | | | 65 | |
| 30~49 | 450 | 650 | | 3,000 | | | 10 | 100 | | | 12 | 540 | | | 65 | |
| 50~64 | 430 | 600 | | 3,000 | | | 10 | 100 | | | 12 | 540 | | | 65 | |
| 65~74 | 410 | 600 | | 3,000 | | | 15 | 100 | | | 12 | 540 | | | 65 | |
| 75 이상 | 410 | 600 | | 3,000 | | | 15 | 100 | | | 12 | 540 | | | 65 | |
| 임신부 | +50 | +70 | | 3,000 | | | +0 | 100 | | | +0 | 540 | | | +0 | |
| 수유부 | +350 | +490 | | 3,000 | | | +0 | 100 | | | +3 | 540 | | | +0 | |

# <표7> 2020 한국인 영양소 섭취기준 - 수용성 비타민

보건복지부, 2020

| 성별 | 연령 | 비타민 C (mg/일) | | | | 티아민 (mg/일) | | | | 리보플라빈 (mg/일) | | | | 니아신 (mg NE/일)[1)] | | | | |
|---|---|---|---|---|---|---|---|---|---|---|---|---|---|---|---|---|---|---|
| | | 평균필요량 | 권장섭취량 | 충분섭취량 | 상한섭취량 | 평균필요량 | 권장섭취량 | 충분섭취량 | 상한섭취량 | 평균필요량 | 권장섭취량 | 충분섭취량 | 상한섭취량 | 평균필요량 | 권장섭취량 | 충분섭취량 | 상한섭취량 2) | 상한섭취량 2) |
| 영아 | 0~5 개월 | | | 40 | | | | 0.2 | | | | 0.3 | | | | 2 | | |
| | 6~11 | | | 55 | | | | 0.3 | | | | 0.4 | | | | 3 | | |
| 유아 | 1~2 세 | 30 | 40 | | 340 | 0.4 | 0.4 | | | 0.4 | 0.5 | | | 4 | 6 | | 10 | 180 |
| | 3~5 | 35 | 45 | | 510 | 0.4 | 0.5 | | | 0.5 | 0.6 | | | 5 | 7 | | 10 | 250 |
| 남자 | 6~8 세 | 40 | 50 | | 750 | 0.5 | 0.7 | | | 0.7 | 0.9 | | | 7 | 9 | | 15 | 350 |
| | 9~11 | 55 | 70 | | 1,100 | 0.7 | 0.9 | | | 0.9 | 1.1 | | | 9 | 11 | | 20 | 500 |
| | 12~14 | 70 | 90 | | 1,400 | 0.9 | 1.1 | | | 1.2 | 1.5 | | | 11 | 15 | | 25 | 700 |
| | 15~18 | 80 | 105 | | 1,600 | 1.1 | 1.3 | | | 1.4 | 1.7 | | | 13 | 17 | | 30 | 800 |
| | 19~29 | 75 | 100 | | 2,000 | 1.0 | 1.2 | | | 1.3 | 1.5 | | | 12 | 16 | | 35 | 1,000 |
| | 30~49 | 75 | 100 | | 2,000 | 1.0 | 1.2 | | | 1.3 | 1.5 | | | 12 | 16 | | 35 | 1,000 |
| | 50~64 | 75 | 100 | | 2,000 | 1.0 | 1.2 | | | 1.3 | 1.5 | | | 12 | 16 | | 35 | 1,000 |
| | 65~74 | 75 | 100 | | 2,000 | 0.9 | 1.1 | | | 1.2 | 1.4 | | | 11 | 14 | | 35 | 1,000 |
| | 75 이상 | 75 | 100 | | 2,000 | 0.9 | 1.1 | | | 1.1 | 1.3 | | | 10 | 13 | | 35 | 1,000 |
| 여자 | 6~8 세 | 40 | 50 | | 750 | 0.6 | 0.7 | | | 0.6 | 0.8 | | | 7 | 9 | | 15 | 350 |
| | 9~11 | 55 | 70 | | 1,100 | 0.8 | 0.9 | | | 0.8 | 1.0 | | | 9 | 12 | | 20 | 500 |
| | 12~14 | 70 | 90 | | 1,400 | 0.9 | 1.1 | | | 1.0 | 1.2 | | | 11 | 15 | | 25 | 700 |
| | 15~18 | 80 | 100 | | 1,600 | 0.9 | 1.1 | | | 1.0 | 1.2 | | | 11 | 14 | | 30 | 800 |
| | 19~29 | 75 | 100 | | 2,000 | 0.9 | 1.1 | | | 1.0 | 1.2 | | | 11 | 14 | | 35 | 1,000 |
| | 30~49 | 75 | 100 | | 2,000 | 0.9 | 1.1 | | | 1.0 | 1.2 | | | 11 | 14 | | 35 | 1,000 |
| | 50~64 | 75 | 100 | | 2,000 | 0.9 | 1.1 | | | 1.0 | 1.2 | | | 11 | 14 | | 35 | 1,000 |
| | 65~74 | 75 | 100 | | 2,000 | 0.9 | 1.0 | | | 0.9 | 1.1 | | | 10 | 13 | | 35 | 1,000 |
| | 75 이상 | 75 | 100 | | 2,000 | 0.9 | 0.8 | | | 0.8 | 1.0 | | | 9 | 12 | | 35 | 1,000 |
| 임신부 | | +10 | +10 | | 2,000 | +0.4 | +0.4 | | | +0.3 | +0.4 | | | +3 | +4 | | 35 | 1,000 |
| 수유부 | | +35 | +40 | | 2,000 | +0.3 | +0.4 | | | +0.4 | +0.5 | | | +2 | +3 | | 35 | 1,000 |

1) 1 mg NE(니아신 당량) = 1 mg 니아신 = 60 mg 트립토판

| 성별 | 연령 | 비타민 B6 (mg/일) | | | | 엽산 (μgDFE/일)[2] | | | | 비타민 B12 (μg/일) | | | | 판토텐산 (mg/일) | | | | 비오틴 (μg/일) | | | |
|---|---|---|---|---|---|---|---|---|---|---|---|---|---|---|---|---|---|---|---|---|---|
| | | 평균필요량 | 권장섭취량 | 충분섭취량 | 상한섭취량 | 평균필요량 | 권장섭취량 | 충분섭취량 | 상한섭취량[3] | 평균필요량 | 권장섭취량 | 충분섭취량 | 상한섭취량 | 평균필요량 | 권장섭취량 | 충분섭취량 | 상한섭취량 | 평균필요량 | 권장섭취량 | 충분섭취량 | 상한섭취량 |
| 영아 | 0~5개월 | | | 0.1 | | | | 65 | | | | 0.3 | | | | 1.7 | | | | 5 | |
| | 6~11 | | | 0.3 | | | | 90 | | | | 0.5 | | | | 1.9 | | | | 7 | |
| 유아 | 1~2세 | 0.5 | 0.6 | | 25 | 120 | 150 | | 300 | 0.8 | 0.9 | | | | | 2 | | | | 9 | |
| | 3~5 | 0.6 | 0.7 | | 35 | 150 | 180 | | 400 | 0.9 | 1.1 | | | | | 2 | | | | 12 | |
| 남자 | 6~8세 | 0.7 | 0.9 | | 45 | 180 | 220 | | 500 | 1.1 | 1.3 | | | | | 3 | | | | 15 | |
| | 9~11 | 0.9 | 1.1 | | 60 | 250 | 300 | | 600 | 1.5 | 1.7 | | | | | 4 | | | | 20 | |
| | 12~14 | 1.3 | 1.5 | | 80 | 300 | 360 | | 800 | 1.9 | 2.3 | | | | | 5 | | | | 25 | |
| | 15~18 | 1.3 | 1.5 | | 95 | 330 | 400 | | 900 | 2.0 | 2.4 | | | | | 5 | | | | 30 | |
| | 19~29 | 1.3 | 1.5 | | 100 | 320 | 400 | | 1,000 | 2.0 | 2.4 | | | | | 5 | | | | 30 | |
| | 30~49 | 1.3 | 1.5 | | 100 | 320 | 400 | | 1,000 | 2.0 | 2.4 | | | | | 5 | | | | 30 | |
| | 50~64 | 1.3 | 1.5 | | 100 | 320 | 400 | | 1,000 | 2.0 | 2.4 | | | | | 5 | | | | 30 | |
| | 65~74 | 1.3 | 1.5 | | 100 | 320 | 400 | | 1,000 | 2.0 | 2.4 | | | | | 5 | | | | 30 | |
| | 75 이상 | 1.3 | 1.5 | | 100 | 320 | 400 | | 1,000 | 2.0 | 2.4 | | | | | 5 | | | | 30 | |
| 여자 | 6~8세 | 0.7 | 0.9 | | 45 | 180 | 220 | | 500 | 1.1 | 1.3 | | | | | 3 | | | | 15 | |
| | 9~11 | 0.9 | 1.1 | | 60 | 250 | 300 | | 600 | 1.5 | 1.7 | | | | | 4 | | | | 20 | |
| | 12~14 | 1.2 | 1.4 | | 80 | 300 | 360 | | 800 | 1.9 | 2.3 | | | | | 5 | | | | 25 | |
| | 15~18 | 1.2 | 1.4 | | 95 | 330 | 400 | | 900 | 2.0 | 2.4 | | | | | 5 | | | | 30 | |
| | 19~29 | 1.2 | 1.4 | | 100 | 320 | 400 | | 1,000 | 2.0 | 2.4 | | | | | 5 | | | | 30 | |
| | 30~49 | 1.2 | 1.4 | | 100 | 320 | 400 | | 1,000 | 2.0 | 2.4 | | | | | 5 | | | | 30 | |
| | 50~64 | 1.2 | 1.4 | | 100 | 320 | 400 | | 1,000 | 2.0 | 2.4 | | | | | 5 | | | | 30 | |
| | 65~74 | 1.2 | 1.4 | | 100 | 320 | 400 | | 1,000 | 2.0 | 2.4 | | | | | 5 | | | | 30 | |
| | 75 이상 | 1.2 | 1.4 | | 100 | 320 | 400 | | 1,000 | 2.0 | 2.4 | | | | | 5 | | | | 30 | |
| 임신부 | | +0.7 | +0.8 | | 100 | +200 | +220 | | 1,000 | +0.2 | +0.2 | | | | | +1 | | | | +0 | |
| 수유부 | | +0.7 | +0.8 | | 100 | +130 | +150 | | 1,000 | +0.3 | +0.4 | | | | | +2 | | | | +5 | |

1) Dietary Folate Equivalents, 가임기 여성의 경우 400 μg/일의 엽산보충제 섭취를 권장함.

2) 엽산의 상한섭취량은 보충제 또는 강화식품의 형태로 섭취한 μg/일에 해당됨.

# <표8> 2020 한국인 영양소 섭취기준 - 다량무기질

보건복지부, 2020

| 성별 | 연령 | 칼슘 (mg/일) | | | | 인 (mg/일) | | | | 나트륨 (mg/일) | | | | |
|---|---|---|---|---|---|---|---|---|---|---|---|---|---|---|
| | | 평균필요량 | 권장섭취량 | 충분섭취량 | 상한섭취량 | 평균필요량 | 권장섭취량 | 충분섭취량 | 상한섭취량 | 평균필요량 | 권장섭취량 | 충분섭취량 | 상한섭취량 | 목표섭취량 |
| 영아 | 0~5 개월 | | | 250 | 1,000 | | | 100 | | | | 110 | | |
| | 6~11 | | | 300 | 1,500 | | | 300 | | | | 370 | | |
| 유아 | 1~2 세 | 400 | 500 | | 2,500 | 380 | 450 | | 3,000 | | | 810 | | 1,200 |
| | 3~5 | 500 | 600 | | 2,500 | 480 | 550 | | 3,000 | | | 1,000 | | 1,600 |
| 남자 | 6~8 세 | 600 | 700 | | 2,500 | 500 | 600 | | 3,000 | | | 1,200 | | 1,900 |
| | 9~11 | 650 | 800 | | 3,000 | 1,000 | 1,200 | | 3,500 | | | 1,500 | | 2,300 |
| | 12~14 | 800 | 1,000 | | 3,000 | 1,000 | 1,200 | | 3,500 | | | 1,500 | | 2,300 |
| | 15~19 | 750 | 900 | | 3,000 | 1,000 | 1,200 | | 3,500 | | | 1,500 | | 2,200 |
| | 20~29 | 650 | 800 | | 2,500 | 580 | 700 | | 3,500 | | | 1,500 | | 2,300 |
| | 30~49 | 650 | 800 | | 2,500 | 580 | 700 | | 3,500 | | | 1,500 | | 2,300 |
| | 50~64 | 600 | 750 | | 2,000 | 580 | 700 | | 3,500 | | | 1,500 | | 2,300 |
| | 65~74 | 600 | 700 | | 2,000 | 580 | 700 | | 3,500 | | | 1,300 | | 2,100 |
| | 75 이상 | 600 | 700 | | 2,000 | 580 | 700 | | 3,000 | | | 1,100 | | 1,700 |
| 여자 | 6~8 세 | 600 | 700 | | 2,500 | 480 | 550 | | 3,000 | | | 1,200 | | 1,900 |
| | 9~11 | 650 | 800 | | 3,000 | 1,000 | 1,200 | | 3,500 | | | 1,500 | | 2,300 |
| | 12~14 | 750 | 900 | | 3,000 | 1,000 | 1,200 | | 3,500 | | | 1,500 | | 2,300 |
| | 15~19 | 700 | 800 | | 3,000 | 1,000 | 1,200 | | 3,500 | | | 1,500 | | 2,300 |
| | 20~29 | 550 | 700 | | 2,500 | 580 | 700 | | 3,500 | | | 1,500 | | 2,300 |
| | 30~49 | 550 | 700 | | 2,500 | 580 | 700 | | 3,500 | | | 1,500 | | 2,300 |
| | 50~64 | 600 | 800 | | 2,000 | 580 | 700 | | 3,500 | | | 1,500 | | 2,300 |
| | 65~74 | 600 | 800 | | 2,000 | 580 | 700 | | 3,500 | | | 1,300 | | 2,100 |
| | 75 이상 | 600 | 800 | | 2,000 | 580 | 700 | | 3,000 | | | 1,100 | | 1,700 |
| 임신부 | | +0 | +0 | | 2,500 | +0 | +0 | | 3,000 | | | 1,500 | | 2,300 |
| 수유부 | | +0 | +0 | | 2,500 | +0 | +0 | | 3,500 | | | 1,500 | | 2,300 |

| 성별 | 연령 | 염소 (mg/일) | | | | 칼륨 (mg/일) | | | | 마그네슘 (mg/일) | | | |
|---|---|---|---|---|---|---|---|---|---|---|---|---|---|
| | | 평균필요량 | 권장섭취량 | 충분섭취량 | 상한섭취량 | 평균필요량 | 권장섭취량 | 충분섭취량 | 상한섭취량 | 평균필요량 | 권장섭취량 | 충분섭취량 | 상한섭취량[1] |
| 영아 | 0~5 개월 | | | 170 | | | | 400 | | | | 25 | |
| | 6~11 | | | 560 | | | | 700 | | | | 55 | |
| 유아 | 1~2 세 | | | 1,200 | | | | 1,900 | | 60 | 70 | | 60 |
| | 3~5 | | | 1,600 | | | | 2,400 | | 90 | 110 | | 90 |
| 남자 | 6~8 세 | | | 1,900 | | | | 2,900 | | 130 | 150 | | 130 |
| | 9~11 | | | 2,300 | | | | 3,400 | | 190 | 220 | | 190 |
| | 12~14 | | | 2,300 | | | | 3,500 | | 260 | 320 | | 270 |
| | 15~18 | | | 2,300 | | | | 3,500 | | 340 | 410 | | 350 |
| | 19~29 | | | 2,300 | | | | 3,500 | | 300 | 360 | | 350 |
| | 30~49 | | | 2,300 | | | | 3,500 | | 310 | 370 | | 350 |
| | 50~64 | | | 2,300 | | | | 3,500 | | 310 | 370 | | 350 |
| | 65~74 | | | 2,100 | | | | 3,500 | | 310 | 370 | | 350 |
| | 75 이상 | | | 1,700 | | | | 3,500 | | 310 | 370 | | 350 |
| 여자 | 6~8 세 | | | 1,900 | | | | 2,900 | | 130 | 150 | | 130 |
| | 9~11 | | | 2,300 | | | | 3,400 | | 180 | 220 | | 190 |
| | 12~14 | | | 2,300 | | | | 3,500 | | 240 | 290 | | 270 |
| | 15~18 | | | 2,300 | | | | 3,500 | | 290 | 340 | | 350 |
| | 19~29 | | | 2,300 | | | | 3,500 | | 230 | 280 | | 350 |
| | 30~49 | | | 2,300 | | | | 3,500 | | 240 | 280 | | 350 |
| | 50~64 | | | 2,300 | | | | 3,500 | | 240 | 280 | | 350 |
| | 65~74 | | | 2,100 | | | | 3,500 | | 240 | 280 | | 350 |
| | 75 이상 | | | 1,700 | | | | 3,500 | | 240 | 280 | | 350 |
| 임신부 | | | | 2,300 | | | | +0 | | +30 | +40 | | 350 |
| 수유부 | | | | 2,300 | | | | +400 | | +0 | +0 | | 350 |

1) 식품외 급원의 마그네슘에만 해당

## 〈표9〉 2020 한국인 영양소 섭취기준 - 미량 무기질

보건복지부, 2020

| 성별 | 연령 | 철 (mg/일) | | | | 아연 (mg/일) | | | | 구리 (μg/일) | | | | 불소 (mg/일) | | | |
|---|---|---|---|---|---|---|---|---|---|---|---|---|---|---|---|---|---|
| | | 평균필요량 | 권장섭취량 | 충분섭취량 | 상한섭취량 | 평균필요량 | 권장섭취량 | 충분섭취량 | 상한섭취량 | 평균필요량 | 권장섭취량 | 충분섭취량 | 상한섭취량 | 평균필요량 | 권장섭취량 | 충분섭취량 | 상한섭취량 |
| 영아 | 0~5 개월 | | | 0.3 | 40 | | | 2 | | | | 240 | | | | 0.01 | 0.6 |
| | 6~11 | 4 | 6 | | 40 | 2 | 3 | | | | | 330 | | | | 0.4 | 0.9 |
| 유아 | 1~2 세 | 4.5 | 6 | | 40 | 2 | 3 | | 6 | 220 | 290 | | 1,700 | | | 0.6 | 1.2 |
| | 3~5 | 5 | 7 | | 40 | 3 | 4 | | 9 | 270 | 350 | | 2,600 | | | 0.9 | 1.8 |
| 남자 | 6~8 세 | 7 | 9 | | 40 | 5 | 5 | | 13 | 360 | 470 | | 3,700 | | | 1.3 | 2.6 |
| | 9~11 | 8 | 11 | | 40 | 7 | 8 | | 19 | 470 | 600 | | 5,500 | | | 1.9 | 10.0 |
| | 12~14 | 11 | 14 | | 40 | 7 | 8 | | 27 | 600 | 800 | | 7,500 | | | 2.6 | 10.0 |
| | 15~18 | 11 | 14 | | 45 | 8 | 10 | | 33 | 700 | 900 | | 9,500 | | | 3.2 | 10.0 |
| | 19~29 | 8 | 10 | | 45 | 9 | 10 | | 35 | 650 | 850 | | 10,000 | | | 3.4 | 10.0 |
| | 30~49 | 8 | 10 | | 45 | 8 | 10 | | 35 | 650 | 850 | | 10,000 | | | 3.4 | 10.0 |
| | 50~64 | 8 | 10 | | 45 | 8 | 10 | | 35 | 650 | 850 | | 10,000 | | | 3.2 | 10.0 |
| | 65~74 | 7 | 9 | | 45 | 8 | 9 | | 35 | 600 | 800 | | 10,000 | | | 3.1 | 10.0 |
| | 75 이상 | 7 | 9 | | 45 | 7 | 9 | | 35 | 600 | 800 | | 10,000 | | | 3.0 | 10.0 |
| 여자 | 6~8 세 | 7 | 9 | | 40 | 4 | 5 | | 13 | 310 | 400 | | 3,700 | | | 1.3 | 2.5 |
| | 9~11 | 8 | 10 | | 40 | 7 | 8 | | 19 | 420 | 550 | | 5,500 | | | 1.8 | 10.0 |
| | 12~14 | 12 | 16 | | 40 | 6 | 8 | | 27 | 500 | 650 | | 7,500 | | | 2.4 | 10.0 |
| | 15~18 | 11 | 14 | | 45 | 7 | 9 | | 33 | 550 | 700 | | 9,500 | | | 2.7 | 10.0 |
| | 19~29 | 11 | 14 | | 45 | 7 | 8 | | 35 | 500 | 650 | | 10,000 | | | 2.8 | 10.0 |
| | 30~49 | 11 | 14 | | 45 | 7 | 8 | | 35 | 500 | 650 | | 10,000 | | | 2.7 | 10.0 |
| | 50~64 | 6 | 8 | | 45 | 6 | 8 | | 35 | 500 | 650 | | 10,000 | | | 2.6 | 10.0 |
| | 65~74 | 6 | 8 | | 45 | 6 | 7 | | 35 | 460 | 600 | | 10,000 | | | 2.5 | 10.0 |
| | 75 이상 | 5 | 7 | | 45 | 6 | 7 | | 35 | 460 | 600 | | 10,000 | | | 2.3 | 10.0 |
| 임신부 | | +8 | +10 | | 45 | +2.0 | +2.5 | | 35 | +100 | +130 | | 10,000 | | | +0 | 10.0 |
| 수유부 | | +0 | +0 | | 45 | +4.0 | +5.0 | | 35 | +370 | +480 | | 10,000 | | | +0 | 10.0 |

| 성별 | 연령 | 망간 (mg/일) | | | | 요오드 (μg/일) | | | | 셀레늄 (μg/일) | | | | 몰리브덴 (μg/일) | | | | 크롬 (μg/일) | | | |
|---|---|---|---|---|---|---|---|---|---|---|---|---|---|---|---|---|---|---|---|---|---|
| | | 평균필요량 | 권장섭취량 | 충분섭취량 | 상한섭취량 | 평균필요량 | 권장섭취량 | 충분섭취량 | 상한섭취량 | 평균필요량 | 권장섭취량 | 충분섭취량 | 상한섭취량 | 평균필요량 | 권장섭취량 | 충분섭취량 | 상한섭취량 | 평균필요량 | 권장섭취량 | 충분섭취량 | 상한섭취량 |
| 영아 | 0~5 개월 | | | 0.01 | | | | 130 | 250 | | | 9 | 40 | | | | | | | 0.2 | |
| | 6~11 | | | 0.8 | | | | 180 | 250 | | | 12 | 65 | | | | | | | 4.0 | |
| 유아 | 1~2 세 | | | 1.5 | 2.0 | 55 | 80 | | 300 | 19 | 23 | | 70 | 8 | 10 | | 100 | | | 10 | |
| | 3~5 | | | 2.0 | 3.0 | 65 | 90 | | 300 | 22 | 25 | | 100 | 10 | 12 | | 150 | | | 10 | |
| 남자 | 6~8 세 | | | 2.5 | 4.0 | 75 | 100 | | 500 | 30 | 35 | | 150 | 15 | 18 | | 200 | | | 15 | |
| | 9~11 | | | 3.0 | 6.0 | 85 | 110 | | 500 | 40 | 45 | | 200 | 15 | 18 | | 300 | | | 20 | |
| | 12~14 | | | 4.0 | 8.0 | 90 | 130 | | 1,900 | 50 | 60 | | 300 | 25 | 30 | | 450 | | | 30 | |
| | 15~18 | | | 4.0 | 10.0 | 95 | 130 | | 2,200 | 55 | 65 | | 300 | 25 | 30 | | 550 | | | 35 | |
| | 19~29 | | | 4.0 | 11.0 | 95 | 150 | | 2,400 | 50 | 60 | | 400 | 25 | 30 | | 600 | | | 30 | |
| | 30~49 | | | 4.0 | 11.0 | 95 | 150 | | 2,400 | 50 | 60 | | 400 | 25 | 30 | | 600 | | | 30 | |
| | 50~64 | | | 4.0 | 11.0 | 95 | 150 | | 2,400 | 50 | 60 | | 400 | 25 | 30 | | 550 | | | 30 | |
| | 65~74 | | | 4.0 | 11.0 | 95 | 150 | | 2,400 | 50 | 60 | | 400 | 23 | 28 | | 550 | | | 25 | |
| | 75 이상 | | | 4.0 | 11.0 | 95 | 150 | | 2,400 | 50 | 60 | | 400 | 23 | 28 | | 550 | | | 25 | |
| 여자 | 6~8 세 | | | 2.5 | 4.0 | 75 | 100 | | 500 | 30 | 35 | | 150 | 15 | 18 | | 200 | | | 15 | |
| | 9~11 | | | 3.0 | 6.0 | 80 | 110 | | 500 | 40 | 45 | | 200 | 15 | 18 | | 300 | | | 20 | |
| | 12~14 | | | 3.5 | 8.0 | 90 | 130 | | 1,900 | 50 | 60 | | 300 | 20 | 25 | | 400 | | | 20 | |
| | 15~18 | | | 3.5 | 10.0 | 95 | 130 | | 2,200 | 55 | 65 | | 300 | 20 | 25 | | 500 | | | 20 | |
| | 19~29 | | | 3.5 | 11.0 | 95 | 150 | | 2,400 | 50 | 60 | | 400 | 20 | 25 | | 500 | | | 20 | |
| | 30~49 | | | 3.5 | 11.0 | 95 | 150 | | 2,400 | 50 | 60 | | 400 | 20 | 25 | | 500 | | | 20 | |
| | 50~64 | | | 3.5 | 11.0 | 95 | 150 | | 2,400 | 50 | 60 | | 400 | 20 | 25 | | 450 | | | 20 | |
| | 65~74 | | | 3.5 | 11.0 | 95 | 150 | | 2,400 | 50 | 60 | | 400 | 18 | 22 | | 450 | | | 20 | |
| | 75 이상 | | | 3.5 | 11.0 | 95 | 150 | | 2,400 | 50 | 60 | | 400 | 18 | 22 | | 450 | | | 20 | |
| 임신부 | | | | +0 | 11.0 | +65 | +90 | | | +3 | +4 | | 400 | +0 | +0 | | 500 | | | +5 | |
| 수유부 | | | | +0 | 11.0 | +130 | +190 | | | +9 | +10 | | 400 | +3 | +3 | | 500 | | | +20 | |

출처: 2020 한국인 영양소 섭취기준

# 참고문헌


농업과학기술원, 농촌생활연구소(동덕여대, 울산대), 식량자급률 향상을 위한 한국형 식생활관리체계 확립, 제3차년도 완결보고서, 2003.

농촌진흥청, 국립농업과학원, 제9개정판 국가 표준식품성분표 I II, 2017.

농촌진흥청, 제10개정판 국가 표준식품성분표, 2022

농촌진흥청, 경희대학교, 한국인 다소비 탄수화물 식품의 혈당지수와 혈당부하지수, 2015.

대한당뇨병학회, 전문가가 추천하는 당뇨병 이해와 관리, 2016.

대한당뇨병학회, 당뇨병 팩트시트 2022

대한당뇨병학회, 2023 당뇨병 진료지침 제8판

대한당뇨병학회, 대한영양사회, 당뇨병 식품교환표 활용지침, 2010

대한비만학회, 비만 진료지침 8판 (2022)

대한영양사협회, 식사계획을 위한 식품교환표(개정판), 2010.

문수재, 김혜경, 홍순명, 이경혜, 이명희, 이영미, 이경자, 안경미, 이민준, 김정연, 김정현, 알기쉬운 영양학(개정판), 수학사, 2016.

문수재, 손경희, 양일선, 손춘영, 김대엽. 국방 표준 식단 작성을 위한 전산화 프로그램 개발에 관한 연구, 한국조리과학회지, 7(3):61-68, 1991.

보건복지부, 한국영양학회, 2020 한국인 영양소섭취기준

식품의약품안전처, 외식 영양성분 자료집 통합본(2012-2017년), 2019.

식품의약품안전처: 1일 영양성분 기준치(2022)

한국영양학회 부설 영양정보센타, CAN Pro, 한국영양학회 부설 영양정보센타, 서울, 1998.

한지숙, 이숙희, 당뇨병환자를 위한 전산화된 영양상담시스템. 한국영양식량학회지 22(6): 734~742, 1993.

한지숙, 정지혜, 당뇨 환자의 웹기반 식사관리 및 영양상담 프로그램, 한국식품영양과학회지, 33(1):114~122, 2004.

홍순명, 알기 쉬운 당뇨병의 영양과 식사요법, uup, 2017.

홍순명, 당뇨병 식사요법을 위한 사진으로 보는 e-식품교환량, uup, 2009.

홍순명, 영양학분야의 software 개발현황과 활용방안, 한국영양학회지 29(10):1170-1174, 1996.

홍순명, 김곤, 인터넷 영양상담관리 시스템, 대한영양사협회지 학술지, 10(3):284-292, 2004

홍순명, 김곤, 인터넷 기반의 식품 및 음식관리 전문가 시스템, 대한지역사회영양학회

2005년도 춘계학술대회(유전자 상담과 맞춤형 영양관리), 충남대학교
홍순명, 김곤, 조희선, 인터넷 기반의 식품 교환량 데이터베이스 구축과 검색, 대한영양사협회지 학술지, 9(2):159-171, 2003.
홍순명, 김곤, 조희선 인터넷 기반의 일상식품의 e-식품교환량(ENECC/E-Food Exchange)과 검색시스템 개선, 대한영양사협회지 학술지, 10(2):129-142, 2004.
홍순명, 배재학, 김곤, 최정숙, 김영옥, MenuGen: 한국 식량자급률 향상을 위한 인터넷 기반의 권장식단검색 및 식단작성 프로그램, 대한영양사협회지 학술지, 10(3):272-283, 2004.
홍순명, 유리나, 최석영, 건강과 영양의 이해, 울산대학교출판부, 2017.
홍순명, 황혜진, 인터넷 영양전산 프로그램의 현황과 요구도에 대한 조사연구, 대한영양사협회 학술지, 8(1);9-18, 2002,1989.

Hong SM, Kim JH, Good nutrition and Health, uup, 2019.
Hong SM, Korean Food love and Art cooking, uup, 2019.
Insel, Discovering Nutrition 6/E, Jones & Bartlett Pub, 2018
Kolasa, K.M., Miller, M.G., New developments in nutrition education using computer technology. J. Nutr. Edu. 28(1): 7-14, 1996.
The Korean Society of Community nutrition. (http://www.dietnet.or.kr)
The Korean Nutrition Information Center. CAN Pro, The Korean Nuitrition Society, Seoul, 1998.
Lee R.D., Nieman D.c., Rainwater M, Comparison of eight microcomputer dietary analsis programs with the USDA Nutrient Data Base for Standard Reference. J.Am. Diet.Assoc. 95: 858 ~ 867, 1995
Lee RD., Nieman DC, Nutritional Assessment, 3rd ed., 144-162, 2003.
Mcguire, Nutritional Sciences: From Fundamentals to Food 3/E, Cengage, 2013.
Roth, Nutrition & Diet Therapy 9/E, Cengage, 2007.
Wardlaw's, Perspectives in Nutrition 11/E, McGrawHill, 2018.

http://koreanfood.rda.go.kr/kfi/fct/fctIntro/list?menuId=PS03562(농촌진흥청)
http://www.rrdi.go.kr/menugen(메뉴젠)(농촌진흥청)
https://www.mfds.go.kr/brd/m_231/view.do?seq=33042(식품의약품안전처)
https://www.mfds.go.kr/brd/m_209/view.do?seq=43229(식품의약품안전처)
https://www.diabetes.or.kr/intro.html (대한당뇨병학회)
https://www.diabetes.or.kr/general/dietary/dietary_01.php(대한당뇨병학회)
https://www.diabetes.or.kr/general/(대한당뇨병학회)
https://www.dietitian.or.kr/index.do(대한영양사협회)
https://www.kosso.or.kr/(대한비만학회)
https://www.usda.gov/ (U.S. Department of Agriculture)

https://diabetes.org/(American Diabetes Association)
http://nutrition.ulsan.ac.kr/enecc
http://nutrition.ulsan.ac.kr/nutriweb
http://www.drhongnutriedu.com
http://www.medifonews.com/news/article.html?no=137828
http://www.monews.co.kr/news/articleView.html?idxno=120246
https://www.sedaily.com/NewsVIew/1RZEI0TTH1